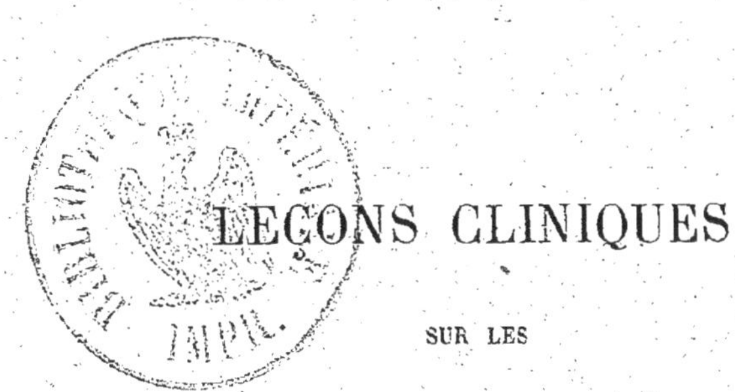

LEÇONS CLINIQUES

SUR LES

MALADIES DE L'OREILLE

Paris. — Imprimerie de E. Martinet, rue Mignon, 2.

LEÇONS CLINIQUES
SUR LES MALADIES
DE
L'OREILLE

OU

THÉRAPEUTIQUE DES MALADIES AIGUES ET CHRONIQUES
DE L'APPAREIL AUDITIF

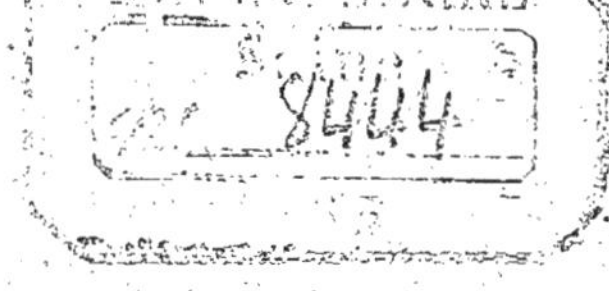

PAR

LE DOCTEUR TRIQUET

MÉDECIN ET CHIRURGIEN DU DISPENSAIRE POUR LES MALADIES DE L'OREILLE
ANCIEN INTERNE EN MÉDECINE ET EN CHIRURGIE
DES HÔPITAUX DE PARIS
LAURÉAT, MÉDAILLE D'ARGENT (1848), MÉDAILLE D'OR (1849), MÉDAILLE DE JUIN (1848)
MÉDAILLE DU CHOLÉRA (1849)
ANCIEN MEMBRE DE LA SOCIÉTÉ ANATOMIQUE, MEMBRE FONDATEUR DE LA SOCIÉTÉ DE BIOLOGIE

AVEC FIGURES

DEUXIÈME PARTIE

PARIS
ADRIEN DELAHAYE, LIBRAIRE-ÉDITEUR
PLACE DE L'ÉCOLE-DE-MÉDECINE
1866

A

MES ANCIENS MAITRES

DANS LES HOPITAUX

A MES CONFRÈRES

Hommage d'estime et de gratitude,

L'AUTEUR.

PRÉFACE DE LA DEUXIÈME PARTIE

La première partie de ces *Leçons cliniques* sur les maladies de l'oreille ayant été accueillie favorablement, j'ai senti mes craintes se dissiper et mon courage renaître peu à peu. Cette manière de présenter les maladies de l'oreille avait plu aux médecins.

Depuis longtemps, nous connaissions les traités didactiques des vieux maîtres, Duverney, Desmonceaux, Leschevin, Saissy, Itard, le plus parfait modèle entre tous.

Dans un rang bien modeste, mon *Traité pratique des maladies de l'oreille*, publié en 1856 (1), était venu ajouter quelques faits nouveaux à l'œuvre commune. Toutefois l'enseignement clinique manquait encore, c'est-à-dire l'exemple à côté du précepte; la théorie et la pratique unissant leurs communs efforts.

Itard avait eu cette pensée un moment; malheureusement ses forces épuisées ne lui laissèrent pas le temps de la réaliser. Une mort prématurée est venue détruire ces généreux projets, et la perte est irréparable.

Cependant la science marchait à côté de nous.

(1) *Traité pratique des maladies de l'oreille*, in-8° avec figures.

Déjà la studieuse Allemagne, à Vienne, à Berlin, à Wurtzbourg, comptait plusieurs cliniques destinées à vulgariser l'enseignement des maladies de l'oreille. J'ai nommé Kramer, Politzer, Gruber, Erhardt, Troëltsch, etc.

L'Angleterre suivait cet exemple, et, à Londres, J. H. Curtis, Pilcher, Yearsley, Toynbee, Harvey; à Dublin, W. Wilde, rivalisaient de zèle et de talent.

Désormais la France ne pouvait rester en arrière, elle qui avait donné au monde entier, il y a près de deux siècles, le signal des premières découvertes (1) et des premiers succès (2). C'est alors que je formai le dessein de créer un dispensaire exclusivement consacré au traitement gratuit des malades pauvres et où les jeunes médecins, à la fin de leurs études, pourraient venir puiser quelques notions complémentaires sur les affections de l'organe de l'ouïe. Mes efforts n'ont point été perdus, et mes espérances se sont réalisées; cet enseignement clinique des maladies de l'oreille, inauguré en 1853, a été suivi : il a prospéré.

Une certaine opiniâtreté mise au service d'une bonne cause; c'est là tout le secret.

Les leçons qui vont être reproduites ici ne sont autres que le résumé des conférences faites à mon dispensaire, devant les élèves et en prenant le plus souvent pour sujet

(1) Duverney, *De l'organe de l'ouïe, sa structure, ses maladies*. Paris, 1683.

(2) Guyot, *L'ouïe rendue aux sourds par le moyen du cathétérisme* (in *Mém. de l'Acad. des sciences*, 1724).

de l'entretien un des cas intéressants présentés par les malades.

C'est là, selon nous, la meilleure manière de rendre moins aride une étude difficile et ingrate.

En effet, de tous les organes destinés aux fonctions des animaux, ceux des sens sont les moins connus ; même il n'y en a point où il se rencontre tant d'obscurité que dans l'organe de l'ouïe.

« La petitesse et la délicatesse des parties qui le composent, renfermées comme elles le sont dans d'autres parties dont la dureté est presque impénétrable, rendent les recherches pleines de difficultés, et leur structure a quelque chose de si embarrassé, qu'il n'y a pas moins de peine à la connaître qu'à en expliquer les nombreuses indispositions (1). »

Telle est évidemment la cause qui a tant retardé les progrès de la pathologie de l'oreille ; mais de nos jours, que la plupart de ces difficultés sont aplanies, il est vraiment temps d'aborder résolûment l'étude clinique des maladies d'un organe aussi important.

Vingt-trois chapitres ont rempli le premier volume des *Leçons cliniques*, publiées il y a deux ans ; vingt-trois autres chapitres forment le deuxième volume, qui paraît aujourd'hui.

Mon but a été de résumer dans un petit nombre de pages les leçons publiques que j'ai professées depuis treize ans à mon dispensaire. Les sujets qui ont servi de texte à ces leçons n'ont pas fait défaut, puisqu'en ce laps de temps un nombre considérable de consultations et de trai-

(1) Duverney, *loc. cit.*, p. 1.

tements gratuits ont été accordés aux malades pauvres qui viennent y demander des soins. En réunissant en un premier et deuxième faisceau ces leçons éparses, mon intention a été surtout de fixer l'opinion des praticiens sur certaines questions intéressantes et toujours controversées: les polypes de l'oreille, le bourdonnement, l'emploi et les dangers de l'éther naguère tant prôné, certaines causes de surdité rebelles et peu connues ; ainsi, l'ankylose des osselets ; la nature et le traitement des otites chez les catarrheux, les scrofuleux, les rhumatisants, les goutteux, les syphilitiques, les dartreux, les buveurs, les fumeurs, les priseurs, etc. ; les différentes injections que l'on peut faire pénétrer avec succès dans l'oreille moyenne, selon les cas de surdité, etc. Mais la principale utilité de ce livre est de prouver que le traitement méthodique et rationnel des maladies de l'oreille ne diffère en rien des moyens thérapeutiques généralement employés ; et, en effet, à chaque page, des formules appropriées aux indications viennent mettre en lumière la vérité de cette proposition trop longtemps contestée. Telle est la matière de la première partie.

La deuxième, que nous offrons aujourd'hui aux médecins, comprend certaines maladies peu connues du pavillon, du conduit auditif, de la membrane du tympan, de la caisse, des trompes.

Des questions intéressantes s'y trouvent également traitées et résolues; ainsi, les accidents produits par la perforation du lobule de l'oreille ; les engelures, les affections herpétiques et catarrhales de ces organes compliqués.

S'il est vrai qu'on ait pu inoculer la vérole avec une

sonde malpropre et pendant le cathétérisme des trompes d'Eustachi?

Si les déchirures du tympan peuvent se cicatriser et guérir comme les plaies des autres parties du corps?

Enfin, les écoulements de pus, de sang, les granulations et les fongus de l'oreille, les concrétions épidermiques, si dangereuses par leurs effets, la paralysie faciale, et un résumé statistique des divers cas de maladies d'oreille traités à ma clinique pendant les quatre dernières années, terminent ce deuxième volume.

Comme les maladies dont nous allons nous occuper dans cette deuxième partie des *Leçons cliniques* ont pour siége les membranes du conduit auditif, le tympan, la caisse et même le squelette de l'oreille, il m'a semblé utile d'exposer, en leur place, les nouvelles recherches d'anatomie auxquelles je me suis livré.

Plusieurs points obscurs de pathogénie seront ainsi élucidés, et cette étude, une fois faite et bien comprise, nous permettra d'aborder sans digression aucune les questions cliniques qui s'y rattachent. Ainsi, après avoir étudié le conduit auditif, nous chercherons à démontrer le mécanisme des fractures de ce tube osseux, les symptômes qui en résultent ; puis les blessures faites par des corps étrangers ; les altérations pathologiques viendront ensuite ; quelques détails sur la membrane du tympan aideront à mieux faire comprendre les maladies de cette cloison, les lésions traumatiques ou pathologiques dont elle est le siége, les modes variés de réparation que la nature et l'art mettent en usage pour les guérir ou les améliorer.

Nous étudierons enfin la caisse, ou cavité tympanique, la trompe d'Eustachi, dont j'ai fait une étude plus complète et fort minutieuse, au point de vue de la pathologie et principalement des applications thérapeutiques.

Tel est le plan que j'ai adopté pour cette deuxième partie.

Un dernier mot :

Quelques esprits chagrins m'ont reproché amèrement d'avoir cité un nombre trop considérable d'observations dans mon *Traité pratique des maladies de l'oreille* (1856) et de trop rares exemples dans la première partie de ces *Leçons cliniques* (1863).

Aujourd'hui, j'ai tâché d'adoucir la sévérité de mes juges, en prenant un terme moyen. Je me suis également efforcé de retrancher tout ce qui n'était pas nécessaire à la clarté et à l'intelligence nette et précise du sujet. Toutefois, quand il m'a semblé utile d'ajouter quelques développements, je l'ai fait sans hésitation.

Déjà vieilli dans l'exercice d'un art bien difficile, j'ai voulu condenser en quelques pages les instructions pratiques suggérées par mon expérience propre, et je m'estimerai vraiment heureux si, dans ces leçons, j'ai pu être utile aux médecins, qui doivent soulager et même guérir les malades.

Mais le Temps, ce grand *Enseigneur*, comme disait Montaigne, le Temps seul pourra nous apprendre dans quelle mesure ce but a été atteint.

Paris, 25 octobre 1865.

L'AUTEUR.

LEÇONS CLINIQUES

SUR LES

MALADIES DE L'OREILLE

CHAPITRE PREMIER.

SUR LES ACCIDENTS QUI SURVIENNENT A LA SUITE DE LA PERFORATION QUE LES JOAILLIERS FONT SUBIR AU LOBULE DES OREILLES.

Tous les jours les bijoutiers pratiquent la perforation du lobule de l'oreille pour satisfaire les caprices de la mode : si cette opération confiée à ces opérateurs improvisés n'entraîne pas plus souvent des accidents plus ou moins graves, cela tient moins à leur habileté chirurgicale, qu'à la tolérance extrême de l'organe, dont la structure ne comporte guère une réaction inflammatoire violente.

Pourtant il n'en est pas toujours ainsi et j'ai été appelé, comme médecin d'oreille, à constater des maladies rebelles développées sur le pavillon et ayant même envahi le visage à la suite de la perforation du lobule par les joailliers.

Telles sont les raisons qui m'ont décidé à vous entretenir aujourd'hui de ce sujet : d'ailleurs, plusieurs d'entre vous se rappellent encore cette petite fille qui a gardé si longtemps à l'oreille un eczéma, provoqué par la perforation du lobule de l'oreille gauche.

On peut se demander si c'est le traumatisme seul, produit par la piqûre de l'oreille, qui peut donner naissance à une phlegmasie locale de la nature de la dartre ou de la scrofule, comme l'eczéma ou l'engelure? Ou bien, si la plaie, faite au lobule de l'oreille, suffit à donner l'essor à une diathèse qui sommeille? — et si, dans tous les cas, et avant de prendre la résolution de pratiquer une perforation au lobule de l'oreille pour y suspendre des bijoux, objets de pure coquetterie et sans aucune espèce d'utilité, il ne serait pas vraiment utile de demander l'avis du médecin de la famille? L'homme de l'art instruit des dangers et des accidents que cette opération vient à causer parfois, émettrait une opinion sérieusement et prudemment motivée, sur l'opportunité de percer ou de ne point percer le lobule chez le sujet soumis à son examen. Cette manière de procéder serait, à mon avis, très-sage et bonne à suivre. En effet, chez les enfants et chez les jeunes gens lymphatiques ou strumeux avec des glandes au cou, ou bien chez lesquels existe une tendance herpétique manifeste ou latente, la prudence commande impérieusement qu'on éloigne de leurs oreilles ou de leur visage toute cause d'irritation, même légère : une irritation, un traumatisme quelconque pourraient donner lieu à une inflammation qui, dans un grand nombre de cas, ne manquerait point de prendre le caractère de la diathèse à laquelle le malade est plus ou moins prédisposé.

Telle est l'explication qui m'a paru la plus acceptable des accidents dont j'ai été témoin et qui vont être rapportés tout à l'heure. Il sera donc convenable, à l'avenir, de ne pas exposer les enfants et même les jeunes personnes du sexe, à la perforation du lobule, sans au préalable avoir demandé l'avis du médecin ordinaire de la famille.

Les faits qui vont être rapportés sont de nature à faire prendre cette proposition en sérieuse considération :

Obs. I. — *Engelure grave de l'oreille causée par la perforation du lobule de l'oreille droite chez une petite fille de sept ans, très-lymphatique.* — Une petite fille de sept à huit ans, très-lymphatique, ayant eu des maux d'yeux dans son enfance, fut conduite chez un joaillier, dans le mois de janvier 1864, afin de lui appliquer des boucles d'oreille.

Les boucles d'oreille d'argent, choisies par la mère, furent placées séance tenante, et toute la famille se félicitait de cet heureux résultat, surtout en pensant au soulagement que les yeux pourraient en retirer. En effet, les paupières étaient encore rouges, paraît-il du moins, d'après ce qui m'a été raconté.

Malheureusement tout ne se passa pas au gré de ces bonnes gens, et, dès le lendemain, la piqûre faite aux deux oreilles paraissait enflammée, le lobule très-rouge, le pavillon tuméfié et douloureux à la moindre pression.

Pourtant, comme il n'y avait pas encore de quoi s'inquiéter, on laissa l'enfant jouer comme d'habitude, même aller à l'école avec les camarades de son âge. Mais le gonflement des oreilles augmenta bientôt avec la douleur : une commère du voisinage, consultée, engagea les parents à enlever les boucles des oreilles, ce qui fut fait le soir ou le lendemain. C'était le troisième jour après l'opération.

Toutefois, comme l'oreille était devenue très-rouge, très-tuméfiée, très-douloureuse, les parents amenèrent l'enfant à ma clinique. J'avais déjà soigné, dans le temps, une de ses sœurs pour une otite strumeuse; j'étais donc bien renseigné sur la constitution chétive et mauvaise de ces pauvres enfants.

État actuel. — C'est une petite fille de sept ans environ, peu développée pour son âge, très-lymphatique, avec des glandes engorgées au cou : les paupières, qui ont été longtemps affectées de blépharites ciliaires, sont encore rouges et granulées.

On me raconte l'histoire des boucles d'oreilles, à peu près comme je viens de la dire, seulement en y ajoutant bien des détails inutiles que j'ai dû retrancher. Mais le point important à noter était celui-ci : « Ma petite fille avait toujours mal aux yeux, et nous avons pensé que des boucles d'oreille lui feraient grand bien. »

En examinant les oreilles, je constate tout d'abord la piqûre du lobule. Cette piqûre avait été faite vers la partie moyenne de l'auricule, avec un poinçon très-gros, anguleux; les plaies étaient déchirées, triangulaires, et mesuraient presque 3 millimètres en hauteur, dans le sens vertical, et 2 et demi dans le sens transversal.

Elles étaient encore un peu saignantes, fort douloureuses, gonflées, rougeâtres, et paraissaient bien manifestement avoir été le point de départ de la tuméfaction considérable qui avait envahi les deux oreilles.

Cette tuméfaction était diffuse, d'un rouge violacé, donnant au pavillon l'aspect d'une grosse tomate. En pressant la surface de l'oreille, la rougeur fuyait sous le doigt pour reparaître de suite à la même place, aussitôt que la pression avait cessé. C'étaient, en un mot, deux engelures de cause traumatique développées sous l'influence de la perforation du lobule et chez une enfant prédisposée.

Traitement. — Cataplasmes de fécule, fomentations émollientes, purgatifs doux avec le calomel, la rhubarbe, le soufre doré.

Mais l'amélioration fut très-lente à se produire. Alors, tout en continuant les cataplasmes de fécule, je faisais fomenter l'oreille deux fois par jour avec la décoction de feuilles de noyer additionnée d'alcool à parties égales : puis, le soir on saupoudrait avec le mélange :

Pr. Précipité blanc. . . . . } aa 5 grammes.
Poudre d'amidon. . . . }

Mêlez.

Recouvrir toute l'oreille avec un linge très-propre.

L'enfant fut mise au régime de l'huile de foie de morue, du sirop d'iodure de fer, de la tisane de houblon.

Puis on pratiqua des onctions sur tout le pavillon avec la pommade dont j'ai donné la formule plus loin.

Mais ce ne fut qu'après plus de trois mois de soins persévérants que la guérison parut complète. La peau de l'oreille finit par se détacher sous forme de larges écailles, comme celles que l'on voit dans la convalescence de la scarlatine.

D'après la narration que je viens de présenter succinctement, la filiation des accidents n'est pas douteuse ; ainsi, une enfant, bien portante jusque-là, subit la perforation du lobule des oreilles ; et voilà que la piqûre est le point de départ d'engelures graves qui durent longtemps malgré tous les soins possibles. Il est certain que chez cette petite malade ultra-lymphatique et même entachée de la diathèse strumeuse, l'irritation la plus légère sur un point de la surface quelconque du corps ne pouvait manquer d'entraîner, à sa suite, des accidents de diverse nature et surtout remarquables par leur ténacité.

Obs. II. — *Érysipèle de l'oreille et de la face, causé par la perforation du lobule de l'oreille gauche.* — Au mois d'octobre 1863, une grande jeune fille de quinze à seize ans fut amenée à ma clinique, dans les circonstances suivantes :

La mère de la malade nous dit, qu'il y a quatre jours, on avait fait percer les oreilles à sa fille pour y assujettir des boucles d'oreille d'or, mais que, dès le lendemain, il était survenu beaucoup de douleurs dans les oreilles, et surtout dans le point perforé.

Les boucles d'oreille avaient été enlevées, le gonflement avait augmenté, même il y avait eu de la fièvre pendant la nuit.

État actuel. — C'est une grande demoiselle blonde, assez grande pour son âge, déjà réglée convenablement et régulièrement.

En examinant les oreilles, nous trouvons que l'oreille droite, et notamment le lobule perforé, est encore un peu gonflé, rouge et luisant ; mais l'inflammation ne paraît pas devoir s'étendre.

Du côté gauche, au contraire, l'oreille présente deux à trois plaques d'érysipèle bien caractérisé. La rougeur et la tuméfaction reposent sur un fond jaunâtre qui apparaît d'une manière très-évidente, sous l'influence d'une pression légère exercée avec les doigts. Cette pression est très-douloureuse ; de plus, le pourtour de l'oreille tuméfiée par plaques est comme taillé en festons rougeâtres. Dans deux points, sur le lobule et dans la conque, on voit apparaître des phlyctènes en partie distendues par un liquide brunâtre. La plaque festonnée de la conque envahit déjà le côté correspondant de la joue.

Ganglions sous-maxillaires engorgés et douloureux.

Le *diagnostic* n'était pas douteux. Nous avions sous les yeux un érysipèle phlycténoïde du pavillon de l'oreille, avec tendance à s'étendre à la face, et né à la suite de la perforation du lobule et causé manifestement par cette opération.

Traitement.—1° La fièvre d'ailleurs modérée, la langue saburrale, épaisse et tremblottante, nous engagèrent à donner de suite un éméto-cathartique :

Pr.: Sulfate de soude . . . . 20 grammes.
Émétique. . . . . 10 centigr.

Mêlez.

Faire dissoudre dans un litre de bouillon aux herbes, à consommer dans la journée.

2° Garder le lit ou la chambre ;

3° Bouillon pour toute nourriture ;

4° Comme moyens locaux, recouvrir l'oreille malade de compresses imbibées de la solution de sulfate de fer au 30e.

Malgré ces moyens, l'éruption érysipélateuse continua sa marche envahissante.

La joue, le nez, les paupières, le front, furent atteints successivement; enfin, la zone rouge jaunâtre festonnée se perdit dans les cheveux. On poursuivit l'érysipèle, sur tous les points, avec les compresses et la solution ferrique. Un deuxième et troisième purgatif furent aussi administrés : malgré tous ces moyens, la maladie ne s'éteignit que le onzième jour à l'oreille, le quinzième à la figure, et à peu près en même temps au cuir chevelu, et non sans avoir fait courir quelques dangers aux jours de la malade, car, à plusieurs reprises, elle accusa de violents maux de tête, et l'on put, en effet, craindre pendant quelques jours une complication du côté des méninges.

Heureusement tout rentra dans l'ordre. Seulement, les trous des boucles d'oreille s'étaient refermés, et je conseillai de ne plus les faire percer de nouveau pour une simple coquetterie parfois très-dangereuse, comme on vient de le voir.

Obs. III. — Impetigo figurata *et* sparsa *du pavillon de l'oreille et de la joue, consécutif à la perforation du lobule de l'oreille droite.* — Un jeune garçon de treize ans, sujet aux maux d'yeux, fut conduit chez un bijoutier qui perfora le lobule de chaque oreille et appliqua deux boucles d'oreille. Jusqu'alors ce jeune garçon avait été bien portant, sans trace de gourme ni d'aucune éruption aux oreilles et à la figure.

Deux jours après la perforation des deux lobules, une rougeur diffuse commençait à s'y montrer. Comme en même temps une douleur assez vive s'y faisait sentir, les anneaux d'oreille furent enlevés. Mais, les jours suivants, une éruption se manifesta aux oreilles, et l'enfant nous fut présenté dans les premiers jours du mois de janvier 1864.

État actuel. — C'est un jeune garçon encore peu développé pour son âge, petit de taille, bouffi de visage, à la peau blanche, aux cheveux blond châtain.

En examinant les oreilles, nous trouvons les pavillons rouges avec tuméfaction considérable. Le moindre attouchement est douloureux. Sur le lobule de chaque côté, et immédiatement en dehors de la plaie faite par le joaillier, existe une grosse pustule rougeâtre de la largeur d'une lentille ; la base est dure, le sommet est élargi et contient déjà un liquide purulent. On en trouve deux autres sur la conque, une sur l'hélix, et deux bien dessinées sur la joue, au devant du tragus.

Les jours suivants, ces pustules s'ouvrent, donnent issue à un liquide purulent que nous trouvons, le matin, desséché et formant une croûte jaunâtre : nous avons ainsi, sur chaque oreille, deux variétés d'impétigo. Ainsi, vers le lobule et la conque, les pustules occupent une surface plus ou moins étendue, à peu près circulaire (*impetigo figurata*). Sur l'hélix et au niveau du tragus, à l'entrée même du conduit auditif et de la joue, les pustules sont éparses, solitaires (*impetigo sparsa*).

Nous avions donc sous les yeux une éruption d'impétigo bien caractérisé et développé sous l'influence de la perforation du lobule, et le doute n'était vraiment pas possible.

Traitement. — 1° Cataplasmes de fécule de pommes de terre bien cuite à l'eau de mauve et appliqués entre deux mousselines très-fines et très-propres ; 2° Bain d'amidon tous les deux jours, de façon à faire tremper l'oreille dans le bain, mais sans faire entrer de l'eau dans le conduit auditif préalablement bouché, et très-hermétiquement, avec du coton en boulettes ;

3° Un purgatif salin deux fois la semaine.

Une fois les croûtes tombées et l'inflammation diminuée, frictions avec la pommade suivante :

Pr.: Axonge fraîche . . . . 20 grammes.
Turbith minéral. . . . . . . 50 centigrammes.

Mêlez.

Guérison en trois semaines.

Obs. IV. — *Eczéma de l'oreille, déterminé par la perforation du lobule de l'oreille gauche.* — Dans les premiers jours de mai 1864, une petite fille de neuf à dix ans, trois jours après avoir eu les lobules de chaque oreille perforés pour y adapter des boucles d'or, éprouva une démangeaison incoercible. Puis un sentiment de chaleur et un fourmillement se firent sentir. La peau de l'oreille devint rouge, luisante, douloureuse.

L'enfant fut amenée à ma clinique par sa mère qui nous raconta les détails précédents :

État actuel. — C'est une petite fille, blonde, peu développée pour son âge, très-lymphatique, avec des glandes engorgées au cou et sous la mâchoire. Les deux pavillons de l'oreille sont très-rouges, gonflés et à la surface on commence à voir paraître un grand nombre de vésicules légères, acuminées, distinctes, renfermant un liquide séro-purulent, ainsi qu'on peut s'en convaincre en ouvrant une ou deux d'entre elles avec la pointe d'une épingle.

Il n'y avait point de symptômes généraux à l'exception d'une légère céphalée. La langue était blanchâtre.

Les jours suivants, les vésicules s'étant ouvertes, le liquide qu'elles contenaient se répandit à la surface de la peau de l'oreille et se concréta sous la forme d'écailles d'un brun jaunâtre. Ces écailles étaient fendillées, et présentaient aussi des gerçures plus ou moins profondes.

Toute la conque des deux oreilles fut ainsi envahie : le tissu cellulaire prit part à l'inflammation et présenta un engorgement avec tuméfaction. L'ouverture des conduits auditifs fut presque entièrement oblitérée par le gonflement. L'enfant était devenue presque complétement sourde.

Évidemment, nous avions affaire à un eczéma aigu des oreilles, provoqué par la perforation du lobule.

Traitement. — 1° Enlever les boucles d'oreilles qu'on avait laissées en place.

2° Cataplasmes de fécule, lotion d'eau de son tiède et de pavots.

3° Boissons tièdes, adoucissantes, purgatifs répétés; régime doux.

4° Les croûtes, une fois tombées, les surfaces malades furent saupoudrées avec le mélange suivant :

Pr. Calomélas. . . . . . . } aa 5 grammes.
Poudre d'amidon . . }

Mêlez.

Une pincée matin et soir sur chaque oreille, puis la recouvrir d'un linge blanc et fin.

Malgré ce traitement, l'éruption reparut plusieurs fois; alors l'enfant fut mise à l'usage de l'huile de foie de morue et les oreilles touchées tous les deux jours avec l'huile de cade : guérison fin juin.

Je pourrais multiplier ces observations mais sans utilité; il me suffit d'avoir démontré par ces quatre exemples que la perforation du lobule de l'oreille n'est pas toujours une opération aussi bénigne qu'on le croit généralement, et les accidents que je viens de rapporter et qu'il m'a été donné d'observer, prouvent mieux que tous les raisonnements la vérité de cette proposition.

Il n'est pas douteux pour moi (et je pense que les praticiens partageront mon avis), il n'est pas douteux, que chez certains sujets lymphathiques, à peau fine, délicate, la perforation du lobule, peut occasionner un traumatisme dont les suites se révèlent par des maladies diverses, ainsi qu'on vient de le voir tout à l'heure.

CHAPITRE II.

DES ENGELURES A L'OREILLE.

On appelle engelure un gonflement rougeâtre, quelquefois aigu et douloureux, plus souvent chronique et indolent, qui affecte particulièrement la peau des extrémités, telles que les mains, les pieds, le nez, les joues et les oreilles.

C'est sous ce dernier point de vue que les considérations suivantes intéresseront le praticien. D'ailleurs, c'est une actualité; car, par cette saison froide, j'ai eu l'occasion d'en observer un grand nombre d'exemple chez des enfants et même chez des sujets plus avancés en âge.

L'affection est bien loin d'être toujours simple et uniquement constituée par l'engorgement du tégument qui recouvre le pavillon de l'oreille et principalement le lobule. L'inflammation peut s'étendre dans le conduit auditif et déterminer des phlyctènes ordinairement larges. Ces phlyctènes peuvent compromettre la membrane du tympan, pénétrer dans la caisse, donner naissance à un catarrhe difficile à guérir et amener consécutivement une altération de l'ouïe.

Causes. — On rencontre les engelures chez les enfants faibles, lymphathiques, et surtout plus ou moins scrofuleux, chez ceux qu'on élève avec mollesse et au milieu du luxe et de la richesse, et chez ceux aussi qui manquent habituellement des choses les plus nécessaires à la vie, d'une bonne nourriture, de vêtements chauds. C'est assez dire qu'on rencontre les engelures aux oreilles chez des malades appartenant à toutes les classes de la société. Cette égalité des riches et des pauvres devant la même maladie ne doit pas surprendre, puisqu'elle n'est le plus souvent qu'une des formes larvées par lesquelles se manifeste la diathèse strumeuse chez les jeunes sujets, et sous ce dernier point de vue, les riches ne sont pas mieux partagés que les pauvres. J'ajouterai encore, comme corollaire, que des observations nombreuses m'ont démontré dans ces cas l'influence de l'hérédité d'une manière incontestable.

De ces causes, qu'on peut appeler prédisposantes, il faut rapprocher comme causes efficientes l'action du froid, de l'humidité, de la saison; il y a aussi des causes traumatiques : ainsi j'ai vu plusieurs fois la plaie faite par un joaillier, au lobule qui doit recevoir les boucles d'oreilles, s'enflammer et devenir le point de départ d'une engelure rebelle, chez les enfants surtout. Mais c'est en hiver et au commencement du printemps qu'on observe le plus souvent les engelures de l'oreille dans leur période aiguë; et une fois développées, elles peuvent durer indéfiniment pendant toutes les saisons avec des stades d'augment et de rémission : c'est l'état chronique. J'ai même en ce moment sous les yeux un malade de quarante ans qui porte encore sur le lobule de l'oreille gauche et sous forme de lamelles brunes, ou plutôt d'écailles épidermiques, des traces d'engelures dont l'apparition remonte à ses plus jeunes années.

Chose remarquable, ses enfants, au nombre de quatre, en sont également atteints et seulement aux oreilles; les autres parties du corps, où on les voit habituellement, en sont tout à fait exemptes.

Symptômes. — Il est certain que les engelures à l'oreille peuvent présenter deux formes :

1° La forme bénigne;

2° La forme maligne (scrofulide cutanée).

Dans la première forme, les engelures à l'oreille consistent en un simple gonflement de l'auricule et plus spécialement du lobule, des replis de l'hélix, de l'anthélix et du tragus. Ce gonflement est très-superficiel, diffus, peu résistant, avec une légère rougeur, et un sentiment de prurit ou de démangeaison presque incoercible qui invite les malades à se gratter, surtout quand les parties atteintes sont exposées à l'action de la chaleur. La rougeur dans ce cas se borne à une légère teinte qui rappelle tout à fait celle de la *laque carminée*, et si le malade est une jeune personne ou une femme coquette, on pourrait croire qu'elle a l'habitude de se peindre le visage. Mais en pressant très-légèrement la surface rosée de l'engelure, limité à un point quelconque de l'oreille (ou de la joue), on rectifie bientôt cette erreur, car on voit le sang disparaître sous la pulpe du doigt explorateur, et la douleur se fait sentir en même temps à l'endroit comprimé. Telle est la forme légère des engelures à l'oreille.

Dans la forme grave ou maligne, la rougeur est franche, légitime; l'oreille est luisante, comme la peau dans le phlegmon; la rougeur peut aussi devenir violacée, noirâtre, et parfois une petite plaque gangréneuse apparaît. La tuméfaction est toujours considérable, et l'oreille ressemble alors à une espèce de *tomate;* les replis et les rainures ont disparu plus ou moins complétement, et l'oreille offre l'aspect d'une masse de chair informe appliquée sur la tempe. Des vésicules toujours larges et discrètes, ou, mieux, de grandes phlyctènes apparaissent dans un grand nombre de cas et à cette période de la maladie; elles ne se bornent point à soulever l'épiderme par la sérosité brune et même noirâtre qu'elles contiennent; le corps muqueux du derme est très-fréquemment atteint et mis à nu par un travail ulcératif, qui peut lui-même s'étendre au tissu cellulaire sous-jacent.

Chez les sujets éminemment scrofuleux, on observe aussi dans les mêmes circonstances un véritable phagédénisme qui peut compromettre plus ou moins complétement la structure délicate de l'organe en s'étendant au conduit auditif et jusqu'à la membrane du tympan.

Dans ces cas, la suppuration est ichoreuse et abondante; l'odeur en est fétide; des croûtes se forment sur les surfaces ulcérées; elles ne tardent pas à se fendiller soit spontanément, soit sous l'influence du grattage que les malades exercent avec leurs doigts; la sérosité s'écoule de nouveau mêlée de sang, puis de nouvelles croûtes, et ainsi de suite, si l'art n'intervient avec des moyens convenables.

A l'âge de la puberté, il n'est pas très-rare que la guérison ait lieu naturellement dans la forme légère, moins souvent dans la forme grave ou maligne; toutefois, ce n'est là qu'une heureuse exception, sur laquelle on aurait tort de compter.

Un praticien prudent exposera aux parents les dangers d'une longue temporisation, en raison surtout des complications qui peuvent survenir du côté des parties profondes de l'oreille, la surdité devenant alors inévitable.

Les symptômes physiologiques sont la chaleur âcre et mordante, qui force les malades à se gratter; la douleur quelquefois légère, parfois atroce, au point de priver les enfants de sommeil; enfin les malades accusent des battements dans toute l'oreille, des bourdonnements, et quand l'affection a envahi le conduit auditif, la cloison et même la caisse, on comprend que la surdité doit apparaître à des degrés variés et se montrer rebelle à la thérapeutique.

J'ai souvent été consulté pour des enfants malheureusement devenus sourds dans de telles circonstances, et plus d'une fois d'une manière irrémédiable.

Le *diagnostic* ne présente pas de sérieuses difficultés dans les cas simples et dans la forme légère.

Avec un peu d'attention, on distinguera aisément l'engelure de l'oreille de l'érysipèle : mais dans la forme grave ou maligne, on pourra hésiter entre un *ecthyma cachectique* ou syphilitique, surtout si l'on est consulté à la période où l'oreille présente des croûtes noirâtres et des ulcérations serpigineuses et phagédéniques. L'idée de syphilis pourra donc s'offrir à l'esprit du praticien et le jeter pour quelques instants dans une grande incertitude et une étrange perplexité.

Pourtant, ces cas difficiles ne sont pas communs, et je n'en ai jamais rencontré, bien que j'aie vu des engelures très-graves aux oreilles de malades vivant à la campagne ou à la ville; mais comme un cas pour être rare n'en est pas moins toujours à craindre, voici sur quelles considérations le diagnostic différentiel devrait être établi :

En ce qui concerne l'ecthyma cachectique, comme c'est une affection qui attaque exclusivement les vieillards, et que les engelures sont une maladie de l'enfance et de la jeunesse, l'hésitation ne sera pas longue. Mais l'ecthyma syphilitique de l'oreille commande plus de réserve. Comme c'est un symptôme secondaire ou de vérole confirmée, l'histoire des antécédents du malade fournira au praticien la plus vive lumière; toute l'habitude du corps sera examinée avec soin, principalement l'état de la gorge, du cuir chevelu, de la peau, etc.; et si c'est un ecthyma syphilitique et non une engelure maligne que le malade porte à l'oreille, on trouvera certainement d'autres traces de syphilis (tubercules muqueux dans la gorge, des syphilides dans les cheveux, et l'engorgement des ganglions postérieurs du cou).

Dans l'espèce, ce signe aura une grande valeur, car les

engelures de l'oreille ne causent l'engorgement (comme la scrofule dont elles dépendent) que des glandes lymphatiques parotidiennes et sous-maxillaires. Enfin, dans ce dernier cas, on trouvera d'autres indices de scrofule chez le malade, et surtout des engelures aux mains, aux pieds, etc.

L'âge fournira aussi de précieux éléments de diagnostic; si c'est un enfant, par exemple, le doute ne sera guère permis, et en outre, dans les deux cas, il sera le plus souvent possible de constater d'autres engelures, aux joues, au nez, aux mains, surtout aux pieds, ainsi que nous l'avons déjà fait remarquer.

Les commémoratifs seront également interrogés ainsi que les circonstances de l'hérédité, non-seulement chez le père et la mère, mais encore chez les ascendants à un ou plusieurs degrés, et si le malade avait eu déjà à une autre époque une affection semblable, il faudrait y attacher une grande importance.

Pronostic. — Il ne présente aucune gravité dans la forme légère; mais dans l'engelure maligne, et quand le travail destructeur s'est étendu au conduit auditif, à la cloison et à la caisse, la gravité dépend de ces complications, de la chronicité de la maladie, et surtout de la diathèse scrofuleuse plus ou moins prononcée du sujet, de l'âge, du milieu dans lequel il est placé, etc.

Traitement. — Il comprend les trois facteurs suivants :

1° Traiter l'état général lymphatique, ultra-lymphatique et même scrofuleux;

2° Modifier l'état local;

3° Remédier aux complications.

Traiter l'état général. — En première ligne, nous n'hésitons pas à placer l'huile de foie de morue, qui nous a parfaitement réussi; viennent ensuite les iodures, que nous faisons dissoudre de préférence dans le sirop d'écorces d'orange ; puis un bon régime : viande grillée, pain grillé, un peu de vin pur.

Chez les jeunes filles, à l'époque de la puberté, il y aura une indication importante à remplir : favoriser l'évacuation menstruelle, en régulariser le retour périodique. Ici les préparations dites martiales trouveront leur utile emploi, par exemple, le vin chalybé, surtout quand on peut lui donner pour excipient du xérès vieux ou du madère de bonne provenance.

2° *Traiter l'état local.* — Les modificateurs locaux comprennent un grand nombre de moyens. Ainsi, quand il y a de la douleur, une grande tuméfaction avec rougeur du pavillon de l'oreille, quelques mouchetures pratiquées avec la lancette sur les grosses veines qui se dessinent en relief sur le pavillon, nous ont merveilleusement réussi ; chez les personnes timides, une ou deux sangsues, placées en arrière du pavillon et au point d'émergence du tronc veineux commun aux veines auriculaires, m'ont aussi donné de bons résultats.

Dans les cas légers, on néglige les sangsues et les mouchetures, et l'on a recours d'emblée aux divers agents modificateurs ; le plus utile est l'alcool à 70 ou 80 degrés : on en imbibe des compresses avec lesquelles on recouvre l'oreille. Viennent ensuite les embrocations tièdes avec le baume de Fioraventi et la teinture de benjoin. La pommade suivante nous a été très-utile :

Axonge lavée à l'eau de roses . .	aa 5 grammes.
Blanc de baleine	
Beurre de cacao	
Cire vierge	8 grammes.
Huile de lis purifiée.	q. s.

Faire dissoudre au bain-marie en consistance sirupeuse.

Ajoutez :

Sous-borate de soude	4 grammes.
Alcool à 80 degrés	8 grammes.

Laissez refroidir.

Pour oindre l'oreille malade trois fois par jour ; on fait tiédir au bain-marie.

Quand les phlyctènes apparaissent, il faut badigeonner l'oreille trois ou quatre fois par jour avec l'alcool pur ou la teinture de benjoin, que l'on porte à l'aide d'un pinceau de poil de chameau, puis recouvrir les surfaes malades avec un petit linge de toile fine fenêtrée, sur lequel on étend une couche de la pommade précédente.

Comme adjuvant, matin et soir, on étuvera toute l'oreille avec une décoction tiède de feuilles de noyer ou de mélilot.

Dans la période où les croûtes et les ulcérations ont remplacé les phlyctènes, quelques cataplasmes de fécule de pommes de terre sont d'une incontestable utilité. Puis, les croûtes une fois tombées, on pansera les ulcérations de la manière suivante :

Trois fois par jour, elles seront lavées soigneusement avec du vin aromatique tiède et à la faveur d'une petite éponge très-fine et très-propre.

Ensuite, elles seront recouvertes avec un linge fenêtré enduit de l'onguent préparé selon la formule :

Pr. Baume d'Arcéus	15 grammes.
Jaunes d'œufs, n° 2.	
Teinture d'aloès	1 gramme.
Extrait thébaïque	10 centigr.

Mêlez.

3° Quant aux complications, telles que glandes cervicales, otite *externe* ou *interne*, myringite, perforation du tympan, otorrhée chronique, ce ne sont, à vrai dire, que des manifestations confirmées du catarrhe ou de la scrofule, et nous y renvoyons le lecteur (voy. *Leçons cliniques*, p. 50, 1re partie.)

CHAPITRE III.

DES AFFECTIONS HERPÉTIQUES DE L'OREILLE.

La dartre a pris une telle extension à mesure que la civilisation a fait des progrès, surtout à mesure que les mœurs se sont altérées, qu'elle forme aujourd'hui l'un des groupes les plus importants des affections *cutanéo-muqueuses* (l'otite, par exemple). « Il paraît, dit Vicq d'Azyr, que les anciens habitants de l'Asie étaient exempts de ces maladies, si répandues maintenant dans tous les pays et dans toutes les classes de la société. » Pourtant l'Ancien Testament est rempli de narrations relatives à des lépreux, à des dartreux, que l'on observait alors fréquemment dans la Judée.

Quoi qu'il en soit, les historiens de l'antiquité, Diodore, Hérédote, Pline, s'accordent à considérer cette maladie comme le fruit du luxe impur des grandes cités.

Cette opinion est confirmée par l'expérience de chaque jour.

Comme la scrofule, l'athritis, la syphilis, la dartre est une maladie constitutionnelle à longues périodes, à marche lente, mais progressive, continue ou intermittente (1).

Le vice ou ferment dartreux quitte quelquefois la peau pour aller à l'oreille, et de là envahir la membrane muqueuse de la caisse, du pharynx (catarrhe ou angine herpétique), etc.

(1) Bazin, *Leçons théoriques et cliniques sur la scrofule*, etc. 1 vol. in-8, 2e édit. Paris, 1861, Adrien Delahaye.

A l'irritation cutanée du conduit auditif succède bientôt l'irritation catarrhale; puis le catarrhe disparaît, une fièvre larvée survient, parfois une simple migraine, et, après un temps plus ou moins long, apparaît une lésion viscérale organique et profonde (cancéreuse le plus souvent); qui tue le malade, ou bien une affection asthmatique très-prononcée se déclare, etc. Les considérations précédentes ont pour but de montrer l'importance de l'*otite appelée dartreuse*, et surtout l'indispensable nécessité d'en faire une étude complète.

Définition. — L'otite dartreuse est une maladie commune à tout âge. Très-souvent, on l'observe comme une complication des gourmes dans la première et la deuxième enfance. Chez l'adulte et le vieillard, ce n'est, le plus ordinairement, qu'une des manifestations de la scrofule. (*Scrofulide cutanée de l'oreille.*) Cependant, par *otite dartreuse*, j'entends spécialement cette otite caractérisée à l'extérieur de l'oreille par une tuméfaction rougeâtre, violacée de la peau du pavillon, du conduit auditif, de la membrane du tympan, avec des croûtes tantôt blanchâtres ou grisâtres, plus souvent jaunâtres ou noirâtres, et l'aspect fendillé et gercé des surfaces atteintes, qui sont en même temps plus ou moins dures. Un ichor, jaunâtre ou brun et fétide, s'écoule presque continuellement des différentes parties de l'oreille malade, ou des deux oreilles, ce qui est plus fréquent. Cet ichor lui-même est fourni par les pustules d'impétigo, d'ecthyma, ou les vésicules d'herpès dont la présence sur les membranes externes et internes de l'oreille est la cause la plus fréquente de l'otite dartreuse, ainsi nommée en raison de ses symptômes qui la rattachent à ces maladies éminemment dartreuses de la peau.

Causes. — Elles sont prédisposantes et efficientes. Les causes prédisposantes sont toutes celles de la dartre qui, en sa qualité de maladie constitutionnelle, diathésique et héréditaire, peut attaquer ensemble ou séparément chacun des points superficiels et profonds de notre économie, le tégument en général ou bien par places, ainsi : le cuir chevelu, l'œil, l'oreille, ou bien les viscères, le pharynx, les fosses nasales, la vessie, l'anus, l'intestin, les articulations. On a encore cité au nombre des causes prédisposantes, un régime grossier, insuffisant, ou bien trop copieux, trop chargé de viandes succulentes, de vins généreux; en un mot, on trouve à noter, d'une part, la misère, le travail, les privations du pauvre; de l'autre, tous les excès du luxe, de la richesse, et même de la débauche.

Quant aux causes déterminantes, on n'en sait pas davantage, c'est assez dire qu'on n'en sait rien du tout.

Division. Cette otite est aiguë ou chronique. On distingue trois périodes dans l'otite dartreuse aiguë :

1° La période dite éruptive;

2° La période de suppuration ou catarrhale;

3° La période de dessiccation et de guérison, ou son passage à l'état chronique, avec des poussées alternatives et à des intervalles plus ou moins rapprochés. De plus cette otite peut débuter par la forme chronique : peu ou point d'éruption, de suintement, induration lamellaire et furfuracée de la peau de l'oreille. Surdité très-prononcée.

A. — Symptômes anatomiques.

1° *Rougeur. Éruption.* — Le pavillon de l'oreille est rouge, gonflé, luisant, écailleux; l'entrée du méat est presque oblitérée; çà et là on peut voir quelques pustules d'impétigo (*sparsa*), ou des plaques d'eczéma (*simplex* ou *rubrum*), ou d'herpès, de pemphigus; sur les bords et à la surface de la conque, à l'orifice et dans l'intérieur du conduit auditif. Dans la plupart des cas, il est impossible de pousser plus loin l'exploration, car les bords des conduits auditifs et les parois de son canal sont tellement tendus et gonflés par la dartre, que le plus petit spéculum ne peut y pénétrer, même quand il est conduit avec douceur.

Souvent on n'observe ni pustules d'impétigo ou d'ecthyma simplex, ni vésicules d'eczema ou d'herpès, mais des papules agminées du lichen ou discrètes du prurigo, soit les furfures du pityriasis, les squames de la lèpre vulgaire, ou les tubercules indurés et multiples du furoncle. L'otite dartreuse est alors dite *sèche* par opposition à la description précédente, dans laquelle l'écoulement purulent qui succède à l'ouverture spontanée des pustules, des vésicules ou bulles, m'a engagé à lui réserver le nom d'*otite dartreuse humide*.

2° L'*écoulement* est toujours médiocrement abondant; sa couleur varie selon le genre d'éruption pustuleuse ou vésiculeuse qui lui a donné naissance ; il est fétide, et dans un grand nombre de cas, surtout chez les sujets scrofuleux, son âcreté est telle qu'un sillon rougeâtre et ulcéré de la peau marque la trace de son passage sur les bords du pavillon, sur la joue et le long du cou.

3° *Croûtes.* — Cet écoulement ou suintement qui caractérise la deuxième période, dite catarrhale, présente de fréquentes interruptions ; ainsi on le voit cesser, pendant des jours, des semaines, des mois, pour apparaître de nouveau pendant la nuit.

Dans ce cas et pendant son interruption, les parties malades se recouvrent de croûtes jaunes, brunes, noirâtres, etc. Ces croûtes se stratifient ou se superposent l'une sur l'autre, de façon à donner à l'oreille des enfants surtout, l'appaparence d'un *gâteau feuilleté*, à la surface duquel on aurait déposé une couche de caramel.

4° *Ulcération.* — Si la croûte vient à se détacher, ou qu'à l'aide de cataplasmes on ait favorisé son élimination, le corps papillaire du derme du pavillon et du conduit auditif apparaît à nu et ulcéré, et il est le siége d'une douleur *formicante* extrêmement vive, jusqu'à ce qu'une nouvelle croûte se soit formée. C'est dans ces circonstances qu'on voit les enfants, et même les grandes personnes se gratter avec une espèce de fureur et mettre ainsi toute l'oreille en sang.

5° Sous l'influence de ces irritations répétées, la tuméfaction augmente bientôt et l'oreille acquiert quelquefois des dimensions monstrueuses : le conduit auditif est oblitéré, le malade tout à fait sourd.

6° L'épaississement des membranes est la suite de ces divers phénomènes morbides ; il peut s'étendre jusqu'à la membrane du tympan qui peut aussi se ramollir dans certains cas et présenter une perforation ou même une destruction plus ou moins complète de sa propre substance, soit qu'une pustule d'impétigo, une plaque d'herpès ou d'eczéma ait été l'agent direct de cette destruction, ou que la phlegmasie du conduit ait envahi la cloison et ramolli son tissu délicat, préparant ainsi à l'avance une rupture ou perforation au moindre effort d'exscréation, etc.

7° Enfin la phlegmasie spécifique peut alors gagner la caisse de l'oreille, s'y établir et y causer un catarrhe interminable (scrofulide dartreuse profonde). Cette marche envahissante de l'otite dartreuse se rencontre très-souvent dans la pratique.

B. — Symptômes physiologiques.

Les symptômes physiologiques sont au nombre de quatre : la douleur, les tintements, l'éréthisme, la surdité.

La douleur et la surdité sont les deux symptômes physiologiques importants. La douleur a quelque chose de particulier; sans jamais être portée à ce degré de violence qui, dans les otites catarrhales, rhumatismales, goutteuses, syphilitiques, arrachent des cris aux malades, ici elle se traduit plutôt par un sentiment de brûlure légère, de démangeaison incoercible, qui porte les malades à se frotter continuellement; il y a alors des moments où la douleur est cuisante, surtout quand les malades ont arraché les croûtes de l'oreille avec leurs doigts et que la surface du derme du pavillon et du conduit, ulcérée, déchirée et saignante, reste exposée au contact de l'air froid. La surdité n'est pas très-prononcée au début, et n'atteint sa plus grande intensité qu'à la période de l'affection, où les parois opposées du conduit auditif se touchent, par suite de la tuméfaction des surfaces dartreuses, et quand les membranes profondes de l'oreille sont elles-mêmes atteintes par l'otite dartreuse.

Diagnostic. — Aucune des otites (1) ne ressemble à l'otite dartreuse. S'il y a du gonflement des membranes et de l'écoulement dans l'otite catarrhale, on ne peut constater ni des pustules, ni des vésicules, ni des croûtes gercées et fendillées sur les membranes externes et internes de l'oreille.

L'écoulement dans l'otite catarrhale est jaune, verdâtre, abondant, tandis que dans l'otite dartreuse c'est un ichor, une sorte de lymphe d'un blanc jaunâtre, fétide et d'une extrême âcreté. C'est un suintement et non un écoulement. Ces réflexions sont encore bien plus applicables à l'otite scrofuleuse, rhumatismale, goutteuse, et le simple énoncé des symptômes qui leur sont propres et les caractérisent, ne permettront pas à un praticien instruit de les confondre avec l'otite dartreuse. Il n'y a que l'otite syphilitique qui,

(1) Voyez *Traité pratique* et *Leçons cliniques*, 1re partie.

dans certains cas insidieux, puisse commander une certaine réserve dans la diagnose et exiger un examen très-attentif des antécédents du malade et de la nature de l'éruption qui se voit à l'oreille.

En effet, certaines syphilides ont une analogie frappante avec les manifestations dartreuses de l'ecthyma simplex, du furoncle, de l'impétigo eczémateux ; surtout les syphilides pustuleuses, tuberculeuses, squameuses, etc.

Par conséquent ce n'est qu'en examinant avec soin les symptômes existants, et surtout en soumettant le malade à une investigation complète, qu'il sera possible de découvrir des plaques muqueuses dans le pharynx ou ailleurs, ou d'autres symptômes syphilitiques non douteux qui permettront d'asseoir le diagnostic différentiel des deux affections sur des bases certaines. Ajoutons que la manifestation dartreuse à l'oreille peut quelquefois coïncider avec une éruption syphilitique générale ou localisée. D'ailleurs l'otite syphilitique, étant une manifestation secondaire de la vérole, il est rare qu'on ne trouve pas quelque autre symptôme concomitant, par exemple l'iritis, les plaques muqueuses, les traces d'un chancre induré ou d'une blennorrhagie virulente.

Pronostic. — Il est grave, non-seulement au point de vue de la surdité que cette otite rebelle peut entraîner à sa suite quand elle est négligée ou mal traitée, mais surtout comme étant l'expression symptomatique d'un état constitutionnel très-difficile à guérir et sujet à des récidives fréquentes.

Il y a cependant une distinction à faire : l'otite dartreuse caractérisée par l'élément eczéma, est moins grave que celle causée par l'impétigo, l'herpès, la lèpre, le pemphigus, etc.; surtout la gravité augmente avec l'état plus ou moins invétéré de l'affection dartreuse et les tentatives infructueuses d'un traitement mal conçu et mal dirigé.

Complications. — Les complications de l'otite dartreuse sont : 1° l'angine herpétique ; 2° les éruptions dartreuses du nez ; 3° des fosses nasales ; 4° du cuir chevelu ; 5° l'adénite sublobulaire mastoïdienne et sous-maxillaire ; 6° la perforation de la membrane du tympan ; 7° le catarrhe invétéré de l'oreille moyenne, etc.

Traitement. — Il comprend : 1° le traitement général de la diathèse dartreuse ; 2° de l'otite causée et entretenue par ce vice de la constitution ; 3° le traitement des complications.

1° Traitement de la diathèse dartreuse ; ici, l'arsenic et surtout ses préparations à base de soude et de fer sont le véritable spécifique de la dartre.

Les deux formules qui m'ont le mieux réussi sont les suivantes :

N° 1. Eau distillée . . . . 100 grammes.
Arséniate de fer . . . . . . 5 centigr.

Mêlez. Une cuillerée à café, tous les matins, dans une tasse de tisane amère, de houblon, saponaire, gentiane, pensée sauvage.

N° 2. Sirop d'écorces d'oranges. . 150 grammes.
Arséniate de soude . . . . . 5 centigr.

Mêlez. Une cuillerée à café, le matin, avant le repas, dans une tasse de la même tisane. La dose doit être augmentée et diminuée successivement.

Ainsi, après avoir donné pendant huit à douze jours une simple cuillerée à café le matin, on en donnera une matin et soir dans une tasse de tisane, et toujours un peu avant le repas, puis, après une quinzaine de jours, on suspendra le médicament pendant une semaine, pour le reprendre ensuite à la dose de une cuillerée à café d'abord, puis de deux cuillerées, avec des temps de repos, jusqu'à ce qu'on ait tiré de cette médication tout le résultat possible.

2° Un purgatif salin devra être donné au moins une fois la semaine.

3° Si le malade est d'une constitution strumeuse, on pourra faire prendre, en même temps que les préparations arsenicales, l'huile de foie de morue, des tartines de beurre salé, des sardines à l'huile, au commencement du repas ou bien alterner; suspendre l'arsenic pendant l'administration de l'huile, etc.; reprendre la solution ou le sirop précédemment prescrit quand le patient ne prendra pas d'huile, et ainsi de suite pendant trois ou six mois, selon l'avis du médecin.

4° Les bains de sublimé sont également très-utiles : 10 grammes de sublimé dissous dans 100 grammes d'alcool pour un bain tiède ordinaire. Y rester une heure. Deux à trois bains par semaine suffisent le plus souvent.

5° Les cataplasmes de fécule sur l'oreille malade, quelques fumigations émollientes et astringentes sont extrêmement utiles.

6° Viennent ensuite les substitutifs : le goudron, l'huile de cade, celle de noix d'acajou, le cinabre en pommade, le sulfate de cuivre en soluté, et dont on badigeonnera l'oreille à l'aide d'un pinceau. Passer d'un moyen à l'autre; le quitter pour y revenir.

Le traitement des complications de l'otite doit être approprié à chacune d'elles : ainsi, combattre le catarrhe, l'angine, calmer l'inflammation, l'adénite, chercher à prévenir la perforation de la cloison, la traiter quand elle est accomplie et par les moyens indiqués dans les leçons précédentes.

Régime. — Lacté et ténu.

Eaux minérales. — Les eaux de Vals et celles du Mont-Dore sont excellentes ; elles assurent la guérison.

Récidives. — Très-fréquentes. Insister sur le traitement général ; visiter souvent l'oreille qui a été malade.

Obs. V. — *Otite herpétique impétigineuse des deux oreilles.* — M. X..., étudiant en médecine, 24 ans, tempérament lymphatique, est malade depuis le 25 janvier.

Ce jeune homme n'a jamais eu de maladies graves ou spécifiques. Il n'existe dans sa famille aucun antécédent d'hérédité.

Dans le courant des mois de juin et juillet 1864, il a été atteint trois fois d'intertrigo qui avait rapidement envahi les bourses et la partie interne de la cuisse du même côté, et qui était descendu au niveau de l'articulation du genou.

Quelques applications de cold-cream et de poudre de lycopode avaient suffi pour faire disparaître l'affection.

Vers la même époque apparurent à la base de la langue et à la partie interne des lèvres et des joues, des aphtes qui disparurent très-vite après des badigeonnages avec la teinture d'iode.

Le malade, à cette époque, avait beaucoup maigri. Un traitement tonique, un séjour de deux mois en province, l'usage quotidien des bains froids avaient suffi au bout de deux mois, pour lui rendre une santé florissante.

De retour à Paris en octobre 1864, il cessa de prendre tout exercice, ne quittant pas sa chambre, se couchant et se levant très-tard. Au commencement de janvier apparurent des symptômes d'embarras gastrique, anorexie, langue saburrale, céphalalgies sus-orbitaires fréquentes. Cet état ne se modifia point malgré deux ou trois purgations avec l'eau de Sedlitz.

En même temps, le sommeil diminuait ainsi que les forces musculaires ; le malade surtout, après les repas qui se prenaient toujours avec dégoût, tombait dans un état de langueur ; les moindres promenades étaient causes d'extrêmes fatigues.

Le 25 janvier 1865, cet état avait empiré au point que la station verticale était devenue impossible.

Ce jour, après un violent frisson et des vomissements bilieux, le malade fut pris d'une céphalalgie générale qui s'exaspéra le soir et ne l'abandonna que huit jours après. Vers six heures du soir, un mouvement fébrile, avec frisson et chaleur, se produisait, et la céphalalgie s'exaspérait.

Le huitième jour, un prurit insupportable se manifesta à la tête et au scrotum, puis apparurent des pustules qui firent place à des ulcérations arrondies sans aucune inflammation à leur base, à bords arrondis et de couleur rosée. La surface laissait sortir un liquide qui se concrétait à l'air et offrait l'apparence granulée et jaunâtre d'une couche peu épaisse de miel désséché, très-peu adhérente à l'ulcération; en même temps, les conduits auditifs devinrent aussi le siége de prurit et, autour de l'ouverture externe, apparurent des pustules identiques avec celles du scrotum et devinrent le siége d'un véritable écoulement d'un ichor roussâtre, fétide, très-clair.

L'orifice du conduit auditif de l'oreille droite s'oblitéra au point de ne plus permettre que l'accès d'un stylet, et la nuit, le malade était reveillé par des douleurs formicantes, très-vives, qui l'obligeaient à porter la main et à arracher les croûtes, ce qui lui procurait du soulagement.

M. Bazin consulté diagnostiqua une éruption pustuleuse d'impétigo et ordonna de prendre le matin 30 centigrammes de bicarbonate de soude dans une tasse de pensée sauvage.

Tous les deux jours un bain de son.

Légers purgatifs, une ou deux fois par semaine.

Séjour à la campagne. Régime tonique.

Ce traitement, facilement suivi, produisit d'abord de bons effets. Au bout de trois semaines, les pustules de scrotum étant guéries, apparurent brusquement des accidents à la gorge et à l'anus qui furent qualifiés de plaques muqueuses par un médecin de Nancy, docteur Parisot, qui ordonna 5 centigrammes de protoïod. hyd. par jour.

Badigeonnages de l'anus, de la gorge et des conduits auditifs avec la solution suivante :

Pr. Azot. d'argent. . . . 50 centigr.
Eau distillée . . . . . 20 grammes.

Mêlez.

Ce traitement modifia favorablement les accidents de l'anus et de la gorge, mais développa dans les conduits auditifs une inflammation considérable.

Le 1er avril, il y a un mois, M. Ricord consulté déclara que la syphilis n'existait point et conseilla d'abandonner le traitement mercuriel ; il conseilla pour les oreilles des applications de glycérolé de goudron, les accidents n'étant que de l'eczéma impétiginode ; ce traitement n'eut aucun effet.

Le 4 avril, M. Bazin consulté de nouveau conclut à l'existence d'une syphilis inoculée par le pus d'une plaque muqueuse ; qualifia de plaques muqueuses, les pustules de la tête et des oreilles et conseilla l'usage du proto-iodure de mercure et de l'iodure de fer, afin de combattre une affection scrofuleuse marchant parallèlement à la syphilis et caractérisée par une angine granuleuse. L'accident primitif de la syphilis fut en vain recherché. Jamais le pénis n'a été le siége d'une ulcération suspecte ou non.

Sous l'influence de ce traitement, les pustules de la tête guérirent rapidement. L'état des oreilles empira singulièrement.

M. Triquet, consulté le 26 avril, put constater l'état suivant du côté droit : tuméfaction du pavillon de l'oreille autour de l'orifice du conduit auditif, ulcérations enflammées, siége d'un écoulement d'ichor jaune, roussâtre, fétide, très-abondant, retrécissement du conduit auditif envahi lui-même par des pustules s'étendant jusqu'au pourtour du tympan.

La surdité est complète de ce côté. De l'autre côté, l'inflammation est moins vive, les ulcérations moins étendues dans l'intérieur du canal auditif, l'écoulement ichoreux est moins abondant. L'état général du malade est meilleur ; il est pâle, mais l'embonpoint est revenu : il existe un engorgement des ganglions de la tête, du cou et des ganglions sous-maxillaires. Les granulations de la gorge subsistent toujours.

L'appétit est revenu, les digestions sont bonnes.

M. Triquet reconnaît une otite dartreuse et ordonne :

1° Fomentations et injections avec l'eau de noyer.

2° Saupoudrer les ulcérations avec :

Pr. Poudre de riz . . . . } aa 5 grammes.
Précipité blanc . . . }

Mêlez.

3° Cataplasmes de fécule.

4° Fumigations avec la décoction de noyer.

5° Régime modéré, insolation.

6° Suspension du traitement antisyphilitique.

Le second jour, l'écoulement de l'ichor a disparu, des croûtes sèches se sont formées, le prurit a augmenté, mais les cataplasmes le calment.

Le mercredi 27, le malade voit M. Triquet qui constate un mieux sensible et ordonne :

Arséniate de soude . . . . . 5 centigr.
Eau distillée . . . . 200 grammes.

Mêlez.

Une cuillerée à café, pendant trois ou quatre jours, avant les repas, puis deux s'il y a tolérance.

A partir de ce jour, le mieux continue, le prurit diminue, les croûtes se solidifient et se détachent.

Le 15 mai, on peut examiner les deux conduits auditifs, qui sont en parfait état : les deux cloisons tympaniques existent intactes, seulement celle de gauche est un peu nébuleuse, mais l'ouïe est parfaite.

Cette observation ayant été rédigée par le jeune malade, après sa guérison, j'en ai laissé le texte tel qu'il me l'a remis.

Obs. VI. — *Otite herpétique, eczémateuse double, avec suppuration à droite.* — *Phlegmasie chronique du tympan à gauche.* — *Catarrhe et angine herpétiques.* — La nommée G..., âgée de vingt-quatre ans, ouvrière. Bien réglée, mariée, sans enfants. Constitution lymphatique : elle est atteinte d'écoulements d'oreille depuis son enfance ; vaccinée, non variolée. Elle a eu la fièvre typhoïde.

Traitement suivi. Vésicatoires.

Surdité initiale : la montre est entendue, à droite, à 4 ; à gauche, à 3 centimètres.

Le 23 juin 1860 cette femme vient à notre clinique et raconte ainsi son histoire :

Elle a eu ses règles à dix-sept ans : elles disparurent, sans cause connue, la même année, et c'est alors que l'éruption et l'écoulement d'oreille se sont montrés, accompagnés de bourdonnements. Les oreilles paraissent avoir été affectées en même temps d'une éruption eczémateuse qui dure encore et se montre sur les conques et dans les conduits auditifs.

Aujourd'hui la droite est plus douloureuse, mais les bourdonnements et la cophose sont les mêmes des deux côtés.

La malade nous fait remarquer que les bourdonnements sont intermittents. Ainsi, l'été dernier, elle ne s'en est pas aperçue, mais ils sont revenus pendant l'hiver.

Cette femme est sujette aux maux de gorge, et les dents sont mauvaises; le pharynx est granuleux.

État actuel. — A droite, pavillon eczémateux, rouge, dur, épaissi, croûteux, conduit auditif en pleine suppuration; on ne voit pas le tympan.

A gauche, même éruption. Pas de flux, tympan opaque; gargouillement dans les caisses quand la malade se mouche (catarrhe herpétique). Peu ou point de douleur, bourdonnements.

Traitement.

Pr. Iodure de potassium. . . . . 5 grammes.
Eau distillée. . . . . 200 grammes.

Mêlez.

Une cuillerée à bouche matin et soir dans une tasse de tisane amère. Cataplasmes de fécule sur les oreilles.

Le 1er juillet, la suppuration a cessé complétement, la phlegmasie dartreuse diminue. Elle entend, à droite, à 20, à gauche, à 10 centimètres.

Le tympan droit apparaît nébuleux.

Le 15, l'amélioration se maintient, les bourdonnements ont disparu; à gauche ils existent encore, mais faibles du côté droit. Injection de potasse caustique diluée dans la caisse de chaque oreille.

Les 18, 20, même état. La solution iodurée est remplacée par la solution arsenicale, selon la formule donnée à la page 25.

Le 22 juillet, amélioration croissante de l'eczéma, mais les bourdonnements sont revenus des deux côtés.

Le 23, les plaques d'eczéma qui se trouvaient au-dessous du lobule ont presque disparu.

On prescrit des frictions avec la pommade au turbith nitreux.

La malade nous fait la remarque suivante, qui est très-curieuse:

« Que déjà, plusieurs fois, les bourdonnements ont diminué en même temps que l'eczéma était amélioré ou en voie de guérison: mais ils n'ont jamais disparu le matin, excepté l'été de 1855, pendant lequel les bourdonnements avaient cessé complétement. A cette époque l'eczéma avait aussi disparu. »

Le 30, le méat gauche présente de l'inflammation et l'on distingue un abcès folliculaire assez développé et déjà en suppuration. Injection à l'eau de guimauve.

Le 2 août, la malade est atteinte d'un état saburral prononcé. Langue jaune, mal de tête, bourdonnements moins forts.

Un éméto-cathartique pour demain matin (la solution est suspendue).

Le 5, guérison de l'état saburral.

Même état des oreilles; elle entend, à droite, à 30, à gauche, à 8 centimètres.

La solution arsenicale est reprise, mais il faut bientôt la quitter de nouveau.

Le 11 et le 13, nouvelle fièvre; 100 pulsations, langue jaune rouge sur les bords, céphalalgie très-vive et insomnie.

Nouvel éméto-cathartique, repos au lit, limonade, bouillon.

Le 17, tout cet appareil de symptômes a disparu.

Le 25, on revient à la solution iodurée (*ut suprà*), seulement à la dose d'une cuillerée à café, matin et soir.

L'amélioration des oreilles, quoique lente, continue cependant, et vers la fin de septembre la guérison était complète.

La montre était entendue, des deux côtés, à 40 et 50 centimètres. Les deux tympans conservent encore une teinte enfumée. Les granulations du pharynx ont disparu.

Cette observation est un bel exemple de catarrhe et d'angine herpétiques, accompagnant l'otite dartreuse.

Obs. VII. — *Eczéma impétigineux des deux oreilles.—Surdité très-prononcée.*— La nommée S..., âgée de trente-quatre ans, corsetière, d'une constitution lymphatique, atteinte d'écoulements d'oreille depuis trois ans, avec éruption dartreuse, vaccinée, non variolée.

Traitement suivi: Rien.

Surdité initiale : la montre est entendue, à droite, à 5, à gauche, à 10 centimètres.

Le 2 octobre 1859, cette jeune dame, d'une belle santé, en apparence, fraîche, nous raconte ainsi l'origine de sa surdité : réglée à onze ans, avec peine, elle a eu toujours quelques croûtes, soit aux cheveux, soit aux oreilles, lorsqu'à la suite d'une vive frayeur survenue il y a trois ans, pendant le temps de ses règles, elle vit, en peu de jours, se développer la maladie qui l'inquiète aujourd'hui.

Les pavillons sont couverts de croûtes moitié jaunes, moitié sanguinolentes. A droite, le pavillon est dur, épais, parcheminé. On constate aussi des croûtes dans le conduit auditif, en partie oblitéré ; on ne voit pas le tympan. A gauche, l'altération est moins avancée de ce côté ; l'hélix, l'anthélix, la conque, le conduit auditif sont seuls malades et présentent des croûtes mélitagreuses. On peut explorer une partie du tympan. Il est un peu opaque, sans perforation. La gorge est saine. Il y a des ganglions au cou, et la glande thyroïde est hypertrophiée.

Peu ou point de douleur, bruits de marteau dans l'oreille droite seulement, dysécée très-prononcée.

Traitement. — Cataplasmes de fécule de pomme de terre, tisane de gentiane, sirop de ményanthe composé ; demi-bouteille, avec iodure potassique, 10 grammes ; une cuillerée matin et soir.

Le 3 octobre, les croûtes des oreilles ont disparu.

Le 2 novembre, on lui prescrit la pommade suivante :

Pr. Axonge fraîche et lavée. . . . . 20 grammes.
Turbith nitreux. . . . . 1 gramme.

Mêlez.

Gros comme un pois, en onctions sur chaque oreille, matin et soir.

Le 17, la maladie se reproduit, on la traite par les mêmes moyens.

Le 24, le tympan gauche, examiné avec soin, paraît complétement opaque. Pommade au turbith nitreux : iodures à l'intérieur.

Le 1er décembre, l'arsenic est mis en usage d'après la formule :

Pr. Eau distillée . . . . 125 grammes.
Arséniate de soude. . . . . . 5 centigr.

Mêlez.

Une cuillerée à café, le matin, dans une tasse de tisane amère, pensée sauvage, etc.

Le 2 mars, les croûtes ont disparu et ne se reproduisent plus depuis plus d'un mois ; le conduit auditif droit a repris ses dimensions normales, et les membranes du tympan sont devenues transparentes sous l'influence de fumigations.

La montre est entendue, des deux côtés, à plus d'un mètre.

Obs. VIII. — *Otite herpétique eczémateuse des deux oreilles, avec complication de phlegmasie du tympan droit.* — La nommée M..., âgée de cinquante-neuf ans, concierge, d'une constitution lymphatico-sanguine, est atteinte d'écoulements d'oreille depuis plusieurs années. Maladies antérieures : vaccinée, une fluxion de poitrine. Traitement suivi : nul.

Surdité initiale : la montre est entendue, à droite, au contact ; à gauche, à 2 centimètres.

2 février 1860. — Cette femme est affectée, depuis de longues années, d'un eczéma impétigineux de l'oreille gauche, répandu à sa surface.

Du côté droit, même altération, mais plus prononcée. Les tympans paraissent intacts, mais un peu blanchâtres. Il y a des bruits intermittents dans l'oreille droite (sorte de sifflement).

Traitement.—Cataplasmes de fécule sur les oreilles. Les laver avec une décoction de graine de lin. Tisane de gentiane, sirop de trèfle d'eau, régime léger. Sel de Glauber, 100 grammes ; poudre de jalap, 1 gramme : mêlez et divisez en trois doses, une tous les deux jours.

Après ces doses, la malade commencera l'usage de la solution arsenicale.

Le 1er mars, l'amélioration est déjà notable. Nous prescrivons une pommade avec :

Pr. Axonge . . . . . 20 grammes.
Turbith minéral. 1 gramme.

Mêlez.

Pour oindre les oreilles matin et soir, et en introduire, gros comme un grain de blé, dans le conduit auditif.

Le 1er avril, le traitement est continué en alternant les purgatifs et l'arsenic.

De plus, la malade a pris deux bains de sublimé d'après la formule :

Pr. Sublimé . . . . . 10 grammes.
Alcool . . . . . . 100 grammes.

Mêlez.

Pour ajouter à l'eau d'un bain tiède. Y rester une heure.

Le conduit auditif droit a reçu huit fumigations sulfureuses.

Le 1er mai, guérison : la montre est entendue, à droite, à 30 centimètres ; à gauche, à 1 mètre.

Obs. IX. — *Pityriasis des deux oreilles avec phlegmasie des deux tympans.* — La nommée D..., âgé de trente-deux ans, tapissière, d'une constitution lymphatique, est atteinte d'écoulements d'oreille depuis deux ans.

Maladies antérieures : vaccinée, a eu la rougeole, la petite vérole.

Traitement suivi : lotions inconnues.

Surdité initiale : la montre est entendue, à droite, à 12 centimètres ; à gauche, à 20 centimètres.

Le 4 janvier 1859, cette malade nous donne les renseignements suivants : son affection d'oreille se manifesta, il y a douze ans, sans cause connue. Il n'y avait alors qu'un peu de chatouillement, puis un léger suintement se montra bientôt.

A droite et à gauche, pavillons bien conformés mais un peu aplatis.

A la surface de la conque et dans les méats, on reconnaît le pityriasis à ses petites pellicules épidermiques, qui s'étendent jusque sur le tympan. Une injection les enlève en partie, et alors on voit à droite le tympan petit, opaque, ratatiné, plissé, couleur pierre à fusil ; à gauche, le tympan présente les mêmes altérations.

Signes physiologiques. — Pas de douleur, bourdonnements, pas d'éréthisme.

Traitement. — Une cuillerée tous les matins, de la solution arsenicale, dans une tasse de tisane.

Le 10 janvier, un purgatif salin est administré.

Le 11, même état.

Le 3 février, la malade reprend la solution ; fumigations avec l'acide acétique au 1/3.

Le 10 février, il y a encore un peu d'inflammation du méat ; les furfures diminuent.

Le 15 février, les tympans conservent toujours de l'opacité, les bourdonnements ont disparu.

Nouvelles fumigations dans le conduit auditif et dans les trompes, tous les deux jours.

Le 20 mars, guérison. La montre est entendue, des deux côtés, à 50 et 60 centimètres.

Obs. X. — *Concrétions cérumineuses liées à un état herpétique de l'oreille. Pityriasis, concrétions cérumineuses.* — Vers le milieu de mai 1864, un de nos plus honorables confrères des hôpitaux me présenta sa femme, désirant avoir mon avis au sujet d'un bourdonnement d'oreille insupportable qui la tourmentait sans repos aucun.

C'est une personne de trente-huit ans à peu près, blonde, bien portante habituellement, à l'exception d'une petite tendance herpétique qui s'est manifestée à diverses reprises sous la forme de furfures et dans divers points de l'enveloppe cutanée. Son père, lui-même, était un peu dartreux et sujet à des éruptions d'eczéma localisé.

Plusieurs traitements ont été suivis par madame X... pour la guérir de son herpétisme, et, entre autres médications, celle par les eaux sulfureuses lui a été utile, et, en effet, depuis quelques années, la peau n'a présenté aucune tendance herpétique.

En examinant les oreilles, je trouve, vers le milieu du conduit auditif de chaque côté, deux grosses concrétions cérumineuses noirâtres, profondément enfoncées jusqu'au tympan.

Après les avoir ramollies à la faveur de fumigations, je pratique une injection d'eau tiède dans chaque oreille : le cérumen se détache par fragments et tombe dans la cuvette. Mais un point curieux frappe mon attention. C'est la quantité de pellicules épidermiques mêlées au cérumen, et qui s'en détachent pour flotter dans l'eau. On eût dit que tout l'épiderme du conduit auditif s'était exfolié. En effet, si l'on vient à examiner l'intérieur de ce conduit, on voit que le corps papillaire du derme est mis à nu et privé de son épiderme. Nous avions donc sous les yeux un pityriasis de l'oreille borné au conduit auditif.

Comme cette malade avait déjà eu la même obstruction cérumineuse des oreilles quelques années auparavant, je donnai le conseil de la soumettre aux préparations arsenicales et surtout aux eaux du Mont-Dore, pour éviter ou éloigner les récidives.

Obs. XI. — *Eczéma du conduit auditif. — Concrétions cérumineuses.* — J'ai vu, en avril 1863, un malade atteint de concrétions cérumineuses des deux oreilles et d'eczéma.

A différentes reprises, il avait été atteint d'eczéma à la surface du corps, et, depuis quelques années, l'éruption s'était manifestée à l'extérieur et l'intérieur des oreilles. Après avoir enlevé les concrétions cérumineuses avec des injections d'eau tiède, je pus constater facilement des groupes de vésicules d'*eczema rubrum* dans le fond du conduit auditif.

Un traitement arsenical fut prescrit et suivi pendant longtemps. Les concrétions ne se sont pas reproduites jusqu'à présent.

CHAPITRE IV.

ANATOMIE DU CONDUIT AUDITIF EXTERNE.

Le conduit auditif (*conduit auditif externe*) est un canal osseux et cartilagineux, situé entre l'articulation temporo-maxillaire dont il forme la paroi postérieure et l'apophyse mastoïde dont il constitue le segment antérieur. Ce conduit commence au fond de la conque et s'étend jusqu'à la membrane du tympan. On y distingue par conséquent deux portions : l'une interne osseuse, facile à étudier sur un os temporal ; l'autre externe ou fibro-cartilagineuse : la première fait partie de la partie squameuse du rocher ; elle mesure 3 centimètres en longueur ; l'autre, longue seulement de 2 centimètres, se compose d'une lame cartilagineuse, recourbée sur elle-même de bas en haut et d'avant en arrière, qui fait corps avec celle du tragus, se continue en haut avec le cartilage du pavillon et se fixe par un tissu ligamenteux très-dense, au côté externe de la portion osseuse. Ce cartilage présente deux ou trois fentes transversales, qu'on appelle *incisures de Santorini* et dont la plus grande occupe la base du tragus; les autres, moins prononcées et qui manquent souvent, se rencontrent en dedans de celle-ci. Toutes sont comblées par un tissu cellulaire feutré, assez épais.

Le conduit auditif, comme on vient de le voir, a environ

5 centimètres de long (portion osseuse et cartilagineuse réunies). L'étui ou canal osseux mesure 3 centimètres et la partie cartilagineuse 2 seulement.

La paroi inférieure est un peu plus longue que la supérieure de 2 à 4 millimètres. Elle est légèrement convexe dans toute son étendue.

La paroi postérieure est plus courte que l'antérieure de 2 millimètres à peu près ; elle est convexe, surtout à sa partie moyenne.

Les cellules osseuses qui sont situées au-dessus de la paroi supérieure du conduit auditif, dépendent des cavités qui se trouvent entre la caisse du tympan et l'apophyse mastoïde : par conséquent la paroi supérieure du conduit auditif osseux est en rapport avec la caisse et l'apophyse mastoïde, ainsi qu'on le verra plus loin. Ces parois sont formées par un tissu spongieux que recouvre une mince écaille de tissu compacte, ce qui explique la possibilité des phlébites dans les inflammations de l'oreille.

On peut comparer la forme du conduit auditif à un ellipsoïde dont le grand diamètre est tourné de haut en bas, un peu plus élargi à sa partie moyenne qu'à se extrémités ; il se dirige d'abord en dedans et un peu en avant, puis un peu en haut, ensuite en bas ; par conséquent il décrit une courbure assez prononcée, dont la convexité regarde en haut. Mais comme cette courbure appartient entièrement à sa partie externe ou cartilagineuse, elle s'efface complétement quand on tire avec une certaine force le pavillon de bas en haut et de dedans en dehors, tandis qu'on écarte le tragus et que la tête est fortement inclinée du côté opposé.

Arrêtons-nous un instant, sur quelques-unes des parties que nous venons de décrire et cherchons-y quelques enseignements pratiques.

Les deux parties du conduit auditif ne sont pas soudées de manière à former un canal rigide, mais elles sont réunies par un tissu fibreux intermédiaire, extensible et mobile. Cette disposition nous explique comment il est facile de redresser le conduit auditif cartilagineux par des tractions convenables, afin de rendre plus facile et complet l'examen des parties profondes du conduit auditif et de la membrane du tympan (1). Nous devons encore remarquer que le tissu fibreux élastique destiné à fermer le conduit auditif cartilagineux à sa partie supérieure et postérieure, est fixé à la portion écailleuse du temporal par des fibres très-solides qui lui impriment une certaine tension. On comprend dès lors que chez les vieillards, venant à participer au relâchement de tous les tissus du corps, le ligament dont nous parlons subit la même influence, et alors le cartilage et la peau n'étant plus tendus et redressés en dehors, s'affaissent à l'intérieur du conduit auditif et en oblitèrent l'ouverture à des degrés variés. C'est là une cause de surdité chez les vieillards, qu'il n'est pas très-rare d'observer et que l'on peut améliorer promptement par l'emploi de petites conques métalliques.

Il existe encore une autre cause de rétrécissement sénile du conduit auditif signalée par Larrey et Ribes. Ce rétrécissement tout mécanique est produit par la pression de la tête du condyle contre la paroi antérieure du conduit, lorsque la chute des dents maxillaires et de sagesse a permis aux bords alvéolaires des os maxillaires inférieurs et supérieurs de se rapprocher en arrière et en haut de la cavité glénoïde. La lamelle osseuse capable de s'infléchir constitue la paroi postérieure de la cavité articulaire du maxillaire inférieur.

(1) Voyez, plus loin, *De l'otoscopie*.

Pour bien se convaincre de la réalité de cette cause de rétrécissement du conduit auditif, il suffit d'introduire jusqu'à la partie moyenne de celui-ci l'extrémité du petit doigt et d'ouvrir et de fermer la bouche alternativement. Ne sait-on pas, d'ailleurs, que dans l'otite externe, surtout la furonculeuse, tous les mouvements même légers de la mâchoire inférieure, exaspèrent horriblement la douleur ressentie par les malades.

La structure osseuse et cartilagineuse du conduit auditif nous permet aussi de comprendre comment certains abcès sont peu douloureux quand ils siègent dans la partie cartilagineuse, et comment au contraire ils causent de vives souffrances quand leur base repose sur l'étui osseux.

Chez les enfants, le conduit auditif ne présente pas la même direction que chez les adultes : en effet, la courbure qu'on observe chez ces derniers est nulle dans les premières années de la vie, et de plus sa paroi inférieure présente un plan incliné, dont la partie la plus déclive correspond à la membrane du tympan ; de sorte que dans les flux d'oreille, le pus a plus de tendance à s'accumuler à la surface de la cloison, qu'à sortir par l'orifice du conduit auditif.

La largeur du conduit auditif varie selon l'âge ; très-petite chez l'enfant, elle atteint parfois des dimensions exagérées chez le vieillard, et l'on ne saurait en donner une mesure exacte.

C'est ici le lieu de présenter quelques remarques relativement aux corps étrangers de l'oreille et aux nouveaux procédés qui ont été vantés tour à tour pour les extraire.

Pour le cérumen durci et formant des masses concrètes et épaisses, ce qu'il y a de mieux à faire est de le ramollir avec des injections répétées d'eau tiède, et de l'extraire ensuite avec une curette, si l'injection n'a pas suffi.

Pour les insectes vivants, il faut tenter de les extraire avec des pinces, en s'aidant d'un éclairage convenable et d'un spéculum; mais si l'on éprouve quelque difficulté à les saisir, il est préférable de les tuer sur place, avec une injection d'eau, d'huile, une décoction d'absinthe ou une mixture tenant en suspension du calomélas : une fois morts, l'injection d'eau seule, suffira pour les entraîner au dehors.

Les corps mous, tels que boulettes de coton, de papier, seront facilement retirés à l'aide d'une épingle longue et recourbée en crochet.

Quant aux corps durs, cailloux, perles, grains de plomb, noyaux de cerise, fragments de verre, de pipe, d'allumettes, porte-plumes, pois ronds, haricots, etc., les difficultés sont plus sérieuses. Mais le chirurgien pourra causer à l'organe des désordres irréparables, s'il tient absolument à se servir des instruments d'extraction recommandés par les auteurs classiques, tels que pinces, crochet, stylet ou levier, curette articulée, etc.

Le meilleur instrument est une grosse seringue à lavement, chargée d'eau tiède, que l'on projette dans le conduit auditif, en usant de toute la force possible. Ce procédé, vanté autrefois par Celse, Duverney, de nos jours par Mayor (et dont quelques chirurgiens se disputent la priorité), est d'un effet certain et rapide, indépendamment de son innocuité, ce qui est bien quelque chose.

Le jet de liquide, après avoir rempli le conduit auditif, pénètre derrière le corps étranger et s'accumulant entre lui et la cloison tympanique, tend à le repousser en dehors, avec une force d'impulsion considérable. C'est à ce procédé que je donne toujours la préférence, et je dois l'avouer avec le plus grand succès, et c'est de lui qu'on peut dire : *tuto, cito et jucunde.*

Citerai-je pour mémoire le procédé qu'on trouve dans tous les auteurs et qui nous vient de Paul d'Égine.

Ce procédé consiste tout simplement à suspendre le malade par les pieds et à le secouer vigoureusement pour faire sortir le corps étranger. En cas d'insuccès, il recommande de pratiquer une incision en demi-lune, derrière la conque, pour pénétrer au fond du conduit et au delà du corps étranger. Ce procédé opératoire ne supporte pas le moindre examen, en raison de la structure du conduit auditif, et il est abandonné à juste titre : il suffit en effet, pour se convaincre de son inutilité, de regarder le conduit osseux, sur un os temporal, et l'on verra que l'incision tomberait à 3 centimètres du fond du conduit, c'est-à-dire bien en dehors du corps à extraire.

Les injections d'eau abondantes et lancées avec force et avec persévérance suffiront à vaincre toutes les difficultés de la pratique, et cela sans danger aucun pour le malade et sans effusion de sang (1).

Les effets parfois extraordinaires que détermine la présence d'un corps étranger dans l'oreille, dont on ne soupçonne pas l'existence, sont dus à l'action réflexe produite par le filet que le nerf pneumogastrique envoie à la peau du conduit auditif externe. Il est très-commun que la titillation de ce conduit provoque la toux, par exemple quand on y introduit un cure-oreille ou un spéculum, et j'ai même observé des vomissements abondants pendant une simple exploration du conduit auditif. Mais les accidents peuvent être plus graves et faire croire à une lésion organique des poumons et de l'estomac. Ainsi on a rapporté l'observation d'un malade réputé phthisique et qui fut guéri en peu d'instants de son hor-

(1) Voyez *Leçons cliniques*, 1re partie : *De l'otite externe*.

rible toux, par l'extraction d'un haricot, qu'il portait dans l'oreille depuis longtemps; et dans un autre cas, une malade atteinte de vomissements incoercibles et de marasme, fut guérie par l'extraction d'une bille de verre restée dans son oreille depuis son enfance.

Ajoutons une dernière réflexion pratique : il faut toujours se rappeler les rapports intimes qui existent entre le conduit auditif osseux et la tête du maxillaire inférieur : ainsi, on observe souvent, à la suite de violences exercées sur le maxillaire inférieur, sur le menton par exemple, des fractures du conduit auditif, du temporal avec écoulement de sang par l'oreille (1). De plus, l'étui osseux qui concourt à former le conduit auditif est formé d'un tissu compacte, très-vasculaire, son périoste est très-mince, ce qui explique la fréquence de l'ostéite, de la carie ou de la nécrose, pendant les otorrhées.

Membrane du conduit auditif. — La membrane qui tapisse ce conduit, tient à la fois de la nature de la peau et des membranes muqueuses. Si l'on suit les modifications de cette membrane depuis l'entrée du conduit auditif jusqu'à la membrane du tympan, on la voit présenter insensiblement un nombre moins considérable d'écailles épidermiques, s'amincir et prendre l'aspect du tissu muqueux. Arrivée à la cloison tympanique, elle la revêt complétement d'une couche épidermique et en haut d'une bande cutanée, ainsi que nous le verrons plus loin. — Grâce à cette disposition, on parvient par la macération à la détacher sous la forme d'un doigt de gant, phénomène qui a lieu aussi dans les phlegmasies chroniques. C'est cette continuité de la peau du conduit, à la surface de la cloison, qui nous explique la préférence qu'affectent pour cette

(1) Voyez *Des écoulements du sang par l'oreille.*

région certaines manifestations éruptives, qu'on observe dans la scrofule, la dartre, la syphilis, les fièvres exanthématiques, l'érysipèle, les engelures.

On remarque à la surface de la peau du conduit une multitude d'ouvertures conduisant aux glandes chargées de la sécrétion du cérumen. Ces glandes forment, entre la peau et le périoste, une couche qui commence à 2 millimètres environ de l'entrée du conduit et s'étend jusqu'à 3 millimètres à peu près de la membrane du tympan, on a pu en compter 3000. Ces glandes sécrètent un liquide onctueux, jaunâtre, d'une consistance analogue au miel, on l'appelle *cire de l'oreille* ou *cérumen*.

Il peut devenir très-abondant, dans certaines maladies du conduit auditif; d'autres fois il manque complétement. Cette absence du cérumen est un des plus mauvais signes que l'on puisse observer.

Nous trouvons encore à l'entrée du conduit auditif, et bordant le méat, des glandes sébacées et des follicules pileux, destinés à sécréter des poils.

C'est l'inflammation de ces glandes qui constitue l'otite furonculaire et leur hypertrophie forme une des variétés de granulations de l'oreille.

Rares dans l'enfance, dans la jeunesse et chez les personnes blondes du sexe, les poils se montrent dans l'âge adulte chez les femmes brunes et à formes musculeuses ; ils deviennent nombreux, roides et durs chez les vieillards, et sont même parfois si nombreux et si mêlés, qu'il en résulte une sorte de barrage qui clôt presque entièrement l'entrée du conduit auditif.

L'usage de ces poils est évidemment de s'opposer à l'introduction des corps étrangers qui voltigent dans l'air et pourraient pénétrer dans l'oreille sous l'influence des vibrations ou ondes sonores.

CHAPITRE V.

ANATOMIE DE LA MEMBRANE DU TYMPAN.

TYMPAN (*tympanum*). — 1° *Situation; rapports.* — Le tympan ou mieux la membrane du tympan est une cloison circulaire ou plutôt ellipsoïde qui forme le fond du conduit auditif externe et la paroi externe de l'oreille moyenne : par conséquent elle sépare le conduit auditif externe de la caisse du tympan. Un prolongement de la peau recouvre sa surface externe, et sa face interne est tapissée par la membrane muqueuse de la caisse. Ces deux couches épidermique et muqueuse sont séparées par une trame de fibres cellulaires élastiques analogues à celles qui forment l'iris.

La situation et les deux membranes principales dont est composée la membrane du tympan, peuvent expliquer jusqu'à un certain point pourquoi elle participe aux maladies du conduit auditif et de l'oreille moyenne. Cette situation et ces rapports indiquent bien comment la couche externe ou épidermique de la cloison tympanique est souvent affectée dans les maladies du conduit auditif, surtout dans les maladies éruptives (1), et comment aussi le feuillet interne ou muqueux doit participer aux phlegmasies de la cavité tympanique. Par conséquent l'état de ces deux cavités (conduit auditif et caisse du tympan) doit se refléter sur la cloison qui les sépare ; aussi depuis longtemps avons-nous souvent répété, que l'examen de la membrane du tympan est la clef du diagnostic des maladies de l'oreille. J'insisterai plus tard sur les moyens les plus conve-

(1) Voyez *Leçons cliniques*, 1re partie : *De l'otite scrofuleuse et dartreuse.*

nables destinés à favoriser cette exploration. Faisons remarquer seulement aujourd'hui que le réflecteur métallique tel que je l'ai figuré dès 1857, dans mon *Traité pratique*, est encore, à nos yeux, le meilleur mode d'éclairage, surtout quand on se sert, pour dilater l'oreille, du spéculum à deux valves.

2° *Forme, moyens de fixité.* — La membrane du tympan a une forme circulaire, ou plutôt ellipsoïde, chez l'adulte ; elle est fixée au conduit auditif au moyen d'un cercle osseux, interrompu en haut dans un point seulement. Sans cette ouverture, décrite par Duverney, le premier (1), et qui n'est qu'un arrêt de développement, on pourrait dire que le tympan est enchâssé dans son cercle osseux, comme le verre d'une montre dans son cercle métallique.

3° *Direction.* — Elle est horizontale chez le fœtus, légèrement oblique chez le nouveau-né ; chez l'adulte, elle forme un angle ouvert de 130 à 140 degrés avec la paroi supérieure du conduit auditif, un angle aigu avec sa paroi inférieure.

4° *Diamètres.* — Le grand diamètre est vertical et a 9 à 10 millimètres, le petit diamètre est transversal et mesure de 8 à 9 millimètres.

C'est au point d'intersection de ces deux diamètres que l'on voit se dessiner, à l'état normal et sur la face externe de la cloison, le manche du marteau. Ce manche apparaît comme une pénombre, et dans ce même point existe une dépression en forme de godet ou d'entonnoir, nommé ombilic du tympan.

Les deux segments ou intersections de la membrane sont à peu près égaux. Cependant le segment postérieur

(1) *Traité de l'organe de l'ouïe*, planche VII, figure 2.

est un peu plus large que l'antérieur (de 1 à 2 millimètres).

5° *Courbure.* — On a cherché à évaluer le degré de courbure de la membrane, d'après la direction du manche du marteau, qui s'avance plus ou moins vers l'intérieur de la caisse de l'oreille. Ainsi, quand la concavité de la cloison augmente (dans certaines variétés de *soudure des osselets*, d'*adhérences*), le manche de l'osselet prend une direction plus ou moins oblique en dedans, et paraît raccourci. C'est le contraire quand la surface de la cloison devient convexe, l'extrémité du même osselet apparaît dans une plus grande étendue et semble faire hernie à travers la cloison.

6° *Couleur.* — La membrane du tympan présente, à l'état normal, l'aspect d'une petite toile mince, translucide plutôt que transparente, d'un aspect nacré, un peu bleuâtre avec des reflets irisés bien manifestes, vers la partie moyenne. Le pourtour de la membrane est un peu plus obscur que les autres parties. On distingue souvent à son reflet jaunâtre la paroi de la caisse du tympan opposée à la membrane. Quand la muqueuse de la caisse est injectée, la cloison présente une teinte rouge pâle. Cette teinte est grise ou jaunâtre dans les épanchements muqueux ou purulents de l'oreille moyenne, ou quand les parties profondes sont en voie de désorganisation graisseuse.

Enfin, dans les phlegmasies aiguës et même chroniques, on distingue à la loupe de nombreux vaisseaux qui sillonnent en tous sens la surface de la membrane.

C'est également sur cette surface qu'on voit apparaître les *phlyctènes* en forme d'étoiles (*tanquam stellæ*) qui caractérisent le début des otites scrofuleuses, etc.

7° *Triangle lumineux.* — La couleur et la transparence de la cloison diminuent avec l'éclat qui lui est propre, disparaissent même pour prendre une teinte opaque, semblable au silex, aussitôt que la couche externe ou épidermique est couverte d'un exsudat, soulevée ou ramollie par le pus, les divers liquides des injections, ou instillations, etc. — Sa surface paraît alors plus ou moins mate, trouble, blanchâtre, et le feuillet épithélial paraît soulevé.

D'autres fois, au contraire, l'éclat de la membrane augmente et devient comme brillant, par exemple quand sa tension et sa courbure augmentent, et aussi dans certains cas de rétraction du côté de la caisse.

Mais il existe encore à la surface de cette cloison, un point exactement limité, invariable, qui réfléchit plus fortement la lumière que les autres parties. Ce point a la forme d'un petit triangle isocèle de 2 millimètres à peu près, situé en avant et au-dessous de l'insertion du marteau au tympan. Le sommet correspond à la dépression ombilicale; la base se perd sur le limbe de la membrane.

Ce triangle lumineux mérite une certaine attention en ce qui concerne le diagnostic des maladies de la membrane du tympan et de la caisse : ainsi, sa disparition ou une diminution dans sa surface indique un épaississement et une opacité dans la membrane, laquelle opacité peut tenir à des causes multiples. Mais il ne faut point attacher une importance exagérée à ce signe diagnostique, qui n'indique, en définitive, aucune altération de tissus. Dans bien des cas, en effet, ce point brillant existe, et les malades n'entendent que peu ou point; d'autres fois, c'est à peine si l'on en peut apercevoir la trace, et la fonction n'est pas sensiblement compromise. J'insiste beaucoup sur ces considérations importantes, afin de réduire à leur juste valeur les idées spéculatives que l'on trouve répandues dans les livres de nos voisins les Allemands.

8° *Épaisseur*. — Elle est très-mince, comparable à une pelure d'oignon ou à une fine peau de baudruche. Cette faible épaisseur rend la cloison transparente ou mieux translucide. Mais aussi, cette propriété la rend, malgré son élasticité, très-accessible aux violences traumatiques, aux ulcérations, etc. Ainsi, les bruits violents peuvent la déchirer, un coup, une chute, une phlyctène, agissent de la même manière. Une insufflation d'air par la trompe, l'action de se moucher, les vomissements, la toux de la coqueluche ou de l'asthme, et aussi le cathétérisme produisent le même accident; on le voit également survenir sous l'influence de la pression atmosphérique, quand on s'élève sur les hautes montagnes, ou quand le voyageur descend dans les vallées profondes, etc. Le lieu d'élection de ces déchirures est toujours un peu en avant du manche du marteau, un peu au-dessus du triangle lumineux.

9° *Élasticité.*—Ces réflexions pratiques nous font suffisamment comprendre, que si la cloison tympanique jouit d'une certaine élasticité, cette élasticité doit être faible. Aussi le chirurgien ne saurait-il s'entourer de trop de précautions, quand il faut insuffler la trompe et la caisse comme moyens de diagnostic ou de thérapeutique. Combien de fois ai-je vu des malades qui avaient déchiré leur tympan, soit pendant l'action d'éternuer, de tousser, de se moucher, etc. !

Nous devons faire ici une remarque importante : c'est que le segment postérieur de la membrane est doué d'une plus grande élasticité que le segment antérieur. C'est pourquoi le courant d'air, quand il est dirigé avec une certaine force, détermine une voussure plus grande à la partie postérieure de la membrane.

10° *Mouvements.* — Il n'est pas douteux que le tympan subit de petits mouvements de déplacement, en dedans ou en dehors sous l'influence de la tension ou du relâchement du muscle du marteau. Quant à ceux déterminés par la douche d'air poussée par la trompe, je les crois très-douteux, et pour dire toute ma pensée, je ne les ai jamais vus.

Il n'en est pas de même des mouvements ou pulsations symptomatiques, en rapport avec le pouls artériel : dans les cas de phlegmasies de la membrane ou des parties adjacentes, ce phénomène est très-évident pour un observateur qui voudra se placer dans des conditions convenables.

Je me suis longuement expliqué sur ce sujet, dans le chapitre du *Bourdonnement*, publié dans la 1re partie des *Leçons cliniques* (1), et dans un mémoire inséré aux *Archives générales de médecine*, 1862 (2). Ces pulsations morbides n'ont pas été vues par quelques médecins auristes, Troëltsch par exemple (3) : mais Wilde les a positivement constatées (4). D'ailleurs c'est un fait que chacun peut vérifier, et que la démonstration clinique vient confirmer tous les jours.

11° *Structure.* — Trois feuillets membraneux concourent à former la membrane du tympan : 1° un feuillet externe épidermique ou épithélial, continuation de la peau du conduit auditif; 2° un feuillet interne ou muqueux, continuation de la muqueuse des fosses nasales, de la trompe et de la caisse de l'oreille ; 3° un feuillet moyen de fibres cellulaires élastiques, les unes rayonnées, les autres circulaires.

Ces différentes couches nous permettent d'expliquer les maladies variées de la membrane. Ainsi, toutes les affections cutanées (gourmes, dartres, syphilis, scrofules, etc.) peuvent affecter la couche externe ou cutanée.

La couche interne muqueuse, outre qu'elle peut être affectée par les mêmes causes, est surtout sujette au ca-

(1) *Leçons cliniques*, 1re partie.

(2) *Archives générales de médecine*, 1862.

(3) *Anatomie de l'oreille*, p. 49.

(4) *Aural Surgery.*

tarrhe, au coryza, par exemple, et à ses complications : indurations, épaississements, hypertrophie, etc.

La couche moyenne fibreuse est le siége du rhumatisme, de la goutte, etc.

Ajoutons que tous ces actes morbides, faciles à constater, trouvent leur explication dans l'existence, au sein de ces feuillets membraneux, d'éléments de tissu conjonctif, très-disposés à la multiplication, à l'hypertrophie. La couche externe du tympan ne possède ni glandes, ni papilles.

12° *Vaisseaux.* — Ils sont de deux sortes : les vaisseaux externes parcourent la couche cutanée; les vaisseaux internes la couche muqueuse. La lame fibreuse moyenne en est dépourvue.

Les vaisseaux qui se rendent à la face externe, sont ceux du conduit auditif, et ils sont fournis par l'artère auriculaire profonde, située au devant du méat.

Les vaisseaux de la face interne ou muqueuse, viennent de plusieurs sources, de l'artère tympanique, et surtout de la stylo-mastoïdienne.

Ces deux sortes de vaisseaux internes et externes s'anastomosent entre eux, à la circonférence de la membrane du tympan. Les plus volumineux sont ceux qui descendent de haut en bas, le long du manche du marteau, dans la bande cutanée qui existe en cet endroit.

Après une injection d'eau tiède dans le conduit auditif ou une fumigation prolongée, on voit un grand nombre de vaisseaux se dessiner à la surface de la membrane. Il en est de même dans les inflammations aiguës et surtout chroniques du tympan.

Les veines suivent les artères, mais la veine la plus importante est l'auriculaire profonde, située en avant du tragus.

De la disposition de ces vaisseaux, il résulte que dans les affections douloureuses du conduit auditif et de la cloison, quand il s'agit de tirer du sang, c'est la petite région du tragus qui doit être choisie de préférence, pour l'application des sangsues, par exemple.

13° *Nerfs.*—La branche nerveuse principale suit les principaux vaisseaux et descend comme eux de la partie supérieure de la membrane, en se dirigeant le long du manche du marteau. Cette branche nerveuse est fournie par le nerf auriculo-temporal, de la cinquième paire. C'est elle qui donne à la surface de la cloison tympanique son exquise sensibilité.

Nous pouvons encore expliquer par ces rapports, comment les douleurs d'oreille et les douleurs de dents se rencontrent si souvent ensemble sur le même malade : en effet, le rameau auriculo-temporal qui anime la membrane du tympan et le conduit auditif, et le nerf dentaire qui fournit un rameau au maxillaire inférieur, émanent de la même paire de nerfs crâniens, et surtout de la branche inférieure du trijumeau.

De là nous pouvons tirer cette conclusion pratique : 1° Qu'une otalgie existant en même temps qu'une douleur dans une ou plusieurs dents de la mâchoire inférieure reconnaît pour cause une carie dentaire ;

2° Qu'au contraire, une otalgie coexistant avec des douleurs dans les dents de la mâchoire supérieure, indique le plus souvent une phlegmasie catarrhale de la caisse et du sinus maxillaire, ainsi que le remarque judicieusement Troëltsch.

La corde du tympan n'a que des rapports de voisinage avec la cloison du même nom. Nous l'étudierons seulement en décrivant la cavité tympanique ou caisse de l'oreille.

CHAPITRE VI.

ANATOMIE DE LA CAISSE DU TYMPAN (OREILLE MOYENNE). — TROMPE D'EUSTACHI. — APOPHYSE MASTOÏDE.

La caisse du tympan, caisse du tambour, ou oreille moyenne, est une cavité étroite, mais très-importante, qui est située, comme son nom l'indique, entre l'oreille externe (conduit auditif, cloison tympanique) et l'oreille interne ou labyrinthe. Cette cavité présente six parois ou côtés : 1° une paroi externe ; 2° une paroi postérieure ; 3° une paroi supérieure ; 4° une paroi antérieure ; 5° une paroi inférieure ; 6° une paroi interne.

1° *Paroi externe.* — La paroi externe est constituée par la membrane du tympan que nous avons déjà étudiée, et par deux osselets, le marteau et l'enclume. Sur la paroi externe de la caisse, nous devons encore signaler la corde du tympan, petit filet nerveux émané du facial durant son trajet à travers le canal de Fallope. Ce canal est creusé dans le rocher à la partie postérieure de la caisse, ainsi que nous le verrons en étudiant cette paroi de l'oreille moyenne.

La corde du tympan, visible à l'œil nu, n'a pas plus d'un demi-millimètre de diamètre ; elle sort du rocher, en arrière et en dehors du corps de l'enclume, passe sous la longue jambe de cet osselet, croise aussi la longue apophyse du marteau, un peu au-dessus de l'insertion du muscle tenseur du même nom, et après avoir traversé la caisse obliquement, d'arrière en avant et de haut en bas, vient percer la paroi inférieure de cette cavité et en sort par la fissure de Glaser, pour aller se rendre au nerf lingual. Ce rapport de la corde du tympan avec la face interne de la cloison, a porté W. Kramer, à en induire que le bourdonnement d'oreille avait son siége dans ce filet nerveux ; mais l'expérience clinique est venue contredire formellement cette assertion gratuite. Ce qu'il y a de certain, c'est qu'en laissant tomber une goutte d'eau ou d'huile, à la surface de la membrane du tympan, ou en la frottant légèrement avec un pinceau, on fait naître dans l'oreille un bruit ou sussurrus qui disparaît aussitôt. De plus, la corde du tympan étant un filet sensitivo-moteur et ne faisant que traverser l'oreille moyenne sans fournir le moindre ramuscule aux membranes, ne doit pas être considérée comme la cause des douleurs, quelquefois violentes, ressenties par les malades dans l'otalgie, la myringite, les abcès de l'oreille, etc. (fig. 1).

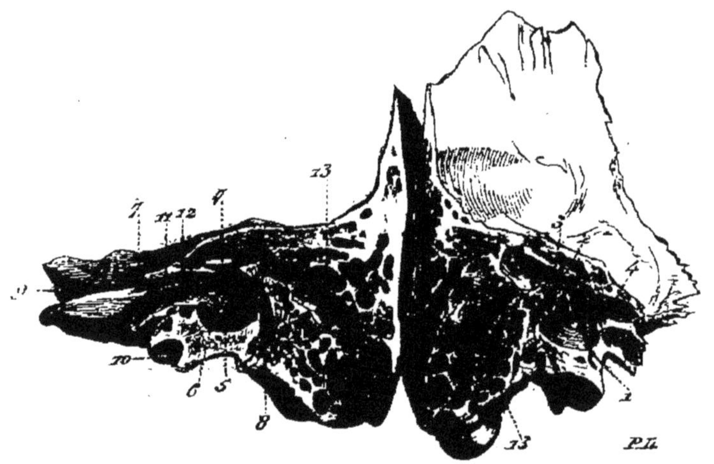

Fig. 1. — Coupe de l'oreille moyenne, demi-grandeur. — 1. Membrane du tympan. — 2. Manche du marteau. — 3. Articulation du marteau et de l'enclume. — 4. Muscle interne du marteau ou tenseur du tympan. — 5. Promontoire et trou de la pyramide. — 6. Plexus tympanique. — 7. Tronc du nerf facial. — 8. Nerf facial dans le canal de Fallope. — 9. Tronc de la carotide interne dans le canal carotidien. — 10. Golfe de la veine jugulaire interne. — 11. Portion osseuse de la trompe d'Eustachi, accolée au canal carotidien. — 12. Canal osseux du muscle tenseur du tympan. — 13. Lacunes osseuses, situées au-dessous de la paroi supérieure de la caisse et communiquant avec la paroi supérieure du conduit auditif, et avec l'entrée des cellules mastoïdiennes. — 13'. Cellules mastoïdiennes.

2° *Paroi postérieure.* — La paroi postérieure de la caisse présente une ou plusieurs ouvertures de communication avec les cellules mastoïdiennes. Ces cellules sont remplies d'air et tapissées par une membrane muqueuse, qui n'est que le prolongement de celle de la caisse. Aussi les cellules sont-elles souvent envahies par les maladies de cette dernière cavité. L'ouverture de communication dont j'ai parlé se trouve placée à la partie supérieure de la caisse, dans l'angle formé par la paroi supérieure avec la paroi postérieure. Immédiatement au-dessous, et contournant cette paroi postérieure, on trouve le nerf facial renfermé dans le canal de Fallope et à peine séparé de la cavité tympanique par une lamelle osseuse papyracée. Cette disposition nous fait merveilleusement comprendre comment les phlegmasies de la caisse peuvent s'étendre au névrilème du nerf facial et au nerf lui-même, comment les hypertrophies de tissu, les productions charnues si fréquentes dans la caisse, telles que polypes, fongus, granulations, végétations charnues, peuvent le comprimer, et produire une paralysie faciale (1). On comprend aussi, que si le chirurgien vient à employer des caustiques violents et laissés à demeure pendant un temps plus ou moins long, afin de détruire les productions charnues qui végètent et repullulent souvent avec opiniâtreté dans la caisse, les mêmes accidents d'hémiplégie pourront se produire et persister indéfiniment, si le nerf facial a été atteint par le caustique; ce qui est certainement arrivé plus d'une fois depuis qu'on a tenté d'appliquer la pâte de Canquoin à la destruction des polypes de l'oreille (2).

J'en ai moi-même observé un exemple que j'ai rapporté ailleurs (3) : il s'agissait d'un fongus scrofuleux de l'oreille moyenne, qui avait été traité en ville par une application de pâte de Canquoin, laissée en place pendant vingt-quatre

(1) *Leçons cliniques*, 1re part., et, plus loin, au chap. *De l'hémiplégie faciale.*

(2) *Journal de médecine et de chirurgie pratiques*, 1860.

(3) *Résumé statistique*, voyez, plus loin, chapitre dernier.

heures; il y a trois ans que le malade est affecté de cette hémiplégie faciale, le fongus n'est pas guéri, et toutes les tentatives que j'ai faites pour améliorer le triste état de ce malade ont complétement échoué. Il n'est pas douteux pour moi, que la pâte de Canquoin appliquée au fond de l'oreille, privée de tympan (ainsi qu'il arrive dans les fongus scrofuleux), aura détruit la mince lamelle qui protége le nerf, et certainement aussi le nerf lui-même dans une certaine étendue.

Je dois encore signaler le sinus transverse de la dure-mère, séparé de la paroi postérieure de la caisse par une couche osseuse aréolaire, spongieuse et très-mince. Ce rapport explique comment les inflammations de l'oreille peuvent pénétrer jusqu'à ce gros canal veineux et causer une phlébite ou une embolie mortelles.

3° *Paroi supérieure.* — La paroi supérieure de la caisse du tympan est en quelque sorte la voûte de cette cavité, de même que sa paroi inférieure en est le plancher; cette paroi qui n'est, chez les jeunes sujets, guère plus épaisse que l'os unguis, présente à considérer : — *a.* Une face inférieure ou tympanique qui fait partie de la caisse, dont elle est séparée, vers la partie moyenne par la grosse articulation du marteau et de l'enclume : mesurée sur plusieurs préparations que je possède, le diamètre transverse de cette articulation n'a pas moins de 5 millimètres en moyenne; son diamètre vertical, 4 millimètres et demi. On comprend dès lors qu'elle occupe presque toute cette face inférieure de la voûte. Pourtant en avant et en arrière, on voit de grosses cellules osseuses qui communiquent : les premières, avec la paroi supérieure du conduit auditif (1);

(1) Ces rapports et cette communication expliquent comment, dans les otorrhées chroniques, le pus peut venir faire saillie à la partie supérieure de la conque.

les secondes, avec les cellules mastoïdiennes ; de là, la migration facile des phlegmasies ou des abcès de la caisse, dans ces deux directions : en haut, sous la peau du pavillon; en bas, à la racine de l'apophyse mastoïde. — *b.* La face supérieure ou crânienne est recouverte par la dure-mère ; elle sépare l'oreille moyenne du cerveau, mais en raison de son peu d'épaisseur, les inflammations de la caisse (scrofuleuses et syphilitiques surtout) ont bientôt détruit cette fragile barrière, dont l'épaisseur n'a pas un millimètre, dans le point le plus mince. Ce point se trouve en arrière de la grosse articulation du marteau avec l'enclume dont j'ai déjà parlé.

Dans les vieilles otorrhées, c'est aussi cette voûte du tympan, qui est rongée par le pus, et très-souvent dans mes autopsies, je l'ai trouvée cariée, nécrosée, comme vermoulue, présentant une ou plusieurs brèches qui donnaient passage au pus contenu dans l'oreille ; ce pus avait ainsi une voie facile pour fuser de la caisse dans l'intérieur du crâne. Fréquemment aussi, les granulations, polypes et et fongus de l'oreille sont implantées par leurs racines sur cette voûte du tympan ; elle peut donc être perforée par les progrès mêmes de la production charnue ; une méningite éclate soudain et le malade succombe (1). J'ai rapporté, au chapitre des polypes, une de ces observations avec les détails nécroscopiques que l'on vient de lire.

La face supérieure ou crânienne de la voûte du tympan est aussi le siége du sinus pétreux supérieur, ce qui explique comment une esquille osseuse, résultant de carie, de nécrose, ou même le trait d'une fracture du rocher, peut en causer l'ulcération ou la déchirure, et donner lieu à une hémorrhagie mortelle (2).

(1) *Leçons cliniques*, 1re partie, obs. XIII et XIV.

(2) *Des écoulements du sang par l'oreille.*

La dure-mère qui recouvre cette paroi supérieure de la caisse, reçoit un grand nombre de vaisseaux de l'artère méningée-moyenne. Ces petits vaisseaux pénètrent la mince lame osseuse, qui sert pour ainsi dire de couvercle à la caisse, et vont se répandre dans la membrane muqueuse qui la tapisse : ces relations vasculaires de la cavité tympanique et de la dure-mère; ont porté quelques auteurs à croire qu'elle pourrait expliquer la céphalalgie, les vertiges qu'on observe dans les affections de l'oreille moyenne, aiguës ou chroniques.

C'est ici le lieu de parler des prétendus trous de communication, que Valsalva croyait exister entre la caisse et les cellules. Il les plaçait à la partie supérieure des cellules mastoïdiennes, au-dessus de la tête de l'enclume ; ces trous étaient au nombre de deux ou trois. Dans certains cas, cet auteur les avait vus dès la première inspection ; d'autres fois, il lui a fallu injecter la caisse par la trompe et alors il a vu constamment le liquide passer dans le crâne. Ces trous, d'après Valsalva, étaient destinés à débarrasser la cavité encéphalique, des liquides intracrâniens que la nature veut expulser par l'oreille. Mais ces trous n'ont jamais été vus, à l'état normal, par personne, et ils sont le résultat de la carie du rocher très-commune en cet endroit, pendant le cours des vieilles otorrhées scrofuleuses. C'est de cette manière que le pus contenu dans les cavités de l'oreille, vient à fuser dans le crâne (1).

4° *Paroi antérieure.* — Cette paroi antérieure de la caisse du tympan est la plus petite ; elle est formée par l'intersection de la portion écailleuse du temporal, avec la portion pétreuse ; c'est au sommet de l'angle dièdre ainsi formé, que viennent s'ouvrir : 1° le canal osseux qui forme le tiers

(1) Voyez *Leçons cliniques*, t. I : *Des polypes de l'oreille*, p. 179.

interne de la trompe d'Eustachi; 2° un autre petit canal superposé, qui loge le muscle interne du marteau. Avant d'entrer dans la description détaillée de la trompe d'Eustachi, je dois appeler d'une manière toute particulière l'attention sur les rapports de la carotide primitive avec la partie osseuse de ce canal (1). En effet, si l'on vient à examiner sur des pièces sèches la partie osseuse intratympanique de la trompe, on peut voir que le feuillet interne du canal osseux de la trompe forme la paroi externe du canal carotidien; souvent même, et j'en trouve la preuve sur les pièces que j'ai en ce moment sous les yeux, la lamelle osseuse qui les sépare est si mince, qu'elle devient transparente par places; sur deux pièces, je la trouve criblée de petits trous, probablement destinés au passage de ramuscules artériels et nerveux du grand sympathique, et, sur une, il y a bien évidemment une brèche large d'un millimètre et demi, qui fait communiquer la trompe avec le canal carotidien.

Ce rapport immédiat, cette fusion, pour ainsi dire, qui existe entre la partie osseuse de la trompe et la carotide, nous donne l'explication de ces hémorrhagies foudroyantes, qu'on a observées par l'oreille pendant les vieilles otorrhées; il suffit en effet qu'une petite esquille, suite d'ostéite, de carie, de nécrose, et détachée de la paroi commune aux deux canaux, ait ulcéré la carotide, pour qu'un écoulement de sang aussi abondant qu'imprévu se manifeste, et tue le malade en peu d'instants (2). On comprend aussi que dans les vieilles phlegmasies de la caisse, le chirurgien doive être très-réservé dans l'emploi de la sonde, portée soit par le conduit auditif, soit par la trompe, car l'instrument pourrait, même entre des mains exercées et prudentes,

(1) Voyez figure I, n°s 11 et 12.

(2) *Des écoulements de sang par l'oreille.*

déplacer une esquille, briser une fragile lamelle et produire une blessure mortelle de la carotide, ainsi que je le disais tout à l'heure. J'ai rapporté plusieurs des faits qui prouvent les propositions précédentes, et je ne puis que renvoyer le lecteur au chapitre des écoulements de sang par l'oreille, déjà cité (1).

TROMPE D'EUSTACHI.

La trompe d'Eustache ou d'Eustachi, est un canal long de 2 pouces (5 centimètres), ouvert par sa petite extrémité (embouchure intratympanique) dans la cavité du tympan, vers sa partie supérieure, ainsi que nous l'avons déjà vu, et finissant par son extrémité évasée appelée pavillon, à la partie latérale du pharynx, derrière l'orifice postérieur de la fosse nasale correspondante. Le pavillon est assez large pour admettre une grosse plume à écrire, mais la portion osseuse ne mesure plus qu'un demi-millimètre, et par conséquent ne peut recevoir aucune sonde, quelque petit diamètre qu'on puisse lui supposer. Ces deux portions cartilagineuse et osseuse sont continues et forment un angle vers la partie moyenne; étudions-les séparément.

A. La portion osseuse, que l'on peut étudier sur un os temporal, est un petit canal osseux souvent interrompu par des brèches; il est accolé à la paroi externe du canal carotidien, au-dessous du canal qui loge le muscle interne du marteau et vient s'ouvrir dans la caisse, par un orifice d'un millimètre à peu près et situé sous le bec de cuiller.

Cette partie osseuse de la trompe est conique, longue de 9 millimètres. — Son extrémité rétrécie s'embouche en

(1) *Des écoulements du sang par l'oreille*, plus loin, et *Leçons cliniques*, t. I, p. 327, obs. XXIV.

dedans, dans la portion cartilagineuse, l'extrémité évasée du cône ou intratympanique s'ouvre dans la caisse, à la partie supérieure de son bord antérieur.

Cet orifice intratympanique n'a que 1 millimètre dans le sens transversal, le diamètre vertical n'ayant qu'un demi-millimètre ; par conséquent, il n'est pas rond, mais ovale. L'orifice qui s'embouche dans la trompe, au contraire, est arrondi et sa lumière est d'un demi-millimètre seulement, soit un quart de ligne.

Avec des dimensions aussi exiguës, on comprend facilement, que la plus petite inflammation déterminera un gonflement de la membrane muqueuse, suffisant à lui seul pour amener l'obstruction de cette partie de la trompe. Surtout, ce que le praticien doit bien retenir de ces remarques d'anatomie, c'est qu'il est impossible qu'une sonde puisse parcourir le canal entier de la trompe, quelque petit diamètre qu'on puisse supposer à l'instrument. D'ailleurs je me suis longuement étendu sur ce point important (1), et je crois avoir démontré nettement, que toutes ces prétendues dilatations de trompes, à l'aide de bougies, de sondes, d'éponges préparées, n'étaient que des illusions et ne pouvaient être considérées autrement.

B. La portion cartilagineuse présente un deuxième cône ellipsoïde, qui par son sommet arrondi s'unit à l'extrémité interne de la portion osseuse. Ce sommet du cône cartilagineux adhère très-intimement aux brèches osseuses que présente l'extrémité externe du premier cône.

Mais la portion pharyngienne s'évase en forme de pavillon ou de trompe et vient présenter son orifice, large de 7 à 8 et 9 millimètres quelquefois, sur les côtés du pharynx, derrière les amygdales, un peu au-dessous et immé-

(1) *Traité pratique* (1857), p. 116-118, etc.

diatement en arrière du cornet inférieur de la fosse nasale correspondante. Les deux portions réunies donnent une longueur de 32 millimètres à peu près. Deux cartilages en forme de croissant, de dimensions inégales, forment par leur rapprochement la portion cartilagineuse de la trompe. Leur base, élargie en pavillon, donne attache aux muscles péristaphylins.

Une membrane muqueuse, prolongement de la muqueuse des fosses nasales et du pharynx, revêt la trompe à l'intérieur, et l'on voit à sa surface de petites glandules mucipares, qui sécrètent un mucus pareil à celui des fosses nasales. Cette membrane muqueuse de la trompe présente des cils vibratiles.

Les vaisseaux et les nerfs de la trompe d'Eustachi viennent de la caisse du tympan et du pharynx.

Je ferai remarquer en terminant, que nous devons nous représenter les parois de la portion cartilagineuse de la trompe comme étant en contact et fermant à peu près le canal. Mais la trompe s'ouvre à chaque mouvement de déglutition, d'inspiration, ainsi qu'on peut s'en assurer facilement. De là le conseil donné aux malades de faire des efforts de déglutition, pendant que le chirurgien insuffle la trompe, administre les vapeurs, etc.

5° *Paroi inférieure.* — La paroi inférieure de la caisse, ou plancher de l'oreille moyenne, est située immédiatement au-dessus du golfe de la veine jugulaire interne. Son épaisseur varie, mais elle est en général très-mince, transparente, criblée de trous, d'aspérités et d'enfoncements. Sa surface est contournée en demi-cercle, comme le segment inférieur de la membrane du tympan, qu'elle circonscrit assez exactement. Ce plancher de la caisse est très-exposé à la stagnation du pus, du sang, en raison de sa situation déclive. Ainsi, il est situé à 5 millimètres au-dessous de l'orifice intratympanique de la trompe, et à 9 millimètres de l'ouverture de communication des cellules mastoïdiennes. Par conséquent les épanchements et collections liquides de la caisse n'ont aucune tendance à sortir par la trompe, ou à pénétrer dans les cellules avant d'avoir complétement rempli l'oreille moyenne et causé plus d'une fois des dégâts considérables, carie, nécrose, abcès mastoïdien, ulcération et perforation de la cloison tympanique.

La situation du golfe de la veine jugulaire, placée immédiatement au-dessous du plancher de la caisse, dans le canal osseux qui porte son nom, montre qu'elle peut aussi être atteinte par la carie, la nécrose du plancher de l'oreille moyenne, et une hémorrhagie mortelle en est la conséquence, ainsi qu'on le voit dans plusieurs faits inscrits au catalogue de J. Toynbee (1). Je dois encore signaler un rapport important. Le tronc du nerf facial, avant de sortir du rocher par le trou stylo-mastoïdien, longe de très-près l'extrémité postérieure du plancher de la caisse et peut aussi par conséquent être atteint par les maladies qu'on y rencontre, phlegmasies, épanchements de pus, de sang, carie, etc. (2).

6° *Paroi interne de la caisse.* — Cette paroi est située tout à fait en face de la membrane du tympan. On l'appelle aussi paroi labyrinthique, parce qu'elle recouvre le labyrinthe ou oreille interne. Deux ouvertures importantes, plusieurs saillies ou anfractuosités, une membrane muqueuse et un plexus nerveux délicat et des plus importants, se voient sur cette paroi.

Les deux ouvertures, sont : la fenêtre ovale et la fenêtre ronde ; les saillies sont : celle formée par le canal de Fallope renfermant le nerf facial, et le promontoire avec la pyramide.

(1) *A descriptive catalogue* 803, 807, 812, 813, 835.

(2) Voyez, plus loin, *Des écoulements de sang par l'oreille*.

1° *Fenêtre ovale.*— Cette fenêtre appelée encore vestibulaire, parce qu'elle conduit dans le vestibule, est placée à la partie supérieure et postérieure de la paroi que nous étudions, à 5 millimètres 1/2 au-dessus du plancher de la caisse, à 4 millimètres au-dessous de l'ouverture des cellules mastoïdiennes, à 3 millimètres au-dessus de la fenêtre ronde, à 1 millimètre en arrière du canal osseux qui loge le muscle interne du marteau, ou tenseur du tympan.

Le grand diamètre de cette fenêtre est horizontal et varie de 2 1/2 à 3 millimètres 1/2 chez l'adulte. Le petit diamètre vertical n'a guère que 1 millimètre 1/2. Cette fenêtre reçoit la base de l'étrier. Cette base de l'étrier ne ferme pas complétement la fenêtre ovale. Elle s'y insère par une sorte de capsule articulaire synoviale, sorte de bandelette circulaire, qui est probablement sujette à toutes les maladies des grandes articulations, telles que arthrites, hydropisies, etc. (1).

Cette capsule articulaire, que j'ai décrite en France, le premier, en 1856, dans la première édition de mon *Traité pratique* (2), avait déjà été entrevue par Sœmmering, à la fin du dernier siècle (3), et ce n'est pas sans un certain étonnement que j'ai vu Von Troëltsch (4) en attribuer la découverte à Toynbee. Toynbee n'a publié son mémoire sur ce sujet qu'en 1857 (5), dans le *Medical Times* du 20 juin, c'est-à-dire une année après la publication de mon *Traité des maladies de l'oreille* et environ soixante ans après le *Traité d'anatomie* de Sœmmering. Si seulement J. Toynbee eût rendu justice à chacun, il n'y aurait rien à

(1) Voyez *De l'ankylose des osselets* (*Leçons cliniques*, 1re partie).

(2) *Traité pratique*, p. 6.

(3) Sœmmering, *De corporis humani fabricâ*, t. II, p. 10.

(4) Troëltsch, *Anatomie de l'oreille*, p. 81.

(5) Toynbee, *Medical Times*, july 1857.

dire, mais selon une vieille habitude, que l'on retrouve aussi en Allemagne, il oublie de citer les auteurs français.

Au-dessus de cette fenêtre ovale est la saillie formée par le canal de Fallope, qui faisant suite au trou auditif interne contourne la paroi postéro-interne de la caisse en décrivant un demi-cercle. J'ai déjà parlé de ces rapports et des conséquences pratiques qui en dérivent en traitant de la paroi postérieure de la caisse, je n'y reviendrai pas en ce moment.

2° *Fenêtre ronde.* — A 1 millimètre 1/2 au-dessous de la fenêtre ovale, on trouve la fenêtre ronde, appelée encore fenêtre du limaçon, parce que c'est au fond de cette ouverture que se termine la rampe interne ou postérieure du limaçon. Elle est revêtue d'un encadrement osseux comme la fenêtre ovale ; cet encadrement, limité par l'épaisseur de son bord, n'a guère qu'un millimètre et conduit à la membrane obturatrice de la fenêtre ronde (*tympanum secundarium*).

Comme cette fenêtre est située au fond d'une anfractuosité de la paroi interne, en avant du canal de Fallope et creusée immédiatement sous le bord postérieur du promontoire, il en résulte qu'on ne peut l'apercevoir comme la fenêtre ovale, à travers la membrane du tympan perforée ou détruite. La membrane muqueuse de la caisse passe au devant de la fenêtre ronde et en tapisse les bords et la cavité. Il en résulte comme pour la fenêtre ovale, que les épaississements de cette membrane muqueuse, dans le catarrhe par exemple, doivent nuire au jeu du tympan secondaire et arrêter ou même empêcher les vibrations du liquide de Cotugno. Von Troëltsch (1) et Toynbee (2) ont eu

(1) Troëltsch, *Arch. de Wirch.*, t. XVII.

(2) Toynbee, *A Descript. catalogue*, p. 77-79.

le mérite, après Itard (1), de faire connaître quelques altérations de cette membrane, à la suite du catarrhe de l'oreille moyenne. Ces altérations consistent en hypertrophie de tissu, dégénérescence fibreuse et crétacée, dépôts de fausses membranes, adhérences, etc.

En avant de la fenêtre ronde et à 3 millimètres 1/2 au-dessous de la fenêtre ovale, et tout à fait en face de la membrane du tympan, nous voyons le promontoire, saillie anguleuse, formée par la rampe externe du limaçon et une partie du vestibule. La surface du promontoire est couverte de petites aspérités et surtout on y voit se dessiner quatre, cinq et quelquefois six sillons, dans lesquels sont encadrés les filets divergents du plexus tympanique du ganglion d'Andersh du glosso-pharyngien. La présence d'un réseau nerveux aussi important, et qui n'est recouvert que par l'épithélium de la membrane muqueuse, est bien certainement en rapport avec la sensibilité particulière de cette membrane et surtout avec la sécrétion plus ou moins abondante de mucosités si nécessaires à la fonction de l'organe. En effet, j'ai remarqué bien des fois que dans les inflammations catarrhales chroniques, avec épaississement de la muqueuse de la caisse, on observe une sécheresse extrême de cette cavité, une diminution notable de l'ouïe et surtout des bourdonnements insupportables. C'est dans ces circonstances que les injections de potasse diluée m'ont donné les meilleurs résultats (2). Sous leur influence les trompes deviennent humides, s'emplissent de bruits muqueux, la membrane se dégorge pour ainsi dire, les bruits s'affaiblissent, diminuent notablement, disparaissent et la fonction est singulièrement améliorée.

(1) Itard, *Traité des maladies de l'oreille*, t. II, p. 240.

(2) Voyez *Traité pratique*, p. 272-451.

Quelques petits vaisseaux fournis par les artères tympaniques, branches de la stylo-mastoïdienne, suivent le rameau de Jacobson dans son trajet sur le promontoire.

En arrière, le promontoire finit en pente et masque un peu la fenêtre ovale. Près de là, on aperçoit la pyramide, percée d'un trou à son sommet, et qui tire son nom de sa forme même.

D'après la description qu'on vient de lire et sans parler davantage du canal de Fallope, il est évident que la paroi labyrinthique de la caisse du tympan est très-importante à étudier. En effet, elle est très-mince et très-fragile, et, une fois entamée, les maladies de la caisse peuvent envahir les canaux demi-circulaires, le limaçon, le trou auditif interne et le cerveau. Tous les observateurs ont maintes fois rencontré sur le cadavre, ou même sur les malades, un ramollissement très-prononcé du promontoire avec carie ou nécrose; ainsi dans un cas, et pendant une injection que je faisais, le limaçon tout entier se détacha et tomba dans le vase destiné à recueillir le liquide injecté.

J'ai aussi bien souvent trouvé, dans la suppuration de l'oreille, des parcelles osseuses manifestement reconnaissables. Ainsi, c'était tantôt l'encadrement ou le bourrelet osseux des fenêtres, tantôt la pyramide; ou bien de petites écailles lamellaires exfoliées par la carie scrofuleuse. Quant aux osselets eux-mêmes, leur carie, leur chute et leur entraînement par les flux d'oreille, sont des choses vulgaires et banales.

On comprend encore qu'en sondant l'oreille pour s'assurer de l'implantation d'un polype, d'un fongus, de granulations sur cette paroi interne, le chirurgien devra user de la plus grande douceur, car la sonde, venant à heurter la paroi interne de la caisse, frappée d'ostéite et ramollie, pourrait pénétrer dans le labyrinthe et préparer ainsi le passage de la phlegmasie jusqu'aux méninges.

Mais un des cas les plus curieux est celui rapporté par Toynbee (1). Il s'agit d'une carie du rocher terminée par une méningite sans qu'il y eût déchirure de la cloison tympanique. On trouve deux observations analogues dans Saissy (2), et cinq autres rapportées par Toynbee (3), une par Maillot (4).

VII. *Parties contenues dans l'oreille moyenne : 1° osselets, 2° air, 3° mucus. — 1° Osselets.* — La cavité moyenne de l'oreille est traversée, de la membrane du tympan à la fenêtre ovale, par une chaîne d'osselets articulés entre eux au moyen d'un petit appareil synovial et ligamenteux. Ces osselets sont au nombre de quatre, et nous trouvons, en allant de dehors en dedans :

1° Le marteau ;

2° L'enclume ;

3° L'os lenticulaire ;

4° L'étrier.

Le *marteau* est le plus considérable. On distingue au marteau le manche qui s'insère à la membrane du tympan, la tête qui s'articule avec l'enclume par emboîtement réciproque, et deux apophyses.

L'*enclume*, composée d'un corps à surface concave pour emboîter la grosse tête du marteau et de deux extrémités apophysaires, dont l'une, la longue jambe, s'articule avec l'os lenticulaire, l'autre, la petite jambe (courte apophyse), est suspendue à une des cellules de l'apophyse mastoïde qui fait saillie dans la caisse.

(1) *Loc. cit.*, p. 840.

(2) *Essais*, p. 240.

(3) *Loc. cit.*

(4) *Gazette des hôpitaux*, 1852.

L'*os lenticulaire*, qui n'est autre chose qu'un petit noyau osseux interposé entre la longue jambe de l'enclume et la partie supérieure et externe de l'étrier.

L'*étrier*, articulé avec la fenêtre ovale de la manière que nous avons décrite.

Toutes ces articulations des osselets sont, comme nous avons déjà eu l'occasion de le dire, pourvues d'une couche cartilagineuse, de synoviales et de capsules ligamenteuses.

On a parlé de plusieurs muscles destinés à faire mouvoir ces osselets; la présence d'un seul est incontestable. C'est le muscle interne du marteau ou tenseur de la membrane du tympan.

2° *Air.* — L'oreille moyenne contient de l'air, mais seulement après la vie intra-utérine. Les premières respirations de l'enfant ont pour effet d'introduire l'air dans les poumons et aussi dans la caisse de l'oreille.

3° *Mucus.* — Depuis F. de Hilden, on admet généralement que la caisse est remplie de mucus pendant la vie fœtale, et c'est à la présence et à la persistance de ce mucus épais, visqueux, plus ou moins concret, que plusieurs auteurs ont attribué la surdité congénitale des enfants qui paraissent être nés avec cette infirmité (1).

Cette opinion vient d'être combattue par Troëltsch. Il prétend que la caisse, pendant la vie fœtale, ne contient ni air, ni mucus, mais un bourrelet muqueux.

La caisse ne contient pas d'air et nous sommes d'accord. Mais elle contient, bien positivement, du mucus gélatineux, ainsi que je m'en suis assuré bien des fois.

VIII. *Rapports des différentes parties de la caisse de l'oreille avec la membrane du tympan.* — De la description précédente, on peut tirer quelques déductions impor-

(1) Voyez *Du cathétérisme des trompes; des sourds-muets* (*Leçons cliniques*, 1re partie, et *Traité pratique*, p. 472).

tantes pour le praticien. Ainsi, la membrane du tympan est placée en face de la paroi interne de la caisse. Quand il existe une perforation ou une perte de substance plus ou moins étendue de la cloison, le chirurgien peut utiliser cet accident pour porter son examen direct jusque dans la caisse. Ainsi l'étrier et la fenêtre ovale sont faciles à reconnaître : la fenêtre ronde cachée par la projection du promontoire, en arrière, se dérobe presque complétement à la vue. En avant de la paroi interne de la caisse, il est très-facile d'apercevoir l'orifice intratympanique de la trompe d'Eustachi. Je dois même, ici, noter un fait important et qui n'aura pas non plus échappé à d'autres praticiens. C'est que cette embouchure intra-tympanique de la trompe est toujours remplie de suppuration dans toutes les phlegmasies de l'oreille, et l'on en peut tirer cette conclusion pratique, qu'il faut, non-seulement dans ces cas, faire pénétrer les injections dans la caisse de l'oreille, à travers la cloison plus ou moins perforée, mais aussi les faire passer par la voie de la trompe d'Eustachi, jusque dans la caisse, afin que cette petite portion de l'embouchure de la trompe puisse être modifiée par le liquide médicamenteux.

On voit encore, à travers le tympan perforé, les diverses granulations implantées sur les parois de la caisse, surtout sur la paroi interne et postérieure, ainsi que la racine des polypes, des fongus, la carie, la nécrose, etc.

Quand la membrane du tympan est intacte, un praticien qui a l'habitude d'explorer l'oreille pourra encore constater certaines altérations de structure qui dérangent le jeu des osselets. Ainsi, la tête de l'étrier est très-souvent soudée à la membrane du tympan ; ainsi le manche du marteau est luxé en bas, entraînant avec lui la petite jambe de l'enclume.

Des adhérences de toutes sortes peuvent s'établir entre la face interne de la cloison et le promontoire, et attirer en dedans cette dernière membrane, qui semble alors tout à fait collée au promontoire, tandis que le manche du marteau présente une saillie aiguë à son point d'insertion au tympan.

IX. *Dimensions de la caisse du tympan.* — J'ai déjà donné des chiffres mesurant exactement la hauteur des diverses parois et des orifices qu'on y rencontre. Il ne s'agit plus ici que de mesurer les distances qui séparent les différents organes contenus dans la cavité de la caisse.

Le plus grand diamètre ou antéro-postérieur (des cellules à l'embouchure intratympanique de la trompe) est de 11 à 12 millimètres; le plus petit est celui que j'appelle transversal et qui s'étend de la paroi interne de la caisse à la membrane du tympan, il n'a guère plus de 3 à 4 millimètres, en avant : — 2 millimètres et demi, à la partie moyenne correspondant à la dépression ombilicale du tympan; 6 à 7 millimètres tout à fait en arrière.

Près des fenêtres on trouve 4, 5 et quelquefois 6 millimètres, de la paroi interne de la caisse à la cloison.

J'ai indiqué déjà la hauteur du plan vertical de la caisse, et j'ai fait voir les déductions pratiques qu'on en peut tirer. J'ajouterai encore que toutes ces parties sont recouvertes d'une membrane muqueuse qui peut, comme toutes les muqueuses, être atteinte de phlegmasie. Elle peut aussi s'hypertrophier, s'épaissir et s'infiltrer de produits plastiques.

C'est ce qui arrive dans le catarrhe, surtout le catarrhe invétéré; les membranes ainsi épaissies, les diamètres de la caisse ne sont plus les mêmes, ainsi que les intervalles qui séparent entre eux les divers organes situés dans cette cavité. La tuméfaction peut aller jusqu'à amener le contact entre des parois opposées, telles que la paroi externe et le promontoire. On conçoit alors que, si sous l'influence de l'inflammation simple ou spécifique, des produits plastiques recouvrent ces parois, des adhérences peuvent s'établir et déranger toute l'harmonie de la fonction. Pendant les inflammations de la caisse, comme la membrane muqueuse recouvre les os et les osselets en leur servant de périoste, il en peut résulter des ostéites très-fréquentes sur les parois de la caisse, surtout à la paroi interne et à l'inférieure. Il en peut résulter aussi des phlegmasies des articulations des osselets; véritables arthrites, soit inflammatoires simples, rhumatismales, syphilitiques ou goutteuses; de là des soudures plus ou moins complètes, des adhérences des osselets entre eux et avec les fenêtres; l'ankylose, ou fibreuse ou osseuse, et l'abolition complète des mouvements de la chaîne, partant une surdité grave et souvent irrémédiable (1). D'ailleurs, j'ai fait voir l'origine de toutes ces inflammations, épaississements, soudures, adhérences, au chapitre des otites, et c'est là qu'on trouvera les détails qui intéressent le praticien. — Dans plusieurs faits qui me sont propres (2), et dans deux surtout rapportés par Saissy (3), la caisse était totalement remplie par la muqueuse tuméfiée, de sorte qu'il n'y avait plus de cavité tympanique.

La connaissance des diamètres de la caisse peut encore nous servir à résoudre la question suivante : quel point de la cloison tympanique le chirurgien doit-il choisir pour pratiquer la ponction de la membrane dans les cas qui en réclament l'emploi?

Il est évident que la partie inférieure du segment postérieur de la cloison est celui qui est le plus éloigné de la partie interne de la caisse (6 à 7 millimètres), et qu'il offre

(1) *De l'ankylose des osselets*, 1re partie.

(2) *Traité pratique*, p. 376-378.

(3) *Essais*, p. 240.

plus de sécurité à l'opérateur. Le segment antérieur en est beaucoup plus rapproché (2 à 3 millimètres et demi). Mais nous devons faire remarquer qu'il n'est pas nécessaire de faire pénétrer la pointe de l'instrument à plus de 1 millimètre ou 2 au plus, en raison de l'extrême minceur de la cloison, par conséquent que la ponction peut tout aussi bien être pratiquée en avant comme en arrière. — D'ailleurs, il y a une raison à donner pour laisser au chirurgien toute latitude à cet égard. C'est qu'on ne ponctionne la cloison, aujourd'hui, que pour évacuer des collections muqueuses, sanguines ou purulentes, et qu'on choisit comme point d'élection, celui de la membrane où le dépôt fait une saillie plus proéminente. En conséquence, tantôt il faudra pratiquer la ponction sur le segment postéro-inférieur, mais surtout sur le segment antéro-inférieur, en raison même de la plus grande profondeur de la cavité de la caisse en cet endroit, et de l'accumulation des produits épanchés dans le point que j'ai appelé point d'élection (1).

Membrane muqueuse de la caisse. Vaisseaux. — La membrane muqueuse de la caisse est la continuation de celle de la trompe; seulement elle est plus mince, comme feutrée, avec des cils vibratiles; elle possède également des glandes mucipares en petit nombre, il est vrai, mais bien manifestes, sur la paroi inférieure, et au niveau de l'embouchure de la trompe. C'est surtout dans les otites chroniques, quand la membrane muqueuse est hypertrophiée, que l'on peut mieux observer les caractères de ces glandes mucipares; elles se dessinent alors en relief et donnent à la membrane l'aspect du chagrin; les cellules mastoïdiennes sont également tapissées par un feuillet muqueux, qui n'est que le prolongement de celui qui revêt la

(1) *Leçons cliniques*, 1re partie, p. 32.

cavité tympanique et la trompe. Une remarque importante doit encore fixer notre attention ; c'est que la muqueuse recouvre immédiatement les surfaces osseuses et leur sert de périoste ; par conséquent les inflammations de la muqueuse de la caisse et des cellules, ont la plus grande facilité à s'étendre au tissu osseux sous-jacent, et à déterminer l'ostéite, la carie, ou la nécrose du rocher.

Les artères de la caisse et des cellules sont fournies par la stylo-mastoïdienne, la méninge moyenne et quelques ramuscules émanés de la carotide interne.

APOPHYSE MASTOÏDE.

On nomme apophyse mastoïde cette éminence qui se dessine derrière l'oreille et qui est en partie recouverte par la conque. L'intérieur de cette saillie est formé chez les adultes par des cellules osseuses très-minces, qui contiennent de l'air et communiquent avec la caisse du tympan, ainsi que nous l'avons vu en étudiant la paroi postérieure de cette cavité ; une membrane muqueuse très-mince, continuation de celle de la caisse, tapisse toutes les cellules ; je dois dire tout de suite qu'elles n'existent pas dans le jeune âge, et que chez l'adulte, les plus larges se trouvent un peu en avant de l'apophyse mastoïde et à son sommet ; chez les vieillards, les cellules disparaissent et l'apophyse est alors convertie en un tissu compacte et les vacuoles y sont très-rares. La conclusion à tirer de ces considérations, c'est que ces cellules mastoïdiennes présentent seulement chez l'adulte, des cavités ou loges susceptibles de recevoir des collections de pus, mucus, sang, et que c'est seulement à cet âge que la térébration de cette éminence peut être pratiquée sans danger et avec quelque espoir de succès, dans les cas bien déterminés qui en réclament l'emploi.

Les variétés nombreuses que l'on remarque dans la structure et la composition des lamelles osseuses de l'apophyse mastoïde expliquent très-bien comment il arrive que les résultats fournis par l'exploration de l'apophyse mastoïde sont si différents relativement à la sensibilité du nerf acoustique. En effet, si les cellules contiennent de nombreuses logettes pleines d'air, la montre ou le diapason appliqué à la surface extérieure, transmettra le son aux parties profondes de l'oreille qui renferment le nerf acoustique; si au contraire, les cellules n'existent pas, si un tissu compacte les remplace, le son ne se frayera un passage qu'avec les plus grandes difficultés et arrivera moins bien au nerf, qu'en appliquant le diapason directement sur le trou de l'oreille ou méat auditif.

Il arrive cependant que des malades n'entendent pas du tout la montre appliquée sur l'oreille, et en perçoivent très-légèrement les battements, quand elle est en contact avec le front, la tempe, les dents et aussi l'apophyse mastoïde. Dans ce cas, il n'y a pas de doute possible sur l'enseignement qui ressort de cette expérience; c'est que le nerf n'est point complétement paralysé et, en deuxième lieu, que les osselets de l'ouïe complétement soudés entre eux, et sans doute aussi au promontoire, sont privés de toute locomotion et ne peuvent plus transmettre au nerf la vibration communiquée à la membrane du tympan.

Le chirurgien peut aussi se trouver dans la nécessité de pratiquer une ouverture à l'apophyse mastoïde et d'imiter ainsi, plus ou moins bien, ce que la nature médicatrice accomplit elle-même dans certaines maladies de cette éminence, je veux parler des abcès mastoïdiens, qui sont une des terminaisons fréquentes des otites phlegmoneuses profondes.

Déjà Riolan (1649), Duverney (1689), avaient vu des abcès

de l'apophyse mastoïde ouverts spontanément et la guérison de la surdité en être la conséquence. Hermann, Deymier, J. L. Petit, Morand, rapportèrent des faits semblables; enhardis par ces succès, les chirurgiens ne tardèrent pas à proposer l'ouverture artificielle des cellules pour guérir les surdités quelle que fût leur nature. Ce fut une grande erreur.

Car si l'évacuation du pus contenu dans l'apophyse mastoïde peut guérir le malade et le délivrer de la surdité, il est certain que dans les lésions chroniques, profondes de la caisse et du labyrinthe, cette trépanation des cellules n'amènera aucun bien : c'est en effet ce que l'expérience a prouvé de la manière la plus évidente; mais elle a montré, en outre les dangers qui peuvent en résulter pour le malade. On sait en effet que Just Berger, médecin du roi de Danemark, succomba à une méningite consécutive à cette opération pratiquée par Callisen (1).

C'est d'ailleurs au chapitre des otites (2) qu'a été décrit le procédé opératoire à mettre en usage pour pratiquer sûrement cette opération. Dans toutes les otites, il est indispensable d'examiner la région mastoïdienne, en la palpant, la percutant même; la palpation fera découvrir une douleur plus ou moins vive dans le point comprimé, un empâtement plus ou moins marqué des téguments, dont la couleur peut être rouge, luisante, etc.; de plus, la percussion fera reconnaître une matité relative et plus ou moins complète; quand ces différents signes se trouvent réunis, on peut hardiment déclarer que la cavité des cellules mastoïdiennes est le siége d'une collection purulente, et l'indication de la trépanation est nettement tracée.

Notons encore à la partie postérieure et à la face externe

(1) Dezeimeris (journal *l'Expérience*), 1838.

(2) *Traité pratique*, p. 222-224.

de l'apophyse, la présence de plusieurs branches artérielles qui pénètrent l'os. L'une d'elles, plus grosse (mastoïdienne postérieure) traverse le trou du même nom et va distribuer le sang aux cellules. L'artériotomie de ce vaisseau m'a été très-utile dans certaines otites très-douloureuses.

CHAPITRE VII.

I

DE L'EXPLORATION DE L'OREILLE.

On entend par ostoscopie ou exploration de l'oreille l'ensemble des moyens que l'art met en usage pour reconnaître l'état dans lequel se trouvent les différentes parties de cet organe compliqué.

L'oreille étant presque entièrement cachée au fond d'un réceptacle osseux, l'exploration que nous allons entreprendre est pleine de difficultés; elle exige aussi l'emploi et le concours d'un certain nombre d'instruments appropriés.

Ces instruments sont : 1° le spéculum ; 2° les réflecteurs ; 3° les sondes; 4° le soufflet de caoutchouc, ou la pompe à compression ; 5° le laryngoscope (1).

On comprend que l'exploration du pavillon peut se faire complétement sans qu'il soit besoin de recourir à ces divers instruments.

Mais, dès qu'il faut examiner le conduit auditif, le spé-

(1) Je donne la préférence au laryngoscope du docteur Moura-Bourouillou.

culum et les miroirs sont indispensables ; pour l'examen de la caisse et des trompes, les sondes d'argent ou de gomme, un soufflet en caoutchouc, une pompe à compression et un laryngoscope, deviennent nécessaires au praticien.

REMARQUES PRÉLIMINAIRES. — *Position du malade.* — Le malade doit être assis sur un siége à dos élevé, près d'une fenêtre bien exposée à la lumière. Si le jour est beau et qu'on puisse avoir un rayon de soleil à sa disposition, l'oreille devra être placée tout d'abord dans cette direction, afin que l'examen soit autant que possible rapide et complet.

Le patient, étant donc assis près d'une fenêtre bien éclairée, restera immobile, la tête inclinée sur l'épaule opposée à l'oreille que l'on doit examiner. Ces préparatifs terminés, le chirurgien procède à l'examen des parties et dans l'ordre qui va suivre. Il observe avec soin l'état du pavillon, de la conque, le méat externe, le cérumen qu'on y voit en petite quantité, les poils qui servent à l'agglutiner et qui ferment l'entrée du conduit. La nature et la quantité de l'écoulement, s'il en existe (muqueux, puruleux, sanguin), doivent être notées avec soin, ainsi que son odeur, son âcreté, etc. Les ganglions lymphatiques qui entourent l'oreille seront palpés, et l'on constatera leur état. Celui que j'appelle sublobaire et qui est engorgé dans les vieilles otorrhées sera exploré avec la plus grande précaution ; car j'ai eu maintes fois l'occasion de voir les malades accuser la douleur la plus poignante dans l'oreille quand ce ganglion était pressé sans ménagement entre les doigts.

Vient ensuite l'examen de l'apophyse mastoïde ; il faut tenir compte de sa grandeur, de sa forme, de sa couleur, et la comparer avec celle du côté opposé. — La percussion de cette éminence, que Wilde a proposée le premier, ne doit pas être négligée. On procède ensuite à l'examen de la membrane du tympan, de la caisse, de la trompe, des cellules et de l'oreille interne.

Reprenons séparément les différents points de cet examen et entrons dans quelques détails, chacun d'eux étant utile au praticien.

A. *Exploration du pavillon.* — La couleur, la forme, l'épaisseur, la consistance, l'élasticité, la transparence, la température, l'angle d'insertion qu'il forme avec le crâne, telles sont les questions principales qu'il faut résoudre pour que l'examen soit complet.

Le pavillon doit avoir une couleur d'un blanc rosé à l'état normal. Par conséquent, toute altération de cette coloration devra fixer l'attention. Ainsi sa pâleur chez les chlorotiques, les sujets devenus anémiques à la suite des écoulements de sang abondants, qui peuvent avoir lieu par l'oreille et aussi chez les enfants lymphatiques, à chairs molles et plus ou moins strumeux.

On constate une rougeur plus ou moins vive, au contraire, dans toutes les inflammations de l'oreille, aiguës ou chroniques, dans l'engelure, les otites externe et interne, les affections herpétiques de l'oreille, etc.

Les taches de naissance, les *nævi* et tumeurs érectiles les furoncles, les kystes, s'il y en a, seront ainsi soumis aux investigations de l'observateur par le simple examen du pavillon. Chez les individus sanguins et présentant les symptômes de surdité congestive, le pavillon est d'un rouge bleuâtre très-gorgé de sang; les veines se dessinent en relief à sa surface. C'est dans ce cas qu'on a pu conseiller avec succès la saignée des veines du pavillon chez les individus pléthoriques.

La forme du pavillon doit aussi fixer l'attention; car il n'est en réalité qu'une espèce de cornet acoustique, destiné à rassembler les sons et à les augmenter même par ses vibrations. Partant, toutes les maladies qui portent atteinte à sa forme, à sa consistance, à son élasticité (otite dartreuse par exemple), seront évidemment des causes qu'il faut noter, relativement à leur influence sur la diminution ou l'abolition plus ou moins complète de la fonction de l'organe.

La température du pavillon sera également interrogée : ainsi, dans toutes les otites externes ou internes, les surdités nerveuses congestives, la chaleur se fait sentir avec des caractères particuliers; elle est d'ailleurs appréciable à la main et au thermomètre, surtout quand on vient à comparer l'oreille malade avec celle du côté opposé.

Quant à l'angle d'insertion, il a une grande importance; le pavillon doit former avec la tempe un angle de 40 à 45 degrés ouvert en avant. Ce sont les meilleures oreilles qui possèdent un pavillon ainsi conformé; malheureusement l'habitude que l'on a de comprimer le pavillon de l'oreille chez les enfants et dès leur berceau, ne lui permet guère de se développer selon les lois de la nature, et la plupart du temps nous observons des oreilles dont l'auricule est tout à fait aplati et collé sur la tempe. Il est certain que cette disposition exerce une fâcheuse influence sur la finesse de l'ouïe.

En résumé, la forme du pavillon de l'oreille à l'état normal doit toujours être présente à l'esprit du praticien, dans l'exploration qu'il fait de cet organe, et toutes les nuances qui s'éloigneront de l'état physiologique devront être notées comme des altérations pathologiques.

B. *Exploration du conduit auditif.* — Le méat ou entrée du conduit doit d'abord fixer l'attention : deux petites saillies ou éminences en limitent l'ouverture; ces deux saillies sont le tragus et l'anti-tragus. A l'état normal et chez les jeunes sujets, ces deux éminences laissent à découvert l'orifice du conduit auditif; mais chez les sujets avancés en âge, ces opercules membraneux, en partie constitués par la peau et un fibro-cartilage très-mince, deviennent plus ou moins flasques et participent au relâchement général de tous les tissus de l'économie; alors il n'est pas rare de voir le tragus se rapprocher de l'anti-tragus en fermant l'entrée de l'oreille. C'est là une cause de surdité ou plutôt de dureté d'oreille, à laquelle on peut facilement remédier à l'aide d'un petit cornet en argent.

Il faut encore examiner les poils qui se trouvent sur les bords du méat. Leur entrecroisement et l'espèce de feutrage qui en résulte, surtout quand un cérumen épais vient les invisquer, est une cause d'obstruction qui n'échappera jamais à un médecin attentif.

Maintenant si, prenant doucement le pavillon entre le pouce et l'index, nous le portons en haut et en arrière, l'œil peut déjà plonger au fond du méat et nous révéler quelques-unes des altérations qui peuvent s'y rencontrer.

Ainsi, le méat est gonflé dans toutes les otites externes et internes, et surtout les otites herpétiques ou dartreuses; ainsi, le cérumen peut manquer ; il peut, au contraire, former des masses concrètes, noirâtres et dures (concrétions cérumineuses).

L'entrée du conduit peut encore présenter les traces d'un suintement purulent ou sanguin.

Mais nous ne pouvons porter plus loin notre examen sans avoir recours au spéculum et à un éclairage convenable. Le spéculum auquel je donne la préférence est le spéculum à deux branches et à deux valves, tel que je l'ai modifié pour les besoins de la pratique.

Le spéculum tubulaire et plein de Gruber, de Vienne (1),

(1) C'est le professeur Gruber (de Vienne) qui le premier appliqua le spéculum tubulaire à l'oreille.

employé en Allemagne et en Angleterre, me paraît bien inférieur pour l'examen du conduit auditif, et il suffit d'avoir cherché à l'employer seulement dans les cas où l'exploration est difficile, pour rester convaincu du peu d'utilité qu'on en peut tirer, car son infériorité est bien réelle.

En effet, quelle que soit la manière dont on l'applique, il ne fait jamais voir qu'un seul point du canal ou de la cloison, le point qui se trouve en face de son extrémité pro-

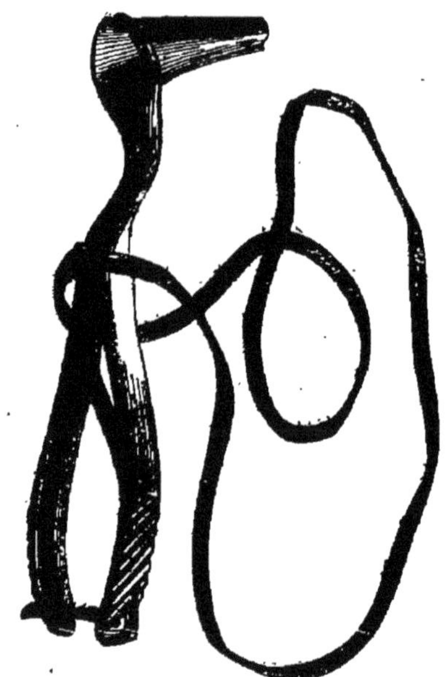

Fig. 2. — Spéculum.

fonde. Au contraire, le spéculum à deux valves et à deux branches, manié convenablement, permet d'observer complétement les parois du conduit dans toute son étendue; la membrane du tympan, non pas dans un point limité seulement, mais par le degré de dilatation plus ou moins considérable et aussi d'inclinaison qu'il peut lui donner, l'observateur voit passer sous ses yeux la membrane tout entière, dans chacun des segments qui lui sont propres, avec ses bords, sa circonférence, son centre, ses zones intermédiaires, et cela sans changer l'instrument de place, et par une simple et légère pression sur les branches que l'on tient sous les doigts.

Si le jour est beau et qu'on puisse faire tomber un rayon de soleil sur les valves du spéculum, l'examen qu'on se propose est rapide et complet. Mais par les temps brumeux, en hiver et à Paris surtout, il faut de toute nécessité recourir à un éclairage artificiel. Pour obtenir ce ré-

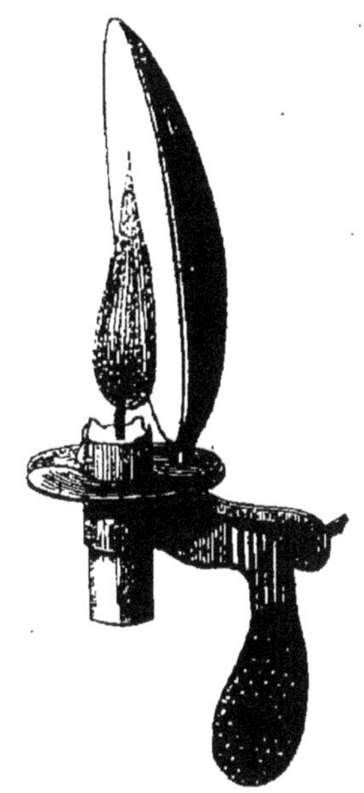

Fig. 3. — Réflecteur.

sultat, on emploie des miroirs métalliques ou de glace étamée.

Je donne la préférence au miroir métallique qui porte mon nom et que j'emploie depuis quinze ans ; seulement trois modifications ont été apportées à sa construction :

1° J'ai fait donner plus de largeur à la surface réfléchissante et diminuer sa concavité.

2° Un trou oculaire est percé au milieu, afin que l'observateur puisse mieux suivre la marche des rayons lumineux.

3° Un petit verrou de sûreté est fixé au point d'écartement des valves, afin que la pression des doigts ne vienne point exposer le chirurgien à faire tomber la bougie placée entre ces mêmes valves et qui sert de foyer lumineux.

Ce petit appareil donne une image nette et brillante et répond à tous les besoins de la pratique : on peut l'ajuster à un support à pied, et rendre libre la main qui le présentait à l'oreille ; ainsi, quand on veut nettoyer l'oreille avec un pinceau, pratiquer une exploration profonde, appliquer un caustique, la main gauche tient le spéculum, et la main droite porte dans le conduit auditif les médicaments ou les instruments appropriés à l'indication que le praticien veut remplir.

On peut aussi maintenir le spéculum en place à l'aide du ruban de caoutchouc figuré plus haut ; on passe le ruban autour de la tête du patient, et l'on fixe les valves ouvertes de l'instrument au moyen de la crémaillère annexée à l'extrémité libre des branches.

De cette manière le chirurgien a les deux mains libres, et peut pratiquer telle exploration ou telle opération qu'il juge nécessaire.

Le miroir en glace étamée, tel qu'on l'emploie en Allemagne, a de 9 à 10 centimètres de diamètre et près de 40 centimètres de foyer ; il sert, il est vrai, à réfléchir la lumière diffuse du jour, du soleil, ou bien celle d'une lampe ou d'une bougie placée de côté et en avant de l'oreille ; seulement l'œil de l'observateur se trouve beaucoup trop loin pour qu'il lui soit permis de distinguer nettement les différentes altérations, bornées quelquefois à de légères nuances dans les membranes profondes de l'oreille ; surtout les altérations qui se trouvent à la surface de la cloison tympanique pourront lui échapper facilement.

Il est vrai qu'on peut réduire cette distance en plaçant le foyer lumineux, lampe ou bougie, derrière la tête du malade ; mais alors le faisceau de rayons projeté dans l'oreille est tellement brillant qu'il colore d'une teinte rouge orangée les membranes sur lesquelles on le dirige, et l'observateur ne peut que très-approximativement juger de la couleur qui leur est propre.

Plus d'une fois, malgré la grande habitude que je puis avoir de ces différents miroirs, je me suis trouvé hésitant dans le diagnostic d'une maladie des organes profonds de l'oreille quand je me servais de ce dernier réflecteur, tandis qu'avec mon petit appareil (bien simple, trop simple peut-être) il m'était facile de voir clairement et nettement au premier examen tout ce que je désirais voir.

En conséquence, je donne la préférence au réflecteur ou miroir métallique figuré plus haut.

Pour éclairer l'oreille, Toynbee emploie un miroir concave et la lumière du gaz. V. Troëltsch, un miroir concave et la lumière diffuse ; W. Wilde fait tomber directement dans l'oreille un rayon solaire ou la lumière vive du jour. Je me sers de mon réflecteur métallique armé d'une bougie ; c'est également celui qu'emploient mes élèves.

Le conduit auditif étant donc redressé au moyen du spéculum, qui écarte en même temps les bords de la portion cartilagineuse, et le miroir métallique projetant une lumière brillante dans toute l'étendue du canal, le chirurgien peut en examiner à loisir les parois ; il peut constater si les membranes sont à l'état sain, s'il n'y a pas d'hypertrophie des glandes qu'elles renferment, si des concrétions cérumineuses ou épidermiques ne sont point stratifiées çà et là ; en un mot, si le conduit est à l'état normal, et dans le cas contraire quelles altérations il a subies.

C. *Exploration de la membrane du tympan.* — A l'état normal, la membrane du tympan s'offre à nos yeux sous l'aspect d'une petite toile mince, translucide et presque transparente, d'une couleur nacrée, légèrement bleuâtre, avec des reflets irisés brillants ; ces reflets brillants se rencontrent plus particulièrement vers son bord antérieur et forment une sorte de triangle isocèle de un millimètre et demi de côté, dont le manche du marteau forme le sommet, tandis que la base correspond à la circonférence antéro-inférieure de la cloison ; tel est dans toute sa simplicité le triangle lumineux entrevu d'abord par R. Wilde (de Dublin), et ensuite par tous les otiâtres allemands et même français.

Mais, en vérité, ce point lumineux un peu plus brillant que les autres segments de la membrane, valait-il bien la peine qu'on lui donnât un nom particulier : triangle lumineux; je ne le crois pas. Déjà, en 1857, dans mon *Traité pratique* (1), j'avais signalé cette petite zone brillante du tympan, en disant qu'à l'état normal on y voyait des reflets irisés brillants ; l'appellation de triangle lumineux n'ajoute rien, n'ôte rien à ma description, et je dois encore faire observer qu'il n'en résulte aucun enseignement bien démonstratif pour le praticien. Je me suis longuement expliqué sur ce sujet en traitant de l'anatomie de la membrane du tympan (2), et je crois inutile d'insister davantage.

A l'état pathologique, la membrane du tympan présente les nuances les plus diverses ; tantôt sa couleur rappelle un silex, tantôt elle est rouge, et la rougeur peut être diffuse, radiée ou ponctuée : tantôt elle est criblée de phlyctènes, de pustules et d'ulcérations ; d'autres fois ce sont des granulations qu'on voit en plus ou moins grand nombre dissé-

(1) *Loc. cit.*, p. 70.

(2) Voyez p. 47, 48.

minées à la surface ; des taches blanches, qui ne sont que des cicatrices analogues à celles de la cornée ; dans d'autres cas on y observe des pertes de substance, de grandes perforations qui ont détruit un tiers, un quart, la moitié, souvent la membrane tout entière (dans l'otite scrofuleuse, par exemple). Mais je veux surtout appeler l'attention : 1° sur le changement de couleur de la membrane dans le catarrhe aigu et chronique de la caisse ; 2° sur son changement de forme dans la même maladie et dans l'ankylose des osselets ; 3° sur les adhérences qu'elle contracte avec les osselets eux-mêmes et le promontoire d'où résulte une déformation de sa surface, dans les deux cas ; 4° sur les vaisseaux plus ou moins nombreux qui se développent à sa surface, dans ses lames et surtout le long du manche du marteau.

1° *Changement de couleur.* — Dans l'otite externe catarrhale, à peine l'inflammation s'est-elle propagée jusqu'à la cloison que la transparence disparaît ; une espèce de nuage se répand à la surface de la membrane ; elle paraît comme *enfumée ;* en même temps l'épithélium pavimenteux, qui forme son feuillet externe, se gonfle, et sa desquamation va commencer avec la deuxième période ou période de sécrétion de l'otite *à frigore.* Dans l'otite interne, également catarrhale, au début, c'est une opacité considérable qui apparaît sur toute la cloison, en commençant par le segment antérieur et inférieur ; puis l'opacité gagne la partie moyenne, la dépression ombilicale si transparente à l'état normal, et enfin s'étend au segment postérieur. On dirait que la membrane est entourée d'une ombre épaisse.

A cette période, il est impossible même à l'observateur le plus attentif de distinguer le manche du marteau ou la longue branche de l'enclume qu'on peut apercevoir nettement à travers la cloison, quand elle a conservé son aspect translucide normal.

2° et 3° *Changement de forme et adhérences.* — Dans cette même otite catarrhale interne, quand la caisse est remplie de mucosités, la forme de la cloison est tout à fait changée. Ainsi, de concave en dehors qu'elle est à l'état physiologique, elle est devenue convexe et fait une saillie très-prononcée au fond du conduit auditif. Cette forme convexe et bombée que présente la face externe de la cloison, se rencontre encore pendant l'expiration forcée, le nez et la bouche étant hermétiquement fermés; et mieux encore, quand on insuffle la trompe et la caisse, avec une sonde en gomme élastique ou l'appareil à air comprimé de Richter; pendant cette exploration, et si le chirurgien a soin de bien éclairer la membrane, on voit, à mesure qu'elle se tend pour bomber en dehors, on voit, dis-je, des points brillants et irisés, qui se montrent de préférence là où elle a conservé sa transparence; par conséquent, on en peut conclure qu'il n'y a pas encore un épaississement notable dans ses lames. Mais un des changements de forme les plus curieux et les plus intéressants à connaître est celui qu'on observe dans l'ankylose des osselets, surtout quand cette soudure est accompagnée d'adhérences de la cloison au promontoire. Dans les cas bien prononcés, la chaîne des osselets est pour ainsi dire rompue, le manche du marteau est comme luxé en bas et en avant, entraînant avec lui la petite jambe de l'enclume. La cloison tympanique suit ce mouvement, et au lieu de présenter sa face externe concave avec la dépression centrale, elle est comme divisée en deux compartiments latéraux et formant un plan incliné. L'extrémité de la longue apophyse du marteau en forme le sommet et l'arête, les plans latéraux sont représentés par les deux pans de la membrane qui est comme coupée et divisée en deux segments par la saillie aiguë du manche du marteau. Cette forme pathologique que revêt la membrane du tympan, est un des signes les plus certains de la soudure des osselets, surtout du marteau et de l'enclume et aussi des adhérences de la cloison au promontoire par l'intermédiaire de brides membraneuses.

4° *La vascularisation et l'épaississement morbides de la membrane du tympan sont aussi révélés par une exploration méthodique.* — A l'état normal ou physiologique, l'œil le plus exercé, armé du miroir et de la loupe, ne peut découvrir aucun vaisseau à la surface ou dans les lames de la membrane ; on en voit seulement un ou deux, très-fins et capillaires, à l'extrémité du diamètre vertical, et près du pôle supérieur ; ils suivent la bande cutanée que nous savons se replier de la paroi supérieure du conduit, sur la zone antérieure et moyenne de la cloison, mais on les perd bientôt de vue après 2 à 3 millimètres de trajet, et quelque effort que l'on puisse faire pour les suivre plus loin.

La circonférence de la membrane en paraît tout à fait dépourvue, ainsi que son centre, où la trame est si translucide que le plus petit point rougeâtre ne saurait échapper à de bons yeux non plus qu'aux verres grossissants.

Mais à l'état pathologique il en est tout autrement : c'est le manche du marteau dans toute sa hauteur qui présente les premiers linéaments des vaisseaux anormaux.

Existaient-ils primitivement à l'état de capillaires ténus et sans paroi ? et la fluxion morbide en a-t-elle exagéré le diamètre au point de rendre plus serrés et dès lors visibles les globules sanguins qu'ils charrient ? ou bien ont-ils été créés de toutes pièces dans les exsudats plastiques, si abondants pendant les phlegmasies des membranes de l'oreille ? On sait en effet que ces exsudats se déposent surtout dans la membrane du tympan et le long du manche du marteau.

L'observation clinique a depuis longtemps résolu ce problème, et il n'est pas douteux que c'est pendant ou après les inflammations de la cloison que l'on voit apparaître ces vaisseaux anormaux : souvent leur nombre est si considérable, que la membrane ressemble complétement à un morceau de drap rouge. C'est, à vrai dire, une sorte de pannus du tympan comparable de tous les points à celui que l'on observe sur la cornée.

Cette disposition pathologique des vaisseaux est excessivement fréquente à la suite des otites scrofuleuses.

D. *Exploration de l'oreille moyenne et de la trompe d'Eustachi.*—L'exploration de l'oreille moyenne comprend la caisse du tympan, les cellules mastoïdiennes, la trompe d'Eustachi.

Ces différentes parties de l'oreille se dérobent par leur position à nos investigations directes, et pour reconnaître leurs altérations il faut de toute nécessité recourir à des moyens détournés ou indirects.

Cependant, lorsque la membrane du tympan a été largement perforée ou même détruite, on peut explorer directement l'intérieur de la caisse, à l'aide du spéculum et du réflecteur. On aperçoit alors une membrane rougeâtre, qui rappelle tout à fait celle des narines ; elle peut être lisse ou granuleuse, couverte de mucosités ou de pus ; d'autres fois elle est comme fongueuse, une ou plusieurs racines polypeuses s'implantent à sa surface.

Le plus souvent tous les osselets sont tombés, à l'exception de l'étrier qui résiste à ces grandes destructions de l'organe, et apparaît à la partie supérieure et postérieure de la caisse sous la forme d'une petite verrue rougeâtre qu'il faut apprendre à respecter.

Mais quand la cloison tympanique est intacte, comment procédons-nous à l'exploration de l'oreille moyenne ?

On obtient ce résultat par deux moyens :

1° En pratiquant le cathétérisme de la trompe d'Eustachi, et en injectant par le moyen du cathéter creux, jusque dans l'oreille moyenne, soit de l'air, soit des vapeurs chaudes et médicamenteuses ;

2° Ou bien en recommandant au malade de faire une forte expiration, le nez et la bouche étant fermés. C'est l'expérience célèbre de Valsalva.

Pendant ces différentes manœuvres, le chirurgien doit ausculter religieusement les bruits qui se font entendre dans l'oreille du patient, et pour cela, il applique directement son oreille contre la sienne, ou bien, ce qui est préférable, il recueille les bruits normaux ou morbides à l'aide d'un cornet acoustique nommé *otoscope*.

Il est alors facile de constater si la trompe est libre, selon les différents bruits plus ou moins accusés que l'on perçoit, si elle est rétrécie ou oblitérée, quand ils sont faibles ou viennent à manquer complétement.

A l'état normal, la douche d'air en pénétrant dans la trompe et la caisse fait entendre à l'oreille du chirurgien explorateur un bruit semblable à celui d'une pluie fine tombant sur des feuilles sèches.

Quand des mucosités obstruent les trompes et la caisse, on entend un bruit muqueux, véritable rhonchus semblable à celui de la bronchite, ou du catarrhe pulmonaire.

Le bruit morbide manque complétement quand la caisse est remplie de liquide (mucus, pus, sang), et l'on a déjà vu qu'il en était de même dans l'obstruction complète de la trompe aiguë ou chronique (1)

(1) Quant au laryngoscope, nous l'employons seulement pour examiner le pavillon de la trompe dans les otites aiguës et chroniques, et il ne peut en

Dans l'ankylose incomplète des osselets, quand leurs jointures sont enflammées et déjà recouvertes de produits plastiques et pseudo-membraneux, on entend de véritables craquements, semblables à ceux que l'on constate dans les grandes articulations et dans les mêmes circonstances.

Dans l'ankylose complète, les jointures soudées entièrement par des produits fibreux, osseux même, restent au contraire immobiles et silencieuses pendant les diverses explorations que je viens de rapporter.

E. *Exploration de l'apophyse mastoïde.* — Avons-nous quelque raison de croire à un état inflammatoire de l'appareil auditif, et surtout à une otite interne phlegmoneuse?

L'apophyse mastoïde doit être examinée avec soin, ainsi que sa couleur, sa forme, sa grandeur, sa température, comparées avec celles du côté sain. Il faudra aussi s'assurer, par une palpation méthodique, si les loges anfractueuses qui la composent, ne renferment point de collection purulente. Dans les phlegmons aigus et circonscrits de cette apophyse, il y a deux signes importants que le praticien devra surtout s'attacher à bien constater. Ces deux signes sont : 1° une rougeur diffuse, luisante; 2° un empâtement douloureux à la pression, et conservant l'empreinte du doigt.

Lorsque ces deux signes se révèlent dans toute leur évidence, le chirurgien peut trépaner hardiment : l'apophyse recèle bien positivement un abcès dans son épaisseur.

Dans le phlegmon diffus de cette région, il y a bien encore la rougeur, la tuméfaction, l'empâtement, mais la pression, au lieu d'éveiller ou d'augmenter la douleur, la calme au contraire et l'engourdit pendant tout le temps que les doigts restent appliqués à sa surface.

Dans ce cas, il faut bien se garder de trépaner l'apo-

vérité indiquer autre chose que la rougeur et la tuméfaction de l'organe, toujours liées à celles du pharynx.

physe, car on ne trouverait pas de pus dans les loges qui concourent à la former ; mais il faut pratiquer deux, trois grandes incisions longitudinales jusqu'à l'os, et sur les parties tuméfiées : on en verra sortir à l'instant du sang et de la sérosité.

Les jours suivants, de grands lambeaux de tissu cellulaire sphacélé se détacheront et couvriront les cataplasmes avec du pus en petite quantité.

F. *Exploration de l'oreille interne.*— Ici, tout est caché à la vue, tout se dérobe à nos sens et à nos moyens actuels d'investigation.

Le labyrinthe, dans son réceptacle osseux, se refuse à toute exploration, et c'est seulement par l'impossibilité où nous sommes de rattacher les symptômes présentés par le malade à une affection de l'oreille externe ou moyenne, que nous avons l'habitude de dire : *Maladie de l'oreille interne.* C'est donc un diagnostic par exclusion. Indépendamment des altérations du liquide de Cotugno, qui me paraissent être fréquentes, la vraie, et peut-être l'unique maladie du labyrinthe est l'atrophie du nerf acoustique, et conséquemment sa paralysie avec perte des fonctions. Toutes les fois qu'en promenant le diapason sur le crâne, ou en approchant la montre de l'oreille, vous constaterez que le malade n'accuse pas la plus petite sensation acoustique, concluez à une atrophie incurable : restera à en déterminer la cause.

Comme on le voit, le praticien a peu de moyens à sa disposition pour arriver au diagnostic des affections de l'oreille interne.

Il y a pourtant certains signes que je dois faire connaître, et qui permettent d'affirmer que les canaux demi-circulaires sont malades. Ainsi j'ai rapporté plusieurs observations, dans lesquelles le patient avait présenté de la céphalalgie, et surtout des vertiges, une titubation très-marquée. La mort étant survenue promptement, il avait été possible de constater une phlegmasie des canaux demi-circulaires (1).

De ces faits encore peu nombreux, il est vrai, mais qui n'en sont pas moins démonstratifs, on peut tirer la conclusion suivante : C'est que dans un cas d'affection d'oreille, si à la surdité ou au bourdonnement viennent se joindre la céphalalgie et les vertiges, le défaut d'équilibration dans la marche, il faudra se rattacher à une phlegmasie du labyrinthe, et surtout des canaux demi-circulaires.

Telles sont les considérations les plus importantes que le chirurgien doit avoir présentes à l'esprit, quand il veut pratiquer sûrement l'exploration de l'oreille.

II

NOUVELLE DÉMONSTRATION DU CATHÉTÉRISME DES TROMPES D'EUSTACHI.

Quelques confrères de province venus à Paris à l'occasion du quatrième anniversaire de l'*Association générale*, m'ont fait l'honneur de visiter ma clinique des maladies de l'oreille : je les en remercie.

Après avoir examiné ensemble plusieurs malades, on me pria de répéter sur le tableau la démonstration du cathétérisme des trompes que je venais d'exécuter sous les yeux des assistants et pour des cas d'obstruction des trompes qui en réclamaient l'emploi.

Je pris aussi l'engagement de reproduire dans un ou plusieurs journaux de médecine les plus répandus (2), cette

(1) *Leçons cliniques*, 1re partie, p. 117. *De l'otite labyrinthique.*

(2) *Gazette des hôpitaux*, 31 décembre 1864.

nouvelle démonstration exclusivement pratique. Cette promesse, je viens la remplir aujourd'hui.

Soit une coupe verticale des fosses nasales (côté droit).

Il est facile de constater, au premier abord, que le méat

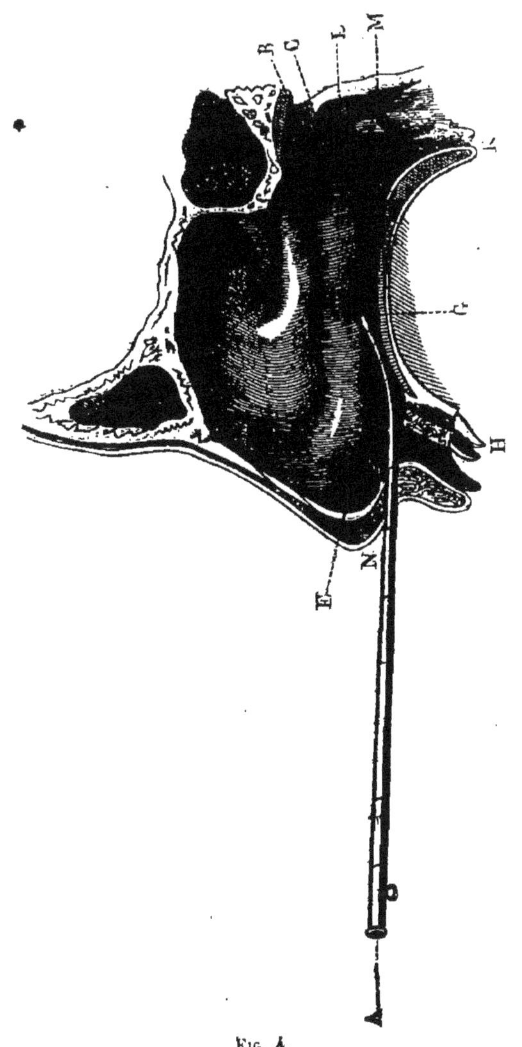

Fig. 4.

inférieur E et l'orifice pharyngien de la trompe L. M, sont sur le même plan, ou mieux, sur la même ligne prolongée, par conséquent, qu'il suffit de faire glisser le bec de la sonde dans la rainure ou cannelure du méat inférieur E, L, pour arriver facilement à faire pénétrer l'instrument dans la trompe L.

C'est sur cette simple remarque anatomique qu'est entièrement fondé ce procédé opératoire, ainsi que je l'ai déjà démontré plusieurs fois : en 1852 (*Gazette des hôpitaux* du 21 septembre); en 1855 (dans un mémoire couronné par l'Académie des sciences) (1); en 1857 (dans mon *Traité pratique des maladies de l'oreille*); en 1863 (*Leçons cliniques*, 1re partie).

Je répéterai donc aujourd'hui que rien n'est plus facile que de sonder la trompe d'Eustachi, si le praticien veut bien suivre les règles ci-après :

1° Prenez la sonde A entre le pouce et l'index de la main droite, quel que soit le côté sur lequel on opère; chacun de ces deux doigts méthodiquement appliqué sur les parties latérales de l'anneau soudé près du pavillon, sur le bord convexe de l'instrument.

2° Trempez-la dans l'eau tiède, en hiver surtout; puis présentez le bec de la sonde à l'orifice de la narine correspondant à la trompe que vous désirez cathétériser : la concavité tournée en haut et en dehors, la convexité s'appuyant sur la cloison, et le bec G profondément engagé sous le cornet inférieur E.

3° Maintenant, il ne s'agit plus que de faire glisser doucement, lentement, sans effort ni violence, la sonde A dans le méat inférieur EN, qui offre une véritable cannelure naturellement formée par le cornet E; on arrive ainsi, peu à peu, jusqu'à l'extrémité postérieure du méat inférieur L, où rencontrant le pavillon élargi de la trompe L, l'instrument s'y engage sans aucune hésitation.

Tel est le procédé opératoire exposé dans sa plus grande

(1) *Études d'anatomie pour servir à l'histoire des maladies de l'oreille.*

simplicité ; et dans un certain nombre de cas l'opération est aussi facile que la description qu'on vient de lire semblerait l'indiquer.

Mais souvent aussi, nous devons l'avouer, on rencontre des difficultés, et parfois des accidents graves peuvent survenir.

Ces difficultés et ces accidents que rien ne peut faire prévoir, que la main la plus exercée ne saurait toujours éviter, le praticien doit les connaître, afin de ne pas rester dans l'embarras et l'incertitude sur la conduite à tenir.

J'ai longuement exposé les principales de ces difficultés dans mes *Leçons cliniques* (1); je veux seulement appeler l'attention sur cinq des accidents les plus graves qui peuvent survenir pendant le cathétérisme des trompes d'Eustachi ; ces cinq accidents sont :

1° L'épistaxis ;

2° La rupture de la membrane du tympan ;

3° L'emphysème pharyngo-laryngien ;

4° Les vomissements ;

5° L'otite traumatique et l'aggravation de la surdité, que l'opération avait pour but d'améliorer ou de guérir.

Un mot seulement :

1° Quand l'épistaxis se borne à quelques gouttelettes de sang, l'accident n'a pas d'importance ; même chez les enfants, qui avalent le sang avec leur salive, il passe le plus souvent inaperçu.

Mais chez les adultes, et quelques précautions que l'on prenne, il arrive parfois qu'une véritable hémorrhagie se produit aussitôt que la sonde a touché la muqueuse.

Il faut alors suspendre la manœuvre et arrêter l'écoule-

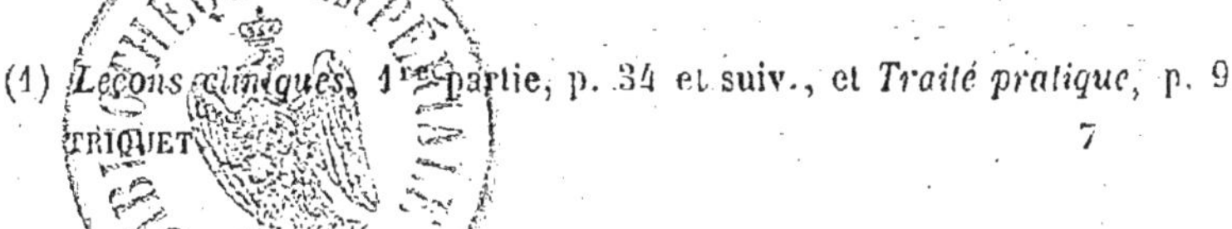

(1) *Leçons cliniques*, 1re partie, p. 34 et suiv., et *Traité pratique*, p. 9.

ment du sang (eau froide seule ou additionnée de quelques gouttes de perchlorure de fer).

Mais l'opération doit être ajournée, et il est bien douteux que le malade revienne vous demander de nouveaux soins.

2° La rupture de la membrane du tympan était fréquente autrefois quand on se servait, pour insuffler la trompe, de la pompe pneumatique de Kramer ou de l'appareil à air comprimé de Richter; aujourd'hui, ces divers appareils sont abandonnés et ne figurent plus que dans nos musées. Nous employons généralement le petit soufflet en caoutchouc, soit pour insuffler de l'air, soit pour injecter des vapeurs chaudes, si utiles dans le traitement des phlegmasies catarrhales aiguës et surtout chroniques de l'oreille moyenne.

C'est donc un accident rare, à notre époque, si l'on opère avec des instruments convenables.

3° Il n'en est pas de même de l'emphysème pharyngo-laryngien; cet accident peut se produire à la moindre insufflation, au premier effort de déglutition, quand par malheur la sonde a déchiré un des cryptes muqueux qui avoisinent l'orifice pharyngien de la trompe.

A l'instant, le malade est renversé sur son siége, comme s'il était touché par la foudre; la face violette, la bouche béante, la voix éteinte, indiquent bien positivement que l'air, en s'infiltrant dans le tissu sous-muqueux, a déterminé un emphysème des replis sus-glottiques: le malade, en effet, succomberait en peu d'instants à l'asphyxie qui le menace, si l'on ne se pressait d'intervenir.

Pour cela, il suffit de lui faire ouvrir la bouche, et avec l'ongle du doigt qui tient la langue abaissée, déchirer une des bosselures emphysémateuses que l'on aperçoit au fond du gosier.

4° Les vomissements, toujours fort pénibles et désagréables, ne surviennent que si l'on a le malheur d'opérer les malades après le repas, et surtout si l'on a la malencontreuse pensée d'introduire l'indicateur gauche au fond du pharynx pour reconnaître la trompe et guider l'instrument. Un chirurgien prudent ne commettra pas cette faute; il abandonnera ce procédé aux démonstrations théoriques de l'amphithéâtre.

5° L'otite traumatique, l'aggravation de la surdité, sont des accidents communs quand on abuse du cathétérisme.

En effet, le contact trop souvent répété de la sonde détermine des contusions de la membrane muqueuse de la trompe (qui est supportée par un tube osseux dans un tiers de son parcours), et finalement des phlegmasies nouvelles venant s'ajouter à celles souvent mal éteintes qui existaient déjà.

Il n'y a donc rien d'étonnant que l'aggravation de la surdité soit la conséquence de ces manœuvres trop répétées et intempestives.

Je dois encore ajouter que j'ai vu ces accidents se montrer au plus haut degré chez les malades qui avaient été sondés trop souvent, et principalement chez ceux qui avaient été soumis à l'application aveugle et banale de l'électricité (galvanisme, etc.).

C'est là une vérité grave, confirmée par l'expérience de chaque jour.

CHAPITRE VIII.

DE LA VÉROLE INOCULÉE PAR LES SONDES.

Après avoir énuméré si longuement dans la première partie de ces leçons les accidents nombreux et variés qui peuvent survenir pendant ou après l'opération du cathétérisme des trompes d'Eustachi (1), je ne pouvais prévoir qu'il me resterait, pour compléter ma description, à parler de l'inoculation de la syphilis.

Mais l'opinion publique, parmi les médecins et les gens du monde, a été vivement préoccupée de ce sujet, il y a deux ans à peine, à l'occasion de la communication faite à l'Académie de médecine d'un de ces faits malheureux, et il n'est pas permis de passer sous silence un sujet aussi grave et aussi important par ses conséquences pratiques.

Voici l'observation de M. Fournié, telle qu'elle fut lue devant l'Académie de médecine le 23 juin 1863, et telle que les journaux l'ont publiée et répandue.

Le fait est assez triste pour se passer de commentaires.

OBS. XII. — *Malade atteint de syphilis à la suite du cathétérisme des trompes d'Eustachi* (communication faite à l'Académie de médecine, séance du 23 juin). — M. X... est âgé de dix-huit ans; il joint aux attributs du tempérament bilioso-nerveux les dehors d'une constitution robuste, bien qu'il soit maigre et un peu affaibli; sa voix est nasonnée, et il porte la tête comme un homme qui a l'ouïe dure. Nous lui laissons la parole :

« Dans le courant du mois de décembre 1862, obsédé par des craquements que j'éprouvais dans les oreilles pendant les mouvements de la mâchoire, je m'adressai au docteur X..., qui, après m'avoir introduit une sonde dans le nez, prétendit que ces craquements étaient dus à un rétrécissement des trompes d'Eustachi, et

(1) Voyez *Leçons cliniques*, 1re partie.

que le cathétérisme plusieurs fois répété me débarrasserait de mon affection.

» Malgré les douleurs qui accompagnent cette opération, je la supportai héroïquement plusieurs fois; mais loin de diminuer, les craquements augmentaient. Les amygdales étaient un peu grosses; elles furent accusées du surcroît de souffrance, et le docteur X... crut devoir les faire disparaître le 27 décembre 1862. Les douleurs, les craquements diminuèrent après cette opération; mais dès les premiers jours du mois de janvier, ils reparurent avec une recrudescence extraordinaire. Le cathétérisme était cependant pratiqué à peu près tous les jours. A la douleur, aux craquements, se joignit bientôt un peu de surdité; la déglutition était très-pénible. Bref, n'entendant plus rien aux procédés du docteur X..., je me décidai à demander pour mes oreilles les lumières de l'homœopathie. Pendant plus d'un mois, depuis le 2 février jusqu'aujourd'hui 8 mars, j'ai pris beaucoup de globules, bien plus encore de cuillerées d'eau claire, et cependant je souffre tout autant, sinon davantage, et ma surdité augmente tous les jours. »

Après une exposition aussi claire des antécédents, j'examinai les parties douloureuses. Les amygdales parfaitement détruites, portaient encore la trace de leur récente mutilation; la muqueuse bucco-pharyngienne n'était que légèrement enflammée. Jusque-là rien n'expliquait les sensations étranges éprouvées par le malade; les lésions devaient être situées plus haut, et je pratiquai la rhinoscopie.

Le canal naso-pharyngien était entièrement tapissé et obstrué par une matière grise, pultacée, floconneuse. Au moyen d'une éponge fixée à l'extrémité d'un stylet recourbé, il me fut facile d'enlever une grande partie de cette matière, et je vis alors une vaste ulcération à fond grisâtre, recouvrant toute la région sus-palatine. Le malade m'assura qu'il n'avait jamais eu aucun rapport sexuel avec les femmes et qu'il n'avait rien eu qui ressemblât à un chancre ou à un écoulement. Malgré cette affirmation, les organes génitaux furent interrogés; mais certainement la syphilis n'avait point passé par là.

Cependant l'adénite cervicale postérieure, l'aspect des ulcérations, le diagnostic posé par exclusion, tout ramenait la syphilis à mon esprit.

Dans tous les cas, jugeant l'affection assez sérieuse et ce jeune homme se trouvant seul à Paris, je lui conseillai de faire venir ses parents. Pour tout traitement, je pratiquai une large cautérisation avec une solution de nitrate d'argent au vingtième, et je recommandai des injections fréquentes par les narines avec une décoction de guimauve.

Le 11 mars, les ulcérations avaient envahi les amygdales et la paroi pharyngo-buccale. La veille, il s'était déclaré une éruption qui ne laissait plus de doute sur la nature de l'affection. Cette éruption s'était montrée dans le dos, puis à la figure, et enfin sur le cuir chevelu ; elle était caractérisée par de petits boutons disséminés ayant une base large, indurée, d'un rouge violacé, et un sommet occupé par une vésicule purulente légèrement déprimée à son centre. C'était bien l'ecthyma syphilitique.

Sur ces entrefaites, les parents arrivèrent, et je provoquai une consultation avec M. Ricord.

L'illustre syphilographe ne fit pas attendre longtemps son diagnostic : l'affection était incontestablement de nature syphilitique. Mais un point important restait encore à élucider. Par où avait pénétré le virus syphilitique ?

Dès que nous fûmes sans témoins, M. Ricord me demanda si ce n'était pas le docteur X... qui avait pratiqué le cathétérisme de la trompe d'Eustachi. Je répondis affirmativement. « C'est bien cela, continua le maître ; ce jeune homme est le cinquième syphilitique que je trouve sortant des mains du docteur X... Parmi ces cinq syphilitiques, il y avait une femme mariée. La vérole s'est déclarée chez eux quelque temps après le cathétérisme, et elle a débuté par les fosses nasales. Persuadé que le docteur X... introduisait dans les fosses nasales de ses malades des sondes mal entretenues et empoisonnées, je le fis prévenir par un ami commun ; mais il paraît qu'il n'a pas tenu compte de mes avis. »

Cette accusation, formulée par une autorité si grande, était très-grave. Je me réserve de reprendre cette question un peu plus loin, désirant, pour le moment, terminer l'observation de ce malade.

Ce malheureux jeune homme était donc complétement syphilisé. Le 14 mars, son état était le suivant : fièvre continue avec exacerbation le soir, 100 pulsations ; céphalée, douleurs rhumathoïdes dans les membres ; ecthyma disséminé par tout le corps, mais discret ; inappétence, douleurs insupportables pendant la déglutition, amaigrissement considérable.

Traitement. — 1° Une pilule de protoiodure de mercure de 5 centigrammes tous les matins; 2° matin et soir, une cuillerée à bouche d'un sirop composé de 10 grammes d'iodure de potassium et 5 grammes de tartre ferrico-potassique pour 500 grammes de sirop de salsepareille; 3° un gargarisme composé avec 200 grammes de décoction de morelle et 30 centigrammes de sublimé; 4° toucher les ulcérations de l'arrière-gorge avec du nitrate acide de mercure. Quant aux ulcérations naso-pharyngiennes, il fut convenu que je les modifierais avec une solution de nitrate d'argent. Plus tard, je me suis servi de mon insufflateur à extrémités recourbées pour envoyer directement un mélange de sucre en poudre et de nitrate d'argent cristallisé.

Le 21 mars, l'ulcération naso-pharyngienne commençait à se nettoyer; le pourtour des trompes d'Eustachi se dessinait un peu mieux; des bourgeons charnus se montraient au-dessus de l'enduit gris sale qui auparavant recouvrait toute la muqueuse. Ce qui restait des amygdales avait été détruit par l'ulcération. La paroi pharyngienne correspondante commençait à se nettoyer.

Tandis que tout allait pour le mieux dans cette région, les ulcérations avaient envahi la base de la langue, les replis aryténo-épiglottiques, et enfin les cartilages aryténoïdes et la cavité laryngienne.

Les douleurs pendant la déglutition étaient devenues si atroces que le malade préférait ne pas manger : des œufs à la coque, quelques cuillerées de potage étaient sa seule nourriture. L'envahissement du larynx par le mal donnait lieu à une toux très-pénible par son retentissement dans les oreilles. Huit pustules d'ecthyma, ayant la largeur d'une pièce de 50 centimes et disséminées sur la figure, imprimaient à la physionomie quelque chose de hideux. Le malade augmentait lui-même le nombre des points envahis en grattant les parties saines avec ses ongles qui avaient touché les parties malades. C'est ainsi qu'il se donna un véritable chancre à l'orifice externe du canal de l'urèthre. La faiblesse était excessive, la fièvre persistait, et les pilules de protoiodure donnaient lieu à une diarrhée abondante accompagnée de coliques. La liqueur de Van Swieten, qui pouvait agir comme topique sur les ulcérations du larynx, remplaça le protoiodure; mais la répugnance invincible du malade pour cette boisson nous obligea de la suspendre. Je fis préparer des pilules renfermant chacune 5 milligrammes de sublimé et 1 centigramme d'extrait thébaïque. Cette préparation fut bien supportée, et je l'employai jusqu'à la fin du traitement.

Au moyen d'une sonde recourbée et dirigée par le miroir guttural, les ulcérations de la base de la langue et celles du larynx furent touchées tous les deux jours avec du nitrate acide de mercure étendu de la moitié de son poids d'eau. Les ulcérations de la figure, qui s'étendaient toujours en largeur et en profondeur, furent touchées avec la même solution et pansées avec du vin aromatique.

Le 27 mars, l'état général était à peu près le même, mais la région naso-pharyngienne était sensiblement améliorée. Il ne restait plus que quelques îlots d'enduit gris sale aux environs de l'apophyse basilaire; la région bucco-pharygienne présentait son aspect normal, et les ulcérations qui avaient creusé les deux éminences aryténoïdiennes, commençaient à se dépouiller de leur fond grisâtre.

Le 30, nous voyons se développer presque en même temps: 1° un tubercule tertiaire sur la jambe gauche, au niveau de la séparation des deux jumeaux; 2° une albuginite du testicule droit, et enfin un lumbago très-intense, que nous avons attribué à une dégénérescence plastique des muscles de cette région. Quelques jours après, les muscles de la région postérieure de la jambe droite subissaient la même dégénérescence.

Nous étions en pleine période tertiaire (myosite, albuginite, tubercule du tissu cellulaire), avec quelques phénomènes persistants de la période secondaire (ecthyma, ulcérations).

Les pilules de sublimé furent suspendues, et l'iodure de potassium fut administré à dose progressive depuis 2 grammes par jour jusqu'à 5 grammes. Des emplâtres de Vigo *cum mercurio* furent appliqués sur les testicules, les reins et le mollet. Un régime plus substantiel, que permettait en ce moment la disparition à peu près complète de la douleur, l'emploi des ferrugineux, devaient seconder l'action du traitement prescrit.

En effet, huit jours après, le testicule avait repris son volume normal; le lumbago conserva une acuité excessive jusqu'au dixième jour et ne disparut entièrement que le dix-septième; les douleurs de la jambe persistèrent encore quelque temps après la disparition du lumbago.

Le 20 avril, les ulcérations laryngiennes et naso-pharyngiennes étaient complétement cicatrisées ; la surdité et la douleur pendant la déglutition avaient entièrement disparu. De toutes les manifestations syphilitiques il ne restait plus que quelques croûtes d'ecthyma.

Le malade commençait à marcher, l'appétit était revenu ; je me hâtai de l'envoyer dans son pays natal, lui ordonnant pour toute prescription de prendre une nourriture saine et substantielle, et de boire de bon vin. Il devait d'ailleurs venir me voir deux semaines après. Je l'ai vu en effet et j'ai constaté à sa bonne mine l'absence de tout indice syphilitique.

L'observation qu'on vient de lire est intéressante à plus d'un titre ; les syphilographes y verront un exemple rare de vérole galopante, et la plupart des médecins une application heureuse de la laryngoscopie au diagnostic et au traitement des malades. En effet, sans le laryngoscope nous n'aurions pas pu découvrir de prime-abord le siége du mal, et, sans lui encore, nous n'aurions pas pu porter les médicaments dans la région profonde avec la précision que l'énergie de ces derniers nous imposait. Mais le fait qui nous a inspiré l'idée de cette note, c'est-à-dire la manière dont la contagion a eu lieu, est sans contredit le plus saillant.

Selon notre conviction, X... a été victime de la négligence et de la malpropreté du médecin qui a pratiqué le cathétérisme de la trompe d'Eustachi. Nous appuyons notre manière de voir des considérations suivantes :

1° Nous n'avons rien trouvé dans les antécédents de X... qui pût nous faire soupçonner l'existence d'une syphilis antérieure au mois de décembre. Il n'y a jamais eu d'écoulement par l'urèthre et il n'existe dans la partie suspecte aucune cicatrice ni aucun indice de plaie. X... confirme par ses paroles le résultat de notre examen.

2° Avant l'amputation des amygdales, avant le cathétérisme des trompes d'Eustachi, X... n'avait ressenti que des craquements dans les oreilles, provoqués par le mouvement de la mâchoire. Ces craquements existaient depuis plus de dix mois. La douleur et la surdité n'ont apparu que dans les premiers jours de janvier, et, depuis cette époque, l'une et l'autre n'ont pas cessé d'augmenter jusqu'au 8 mars.

3° Le 8 mars, nous constatons dans la région naso-pharyngienne des ulcérations profondes très-étendues. Ces ulcérations présentent des bords taillés à pic, leur fond est recouvert d'un enduit gris sale adhérent; elles sont en voie de progrès, puisque les jours suivants elles avaient envahi les amygdales, la base de la langue et le larynx. Le développement qu'elles avaient acquis à cette époque nous autorise à penser que leur début a eu lieu dans les premiers jours du mois de janvier. L'apparition des douleurs et de la surdité à la même époque donne un grand poids à cette supposition.

4° Le 10 mars, l'ecthyma se déclare. Si nous admettons que le plus souvent les accidents secondaires se montrent dans le premier ou le deuxième mois qui suit la contagion, il nous est permis de penser que l'ecthyma est la conséquence d'un accident primitif qui aurait paru dans les premiers jours de janvier, et nous avons ainsi une présomption de plus pour établir la relation de cause à effet qui nous semble exister entre l'apparition de la surdité, de la douleur, et le début des ulcérations naso-pharyngiennes.

5° L'ecthyma, preuve certaine de l'infection syphilitique, a été précédé nécessairement d'un chancre. Ce chancre, nous ne le trouvons pas dans les antécédents du malade; nous ne le trouvons pas non plus dans la période de temps qui s'est écoulée depuis le mois de décembre jusqu'au 8 mars, époque à laquelle nous constatons dans le canal naso-pharygien une vaste ulcération qui a toutes les apparences d'un chancre. Nous concluons de là que l'ulcération naso-pharyngienne a été le phénomène initial de la maladie ou l'accident primitif.

Après être ainsi remonté par une succession de probabilités concordantes, qui réunies en faisceau valent bien une preuve, jusqu'au siége de l'accident primitif, il ne nous reste plus qu'à chercher l'origine du *contagium* et la manière dont il a été transporté sur la partie malade.

La connaissance des faits monstrueux qu'une dépravation honteuse inspire quelquefois à l'homme nous oblige en quelque sorte de nous poser ici une question. Mais nous doutons fort que le contact sensuel de deux surfaces vivantes soit possible dans la région naso-pharyngienne.

Si le virus syphilitique était animé comme le sperme par des animalcules, nous nous arrêterions volontiers à cette idée que, déposé dans la bouche, le virus a pu remonter dans le canal naso-pharyngien comme les spermatozoaires remontent dans les trompes de Fallope; mais la physiologie ne nous permet pas de pousser aussi loin la comparaison, et d'ailleurs les *syphilizoaires* sont encore à trouver.

Les sondes du docteur X... sont les seuls objets qui aient pu pénétrer dans le canal naso-pharyngien. Il est probable qu'une de ces sondes ayant déjà servi à cathétériser un syphilitique était empoisonnée; et comme il arrive souvent qu'on éraille la muqueuse en pratiquant le cathétérisme des trompes d'Eustachi, le virus aura trouvé tout de suite une porte d'entrée pour infecter l'organisme de notre malade. Cette supposition devient une certitude en présence des faits observés par M. Ricord; mais n'insistons pas davantage. Ce n'est point après tout un réquisitoire malveillant que nous avons prétendu lancer contre un de nos confrères; notre détermination s'est inspirée à une source plus charitable, et nous ne *voulons* pas que M. X... connaisse jamais la nature du mal qui l'a si cruellement éprouvé ; notre seul et unique but a été d'éveiller l'attention de nos confrères sur les dangers d'une négligence coupable dans l'entretien des instruments de chirurgie.

L'histoire de la médecine a enregistré plus d'un fait de contagion ou d'infection par les lancettes, les bistouris, les scalpels; mais ces instruments ne sont pas les seuls qu'il faille redouter. Nous mentionnerons surtout le spéculum comme devant être l'objet d'un soin tout particulier, car c'est un fait authentique que chez la femme le poison a quelquefois pénétré par une porte que le plaisir n'avait point ouverte.

La contagion de la syphilis par les spéculums est d'autant plus coupable que généralement, lorsqu'on voit un chancre sur les parties génitales de la femme, on est peu disposé à faire remonter le mal à une source si *honnête*, et le doute seul peut avoir des conséquences fâcheuses pour la moralité de la victime.

Le laryngoscope est, lui aussi, un des instruments qui doivent attirer le plus la surveillance du médecin. Souvent on l'emploie pour diagnostiquer des affections syphilitiques du larynx, et un oubli peut avoir des conséquences très-graves. Nous avons l'habitude de réserver trois miroirs pour les affections qui au premier abord nous paraissent suspectes ; mais pour plus de sûreté, nous avons toujours à côté de nous une solution de potasse caustique dans laquelle nous plongeons les instruments, abaisse-langue, stylet, pinces, sondes, miroirs, immédiatement après que nous nous en sommes servi, peu importe la nature du mal qui en a nécessité l'emploi.

— Le deuxième fait, non moins grave, a été communiqué par M. le docteur Lortet, à la Société de médecine de Lyon; nous laissons la parole à l'auteur :

« Depuis quelques années, on a reconnu combien était fréquente et facile la transmission de la syphilis au moyen d'instruments employés dans certaines industries ou par certaines pratiques tout à la fois religieuses et chirurgicales ! Ce qui est fort heureusement plus rare, c'est de voir certains médecins spécialistes responsables de pareils méfaits, par suite d'une négligence coupable ; cependant, le 23 juin 1863, M. Fournié a entretenu l'Académie de médecine d'un cas de vérole transmise à un jeune homme par le cathétérisme de la trompe d'Eustachi. M. Ricord, appelé en consultation, reconnut lui-même que le virus avait été introduit dans l'économie de cette manière. Puis, quand les deux consultants furent seuls, M. Ricord demanda si ce n'était pas le docteur X... qui avait pratiqué le cathétérisme de la trompe d'Eustachi.

» M. Fournié ayant répondu affirmativement :

» C'est bien cela, dit alors M. Ricord ; ce jeune homme est le cinquième syphilitique que je rencontre sortant des mains du docteur X.... Sur ces cinq malades il y avait une femme mariée. Tous avaient été cathétérisés par le docteur X., quelque temps avant le début du mal, qui s'est d'abord montré dans les fosses nasales et à l'arrière-gorge.

» Le hasard m'a fait observer ces derniers temps un cas pareil.

» J'ai été consulté il y a quelques jours par une malheureuse dame infectée aussi par le même docteur X..., dont l'impardonnable négligence a amené cette fois des conséquences terribles.

Obs. XIII. — *Syphilis transmise par le cathétérisme de la trompe d'Eustachi* (1) (lu à la Société des sciences médicales de Lyon, par M. le docteur Lortet). — Madame A..., veuve depuis vingt ans, habite une petite ville du département de la Drôme ; elle est âgée de

(1) *Gazette médicale de Lyon*, 1864.

cinquante-cinq ans, bien conservée et d'une bonne constitution. Elle a toujours joui d'une forte santé jusqu'à il y a quelque temps, où elle ressentit des douleurs névralgiques et rhumatismales.

Elle appartient à une famille très-honorable ; elle est mère de plusieurs enfants, et, d'après les renseignements les plus minutieux que j'ai pu prendre, sa moralité est au-dessus de tout soupçon. En 1863, à la suite de violents maux de tête, il lui survint une légère surdité pour laquelle elle se décida à consulter le docteur X..., à Paris. Au milieu de février, celui-ci lui cathétérisa souvent les trompes d'Eustachi, au grand dégoût de la malade, qui me dit avoir vu plus d'une fois la sonde d'argent maculée de taches de sang. Le résultat de ce traitement fut à peu près nul, et madame A... se décida à retourner chez elle. Quelques jours après son arrivée, elle souffre beaucoup de la gorge. Elle a des ulcérations sur les amygdales. A la fin d'avril, il lui vient des croûtes au cuir chevelu, des plaques rougeâtres se montrent aux jambes et aux mains, de petits dépôts purulents autour des ongles, des taches sur la poitrine, des douleurs nocturnes dans les os des jambes. Madame A... est soignée par un médecin homœopathe qui ne se doute nullement de la maladie de sa cliente : il croit à une simple affection dartreuse. Les globules ne produisent aucun effet, et en mai deux ophthalmies terribles se déclarent.

La malade continue à demander des avis un peu à tout le monde, et le mal ne fait qu'empirer. En décembre, elle m'est adressée par sa famille. Je la vois d'abord seul, puis ensuite avec MM. Pétrequin et Desgranges.

Madame A... est affaiblie par ses longues souffrances, son teint est pâle et cachectique, ses chairs molles. Les mains et les jambes portent encore la trace de quelques taches d'un rouge vineux. Les cheveux sont tombés en grande partie. La commissure labiale gauche porte un de ces petits tubercules papilliformes sur lesquels M. Ricord insistait si souvent dans ses cliniques et qu'il regardait comme pathognomoniques. Elle est atteinte d'une surdité assez intense, et ses yeux, dont l'état est déplorable, ne lui permettent qu'à grand'peine d'apercevoir les traverses d'une croisée. Les conjonctives sont injectées, de gros vaisseaux rampent sur cette membrane et sur la sclérotique. Les iris ont une teinte jaunâtre particulière, les pupilles, triangulaires et très-petites, ne se dilatent plus par l'action de l'atropine. Les capsules cristallines, opacifiées par une série d'inflammations, obstruent presque entièrement le champ pupillaire. La tension interne des humeurs paraît très-grande, ce qui indique une altération plus profonde, qui ne peut cependant être reconnue, puisque l'examen à l'ophthalmoscope n'est pas possible.

Il est évident que madame A... est affectée d'une syphilis constitutionnelle communiquée par le cathétérisme de la trompe d'Eustachi (plaques muqueuses, iritis, etc.).

» Si j'ai rapporté ce fait, ce n'est pas qu'il ait quelque chose d'extraordinaire en lui-même, mais parce qu'il nous montre que l'homme de l'art dont nous avons parlé, indigne de son titre quoique honoré de la confiance du monde, devrait être regardé comme un véritable fléau public; secondement, qu'en médecine même les plus petites précautions sont toujours à prendre, si l'on ne veut pas tôt ou tard sentir sa conscience chargée de la responsabilité de malheurs irréparables. »

— J'ai recueilli moi-même les deux faits suivants; je vais les rapporter brièvement :

Obs. XIV. — *Syphilis inoculée par une sonde sur une enfant de onze ans.* — Mademoiselle de ..., âgée de onze ans, élevée dans une maison religieuse, avec tout le soin possible, fut atteinte dans l'hiver (décembre 1863) d'une surdité légère des deux côtés.

Nécessairement, on la conduisit chez le docteur X... qui pratiqua pendant deux mois environ le cathétérisme des trompes : la petite fille saignait souvent du nez après l'opération. La surdité de cette enfant n'allait guère mieux, lorsque des accidents inattendus vinrent tout à coup jeter l'alarme dans la famille et forcer à suspendre le traitement.

Une éruption générale s'était montrée à la surface du corps, aux parties génitales, dans le pharynx; des croûtes dans les cheveux, qui tombaient par places, etc.

Le médecin de la famille consulté n'avait pas hésité à reconnaître une syphilis, arrivée à la deuxième période et d'après la narration du père, que sa fille, bien portante jusque-là, avait commencé à ressentir les premiers accidents pendant le traitement par les sondes introduites dans les fosses nasales, la filiation des accidents était évidente; en effet, il se rappelait parfaitement, qu'après l'une des séances, au commencement du traitement (il y avait six semaines à deux mois), la petite malade avait saigné du nez, ce que l'opérateur avait attribué à une légère écorchure faite par la sonde, en parcourant une narine trop étroite (*sic*).

Puis, quelques jours après, douleur dans les fosses nasales et le pharynx; mais on n'avait pas apporté une grande attention à ces symptômes qui semblaient s'être amendés, lorsque, il y a peu de jours, le médecin ordinaire, homme prudent et grave, était venu dissiper tous les doutes en prononçant le mot de syphilis.

Comme la surdité était devenue plus prononcée, je fus invité à donner des soins à la malade et voici ce que je constatai :

État actuel.—C'est une jeune demoiselle de onze ans, très-blonde, très-blanche de peau, appartenant à une très-honorable et très-honnête famille, élevée avec le plus grand soin dans une maison religieuse.

Le front, le cuir chevelu sont recouverts de syphilides pustulo-crustacées.

Les fosses nasales, la commissure des lèvres, le pharynx, les régions ano-génitales, sont recouvertes de plaques muqueuses.

On aperçoit encore sur le tronc des traces de roséole, bien reconnaissables aux macules cuivrées qui les caractérisent.

Les ganglions cervicaux sont très-engorgés et douloureux : on trouve aussi des rhagades entre les doigts des pieds et du psoriasis syphilitique à la paume des mains.

Il est impossible de trouver un échantillon plus complet de syphilis secondaire confirmée.

Comme la petite fille était devenue plus sourde depuis l'invasion de ces accidents, je voulus m'assurer par la rhinoscopie, si l'orifice des trompes d'Eustachi ne présentait point des plaques muqueuses: j'en trouvai tout de suite, et de la plus belle apparence, sur le bourrelet muqueux de l'orifice pharyngien de chaque trompe.

Cette enfant avait donc la vérole, et d'après la narration que nous fit le père, homme respectable entre tous, le doute n'était pas permis sur l'origine de cette maladie. C'est après avoir eu les fosses nasales écorchées par la sonde du docteur X... que l'enfant avait commencé à se plaindre, et c'est seulement six semaines après cet accident, que tous les *boutons* s'étaient montrés à la surface du corps.

Traitement. — Bains de sublimé à 15 grammes ; deux fois par semaine.

Tous les matins, une pilule de protoiodure de mercure de 2 centigrammes.

Les plaques muqueuses disparurent d'abord : mais la syphilide des cheveux et du tronc fut très-lente à s'épuiser. Il y eut même des poussées successives très-opiniâtres, tantôt aux jambes, tantôt dans les cheveux ; et chose qui paraîtra difficile à croire, quoique bien vraie, le traitement général par les mercuriaux dut être prolongé plus d'un an (depuis le mois de mars 1864 jusqu'en juin 1865). C'était bien là un cas de vérole grave, à n'en pas douter.

Je pus alors m'occuper des oreilles : l'une d'elles avait encore un léger catarrhe, que je jugeai convenable de traiter par les fumigations au cinabre.

Le père de la petite fille apportait tous les jours la sonde qui me servait à faire passer dans les cavités de l'oreille la vapeur médicamenteuse.

La guérison du catarrhe eut lieu dans l'espace d'un mois, mais j'ai expressément recommandé que la malade me fût présentée de temps en temps, afin de prévenir toute tendance aux récidives syphilitiques.

Je ne saurais trop recommander aux praticiens d'enjoindre aux malades syphilitiques d'apporter leur sonde, chaque fois qu'ils viennent au pansement. De cette manière, il n'y a pas de contagion possible.

On se demandera certainement comment une inoculation syphilitique peut avoir lieu par l'intermédiaire d'une sonde introduite dans les fosses nasales.

Il n'y a qu'une interprétation possible, et l'examen approfondi des faits connus jusqu'ici (il y en a au moins quinze bien constatés) ne permet pas le moindre doute à cet égard.

Tout le monde sait qu'il y a des surdités de nature syphilitique (1).

(1) Voyez *Leçons cliniques*, 1re partie, et *Traité pratique*.

Une sonde introduite dans les fosses nasales d'un sujet infecté et arrivé à la deuxième période de l'otite syphilitique) pourra dans son parcours toucher une plaque muqueuse et se charger de pus syphilitique.

Supposez maintenant (et c'est la vérité) que cette même sonde soit transportée telle qu'elle, sans être lavée ou essuyée, dans les fosses nasales d'un individu sain et indemne de toute syphilis; la moindre éraillure du bec de la sonde produira chez cet individu une véritable inoculation.

Le pus de la plaque muqueuse reproduira le chancre infectant, comme tout le monde l'admet aujourd'hui.

Telle est l'histoire lamentable d'un enfant de onze ans vérolée, par le contact d'une sonde empoisonnée.

OBS. XV. — *Syphilis inoculée par une sonde.* — Une dame âgée d'une quarantaine d'années me fut adressée, au commencement de 1865, pour être traitée d'une surdité grave et en même temps des suites d'une vérole, qui lui avait été inoculée avec le cathéter, pendant un premier traitement commencé vers la fin de l'année précédente.

Cette femme est une des malades examinées par M. Ricord et chez lesquelles il avait déclaré nettement que la vérole avait été inoculée par la sonde et pendant l'opération du cathétérisme.

En effet, toute la surface du corps était recouverte des symptômes secondaires de la vérole : syphilide squameuse, tuberculeuse, pustuleuse, plaques muqueuses à la bouche, etc.

Je lui fis suivre un traitement complet par les pilules de protoiodure à la dose de 5 centigrammes par jour en deux pilules, une matin et soir.

Mais après une huitaine de jours de ce traitement, les gencives commencèrent à se gonfler et je dus le suspendre.

Des bains de sublimé à la dose de 20 grammes de sel mercuriel, pour un bain tiède ordinaire, furent alors prescrits deux fois par semaine : la malade y restait une heure.

Les plaques muqueuses et les syphilides du tronc et des membres disparurent dans l'espace de quinze jours (quatre bains).

Mais les pustules du cuir chevelu furent plus rebelles et ne cédèrent qu'à la liqueur de Van Swieten, prise à la dose d'une cuillerée à café, tous les matins, dans une petite tasse de lait sucré. Encore ce traitement dut-il être prolongé pendant près de deux mois, pour obtenir une guérison complète.

Quant aux oreilles, assez sourdes avant le traitement, elles l'étaient devenues tout à fait pendant l'éruption syphilitique.

En examinant l'orifice postérieur des fosses nasales et le pavillon des trompes d'Eustachi, je pus constamment y trouver, dès le commencement du traitement, et jusque vers la troisième semaine, des plaques muqueuses bien évidentes et qui furent guéries en même temps que celles des autres parties du corps que j'ai déjà énumérées.

Un traitement local des oreilles par les fumigations cinabrées fut institué; mais la malade, pressée de retourner dans son pays après cette calamiteuse aventure, ne put continuer son traitement pendant un temps suffisant : elle m'avait promis de revenir au printemps : mais je n'en ai eu aucune nouvelle.

Il me serait facile de grossir cette liste et le chiffre des observations ; mais je m'arrêterai ici, non sans avoir indiqué les précautions à prendre pour éviter à l'avenir de pareils malheurs.

La première chose à faire, quand un malade vient consulter pour une maladie d'oreille, est de rechercher quelle est cette maladie et quelle est sa nature.

Est-ce une affection traumatique, catarrhale, syphilitique, dartreuse, scrofuleuse, etc. ?

L'otite syphilitique, la seule inoculable par l'intermédiaire des instruments d'exploration, a des caractères si tranchés, qu'un médecin instruit ne la confondra jamais avec l'otite scrofuleuse, catarrhale, etc.

Dans le cas où l'on a reconnu qu'on avait affaire à un malade syphilitique, il faut soigneusement marquer les instruments employés à son traitement et ne les employer que pour lui seul. Le mieux serait encore de faire acheter au malade une sonde, si l'on doit cathétériser les trompes, et la lui faire apporter tous les jours de pansement.

De cette manière, tout accident d'inoculation serait sûrement évité.

C'est ainsi que je procède à ma clinique et dans mon cabinet : aussi n'ai-je point eu encore à déplorer de pareils malheurs.

Mais la calomnie, protégée du manteau de Bazile, se répandait toujours et de plus en plus.

C'est alors que je crus de mon devoir et de ma dignité de faire insérer dans la *Gazette des hôpitaux* la lettre suivante, afin de bien rendre aux faits leur véritable sens, aux hommes leur responsabilité, et éclairer d'un jour suffisant cette ténébreuse affaire :

Monsieur le Rédacteur,

Lorsque, le 23 juin dernier, la *Gazette des hôpitaux* publia la communication faite à l'Académie de médecine par M. le docteur E. Fournié, et relative à la *contagion des maladies par l'intermédiaire des instruments de chirurgie*, ma surprise fut extrême. Je ne compris pas qu'après l'énumération aussi certaine d'accidents tels que ceux de la vérole inoculés par une sonde, on se bornât à indiquer M. le docteur X.... comme syphilisant ses malades au moyen d'algalies mal entretenues et certainement empoisonnées.

M. Ricord, qu'il faut citer ici, appelé pour constater l'état du jeune homme qui fait le sujet de l'observation, ayant reconnu positivement que la vérole lui avait été inoculée par une sonde introduite dans les fosses nasales, pendant le cathétérisme des trompes d'Eustachi, le doute n'était plus permis.

De plus, M. Ricord avait ajouté, par inadvertance probablement, « que ce jeune homme était le cinquième sujet également vérolé, sortant des mains du docteur X..., après avoir été sondé ».

Le fait était grave, et comme nous ne sommes qu'un petit nombre d'auristes à Paris qui sondons journellement la trompe d'Eustachi, j'allai directement demander à M. Ricord « si j'étais par hasard le docteur X... qu'il avait voulu désigner ».

Avec sa loyauté ordinaire et bien connue, M. Ricord me répondit sans hésiter : « Non, vous n'êtes pas le docteur X... dont il a été question, à mon grand regret. » (Textuel.)

Je me trouvais satisfait de cette réponse catégorique et d'ailleurs conforme à la vérité, quand, il y a peu de jours encore, des médecins et des gens du monde m'ont demandé itérativement si j'étais le docteur désigné par la lettre X.

En présence de ces bruits, je ne pouvais garder plus longtemps le silence. Je viens donc dire publiquement « que je ne suis en aucune façon le docteur X..., signalé par MM. E. Fournié et Ricord ».

Recevez, etc.

Cette lettre ne mit pas fin aux bruits calomnieux mais les rendit moins dangereux, en éclairant les médecins.

CHAPITRE IX.

DES ÉCOULEMENTS PURULENTS DES OREILLES.

Les écoulements purulents des oreilles se montrent à toutes les époques de la vie, aussi bien dans la plus tendre enfance comme dans un âge avancé. Il est peu de praticiens qui n'aient été consultés pour ces flux d'oreilles, plus ou moins abondants et souvent d'une durée interminable.

Il existe aussi dans le monde et même parmi les médecins un préjugé qui tend à faire regarder ces écoulements comme un émonctoire salutaire, chez les enfants surtout.

Si cette otorrhée siégeait en un tout autre endroit que sur les membranes délicates et si importantes de l'oreille, il n'y aurait pas grand péril à la considérer comme une suite ou une conséquence des gourmes ; mais la structure de l'oreille est rapidement compromise et même plus ou moins détruite par ces suppurations prolongées, et les malades peuvent rester plus ou moins sourds, et souvent d'une manière irrémédiable, à la suite de ces flux chroniques.

C'est donc une erreur qu'il faut chercher à déraciner en raison des funestes résultats que je viens de rapporter.

Je l'ai déjà dit bien des fois, les écoulements d'oreilles, pour peu qu'ils durent quelque temps, et par ces mots je n'entends ni des mois ni des années, finissent par causer dans l'appareil de l'ouïe des désordres très-graves. Les membranes si ténues qui concourent à former cet organe délicat et vraiment merveilleux s'enflamment au contact prolongé du pus, se ramollissent, se perforent ; quelques-unes même, comme la cloison tympanique, peuvent être rongées par l'*acrimonie* des humeurs, comme disaient les anciens. On comprend dès lors que la fonction importante de l'ouïe est plus ou moins compromise, et souvent perdue sans espoir de retour. Si le malade est un enfant (et c'est le cas le plus commun), le sens de l'ouïe, qui n'est à vrai dire que la porte de l'intelligence, se trouve ainsi malheureusement fermé, et le malade presque réduit à la condition de sourd-muet.

Gardons-nous bien de croire qu'il y a de l'exagération dans ce langage. Je n'ai point rembruni à dessein ce tableau. J'ai seulement dit la vérité sans réticence ni atténuation. Ma position à la tête d'un dispensaire important, où je vois en grand nombre des enfants devenus sourds à la suite de flux d'oreilles longtemps négligés, me faisait un devoir d'exprimer à cet égard ma pensée tout entière. C'est pour moi une conviction profonde.

Que de fois j'ai vu avec chagrin des mères s'opposer formellement à ce que l'on traitât par des remèdes convenables les écoulements d'oreilles de leurs enfants, et qui après avoir abandonné pendant un certain temps la maladie à elle-même, nous ramenaient ensuite ces petits êtres dans un état de surdité presque complète ! Les élèves et les jeunes médecins qui ont fréquenté mon dispensaire, ont eu très-souvent sous les yeux ces tristes résultats d'un vieux préjugé et d'autant plus difficile à détruire.

Ces réflexions, bien longues sans doute, étaient indispensables pour montrer l'importance du sujet que je vais esquisser brièvement.

Causes. — Les écoulements d'oreilles se manifestent dans la plupart des affections de cet organe et souvent dans des circonstances extrêmement différentes :

1° Dans les inflammations catharrales, phlegmoneuses ou périostiques du conduit ;

2° Comme complication presque obligée des corps étrangers vivants ou inanimés qui ont séjourné quelque temps à l'intérieur du conduit, et aussi des concrétions cérumineuses, des exostoses, etc.

3° Dans les phlegmasies de la membrane du tympan (surtout la phlycténulaire) (1), dans l'otite goutteuse et syphilitique (2) ;

4° Dans le catarrhe de l'oreille moyenne ; le phlegmon de cette cavité, des cellules mastoïdiennes, la carie, la nécrose des parties osseuses de l'oreille et du rocher lui-même.

5° On observe encore et très-souvent les écoulements puriformes et sanguinolents de l'oreille pendant la durée des exanthèmes fébriles et des fièvres graves (rougeole, scarlatine, variole, fièvre typhoïde, érysipèle de la face et aussi chez les phthisiques.

6° Enfin, c'est un symptôme prémonitoire des plus importants de l'évolution commençante d'un polype, d'un fongus du rocher et de la dure-mère, etc.

7° Ajoutons enfin qu'on a vu quelquefois un abcès des

(1) *Leçons cliniques*, 1re partie, p. 50.
(2) *Ibid.*

amygdales et du pharynx se faire jour par la trompe d'Eustache et s'écouler par le conduit auditif après avoir déchiré la cloison tympanique. Ces exemples ne sont pas très-rares, et j'en ai rapporté plusieurs dans ces *Leçons*.

Description. — Une remarque importante et qui me paraît dominer toutes les autres, doit trouver place ici. L'expérience a démontré de la manière la plus évidente qu'il y a souvent un élément scrofuleux dans les écoulements ou suintements devenus chroniques, quel que soit d'ailleurs leur siége. Or, les affections catarrhales chroniques des oreilles présentent une analogie frappante avec le suintement que l'on rencontre souvent dans les inflammations puro-muqueuses des paupières, des fosses nasales, de l'utérus, de l'urèthre, etc.

On comprend dès lors la ténacité de certains flux d'oreilles et la résistance opiniâtre qu'ils opposent à la thérapeutique. On comprend aussi que ce n'est le plus souvent qu'une des *formes larvées* par lesquelles se manifeste la scrofule chez un jeune sujet. Ces considérations devront toujours être présentes à l'esprit du praticien quand il s'agit de porter un pronostic et d'instituer un traitement; mais examinons d'abord ces écoulements d'oreilles dans leurs symptômes, et surtout étudions la manière de les distinguer les uns des autres.

Symptômes. — Ils sont anatomiques et physiologiques.

I. Les symptômes anatomiques sont primitifs et secondaires.

A. Symptômes anatomiques primitifs : 1° La rougeur; 2° la tuméfaction ; 3° l'écoulement ; 4° les croûtes ; 5° les ulcérations (du conduit, des bords du pavillon, du cou, etc.).

B. Secondaires : 1° Ramollissement des membranes ; 2° perforation de la cloison ; 3° chute d'un ou de plusieurs osselets ; 4° l'ostéite, la carie du rocher, la nécrose ; 5° les granulations, polypes, fongus, qui apparaissent presque constamment à la suite des *otorrhées* chroniques et surtout chez les sujets lymphatiques ou strumeux ; 6° l'engorgement des ganglions du cou et sous-maxillaires.

II. Les symptômes physiologiques sont : 1° la douleur ; 2° l'odeur ; 3° l'éréthisme ; 4° la torpeur de l'ouïe ; 5° les bourdonnements ; 6° la surdité plus ou moins complète et toujours en rapport avec les lésions anatomiques de l'organe souffrant.

Reprenons chacun de ces symptômes séparément.

1° *Rougeur.* — Dans tout écoulement d'oreilles, même chronique, on trouve une certaine rougeur du conduit auditif, que cette rougeur soit causée par l'inflammation primitive mal éteinte, ou qu'elle soit entretenue par la stagnation du pus âcre et fétide dans les anfractuosités du conduit. Il est bien rare aussi que le pourtour de l'oreille ne présente pas une nuance plus ou moins rosée, rougeâtre et quelquefois bleuâtre.

Mais le point le plus important, c'est le siége même tout particulier de cette rougeur dans les différents écoulements de l'oreille : ainsi, dans l'écoulement dû au catarrhe de l'oreille externe, la rougeur occupe surtout l'orifice du conduit, le tragus, etc.

Dans la phlegmasie du tympan, c'est la partie supérieure de l'hélix qui est rouge et luisante.

Dans le catarrhe de l'oreille moyenne, la rougeur occupe l'apophyse mastoïde, etc.

La rougeur est franche et légitime dans le catarrhe du conduit et fixée à un seul point; bleuâtre et diffuse dans l'écoulement de l'otite phlycténulaire; dans les phlegmasies profondes de la caisse, cette rougeur rappelle tout à fait celle des phlegmons.

2° *Tuméfaction.* — Elle occupe les mêmes régions que

la rougeur, et présente les mêmes modifications ; faisons remarquer cependant qu'elle n'est jamais plus intense que dans l'écoulement catarrhal ou blennorrhagique. Dans ce cas, elle peut déterminer l'oblitération momentanée du conduit par suite du gonflement de ses parois.

3° L'écoulement lui-même présente des particularités curieuses à étudier : franchement purulent, jaune, très-abondant, peu odorant dans le catarrhe ; demi-séreux, fluide, blanchâtre, horriblement fétide dans l'otorrhée scrofuleuse, mêlé de grumeaux, etc.

D'un jaune verdâtre et mêlé de mucosités filantes semblables au blanc d'œuf quand la matière vient de l'intérieur de la caisse ; il est toujours strié de sang, rouge, en plus ou moins grande abondance, quand il est le symptôme de granulations, d'un polype, d'un fongus à l'état naissant. Enfin, je l'ai vu remplacé brusquement par une hémorrhagie quelquefois considérable, souvent mortelle, chez les enfants convalescents de fièvre grave, la scarlatine surtout (1), et aussi dans la carie et la nécrose du rocher, quand une esquille ou un séquestre a ulcéré la carotide interne à son passage dans le canal carotidien au centre du rocher.

J'ai vu aussi l'écoulement catarrhal de l'oreille remplacé par une perte de sang supplémentaire chez les jeunes filles mal réglées, celles surtout chez lesquelles l'ovulation était pénible et irrégulière.

4° Souvent la matière de l'écoulement se concrète, et il se forme des croûtes dans le conduit et sur les bords de l'orifice du méat auditif, de manière à en déterminer l'obstruction.

5° Des ulcérations se voient très-souvent dans toute

(1) *Gazette des hôpitaux*, 19 janvier 1864.

l'étendue du conduit auditif pendant la durée de l'écoulement ; même on doit noter la *desquamation de l'épithélium* de ce même conduit comme un des accidents primitifs déterminés par l'otorrhée.

B. Les symptômes secondaires sont le ramollissement des membranes, surtout de la membrane du tympan, la perforation de la cloison, la chute des osselets, l'ostéite, la carie, la nécrose du rocher, etc. ; les granulations, polypes, fongus, l'engorgement des ganglions sous-maxillaires, parotidiens et cervicaux.

II. *Symptômes physiologiques.* — La douleur ne manque jamais, ni dans les écoulements aigus ni même dans les flux chroniques. Son lieu d'*élection* est invariable :

1° C'est le tragus, pour l'écoulement catarrhal du conduit ; l'hélix, pour l'écoulement scrofuleux ; l'apophyse mastoïde, pour l'otorrhée suite de phlegmasie de la caisse et des cellules, etc.

2° L'odeur qui s'exhale des oreilles fluentes est vraiment repoussante et pathognomonique.

3° L'éréthisme, les bourdonnements n'ont rien de particulier, et nous renvoyons le lecteur à notre *Traité pratique* (1).

4° Les bourdonnements manquent rarement et n'ont aucun timbre spécial.

5° La surdité est toujours en rapport direct avec les lésions anatomiques, qui par conséquent doivent être prises en grande considération, surtout l'intégrité de la cloison, des osselets, du promontoire, et la conservation même partielle de la fonction, ou son abolition plus ou moins complète.

Diagnostic. — Le diagnostic de l'écoulement d'oreilles

(1) Voyez p. 95 à 112.

ressort naturellement de la vue du pus, qui s'échappe en plus ou moins grande abondance de l'oreille ; mais le diagnostic différentiel des divers écoulements entre eux est plus difficile.

Qu'un individu jusque-là bien portant soit atteint par un coup de vent, par le froid, et que ses oreilles ou seulement l'une d'elles vienne à présenter un écoulement purulent, évidemment, il n'y a pas de doute, c'est un écoulement catarrhal.

Qu'un malade présentant tous les signes du tempérament lymphatique et même strumeux, vienne à accuser une douleur violente dans l'oreille, puis une otorrhée *séreuse*, *caséeuse même*, le praticien sera mis sur la voie, et, s'aidant du spéculum et du réflecteur, il constatera facilement sur la cloison une ou plusieurs *phlyctènes*, témoignage certain de l'otite scrofuleuse.

Qu'un malade goutteux soit pris d'un écoulement d'oreilles, et vous constaterez l'élimination d'un ou plusieurs osselets ossifiés, tophacés, à travers la cloison perforée.

Chez un syphilitique, l'écoulement d'oreilles coïncidera soit avec une blennorrhagie *virulente* assurément, et aussi avec des plaques muqueuses à la gorge, des syphilides au cuir chevelu et sur le tronc, un chancre induré, etc.

Enfin, quand un écoulement d'oreilles existe depuis longtemps chez un sujet scrofuleux, il sera utile, pour compléter le diagnostic, de porter le stylet mousse avec douceur au fond du conduit auditif, afin de constater, par une exploration prudente, s'il n'existe pas quelque point du rocher carié et nécrosé.

PRONOSTIC. — Grave dans tous les cas, même dans l'écoulement simplement catarrhal, cet écoulement ayant la plus grande tendance à durer indéfiniment et à détruire les membranes importantes de l'oreille, après les avoir ramollies par une macération prolongée dans le pus qui les baigne.

Mais la gravité prend un caractère bien autrement alarmant dans les écoulements liés à un état scrofuleux de la constitution, et cela en raison de la difficulté de combattre avec succès cette diathèse presque indomptable.

La gravité est moindre dans l'otorrhée syphilitique, à cause du spécifique que nous possédons.

La gravité est relative chez les vieillards goutteux, etc.

COMPLICATIONS. — La méningite, les épanchements de pus dans le crâne, sont des complications redoutables que j'ai longuement décrites dans mon *Traité des maladies de l'oreille*, p. 299 et suiv. Je dois donc y renvoyer le lecteur.

TRAITEMENT. — Il ne diffère pas de celui que réclament les différentes causes qui ont amené l'écoulement. Un mot seulement. Dans l'écoulement catarrhal simple :

1° Les injections avec le sulfate de cuivre doivent être mises en usage d'après les formules :

N° 1. —	Eau de roses	100	grammes.
	Sulfate de cuivre	4	—

Mêlez.

N° 2. —	Eau distillée	100	grammes.
	Pierre divine	10	—

Mêlez.

2° Les fumigations aromatiques, balsamiques et astringentes sont aussi fort utiles et sont vraiment la partie la plus importante du traitement.

3° Chez les sujets scrofuleux, la médication générale doit marcher de front avec le traitement local. Ainsi, les iodures, les amers, l'huile de morue, un bon régime, le soleil, la fréquentation du gymnase, l'exercice, le coucher de bonne heure et certaines eaux minérales appropriées à la cure, les bains de mer, etc., etc.

Quant aux complications, telles que les perforations du tympan, la luxation des osselets, l'obstruction des trompes ou de la caisse, des soins spéciaux sont indispensables et ont été décrits ailleurs avec tous les détails nécessaires (1).

La méningite ou méningo-encéphalite sera traitée par les moyens ordinaires; mais l'épanchement de pus dans le crâne *est un accident mortel* au-dessus des ressources de l'art. C'est donc à le prévenir que le praticien devra surtout apporter son attention. Il en est de même des hémorrhagies, par suite de l'ulcération d'un gros vaisseau sanguin (2).

CHAPITRE X.

DES ÉCOULEMENTS DE SANG PAR L'OREILLE.

L'écoulement de sang par l'oreille est un symptôme si commun dans la pratique; les causes qui le produisent sont si nombreuses et si variées; la difficulté de les distinguer les unes des autres est si grande; le pronostic, toujours grave, commande parfois tant de réserve; le traitement lui-même exige des soins si particuliers de la part du chirurgien, qu'il nous a semblé utile de résumer en quelques pages ce que l'expérience nous a appris sur ce sujet.

Peu d'auteurs en ont parlé, et il n'est pas connu.

CAUSES. — Les causes de l'otorrhagie sont :

A. Traumatiques. — Les causes traumatiques sont elles-mêmes :

(1) *Leçons cliniques*, 1re partie, et, plus loin, chap. XI et XVII.

(2) *Gazette des hôpitaux*, 19 janvier 1864, et chap. X.

I. Traumatiques accidentelles.

II. Traumatiques chirurgicales.

Par causes traumatiques accidentelles, nous entendons :

1° La fracture du rocher ;

2° Les blessures du conduit auditif :

a. Par des instruments ou des corps piquants, tranchants, contondants; par exemple, tous les corps étrangers de l'oreille, ainsi : les aiguilles, épingles, les cure-oreilles, les ongles, les fragments de bois, de pipe, d'allumettes, de perles, de verre, un grain de chapelet ; et aussi les corps étrangers animés, tels que : mouches, puces, fourmis, grillons, vers de toutes sortes, perce-oreilles, qui, par leurs suçoirs ou leurs tarières, font une plaie anx membranes des conduits, du tympan même, et déterminent un écoulement de sang.

b. Les plaies par rupture de la membrane du tympan ; cette rupture peut être causée :

Par les quintes de toux de la coqueluche ;

De la bronchite simple ;

De l'asthme ;

Par un éternument violent et répété ;

Par l'action de se moucher ;

Par le cathétérisme des trompes d'Eustachi ;

Par la strangulation et la pendaison ;

Par un coup de poing sur le côté correspondant du crâne, ainsi que cela arrive chez les boxeurs (1).

II. *Causes traumatiques chirurgicales.* — Dans ce cas, l'écoulement de sang est provoqué, dans un but thérapeutique :

a. Par les scarifications de la membrane du conduit auditif externe ;

(1) R. Wilde, *Injuries of the tympanum*, p. 225.

b. Par la ponction ou la perforation de la membrane du tympan ;

c. Par l'ouverture des abcès de la membrane du conduit, du tympan même, spontanée ou artificielle ;

d. Enfin, par les tentatives malheureuses d'extraction de corps étrangers, et aussi de cathétérisme, comme nous l'avons vu tout à l'heure.

B. Causes pathologiques. — L'écoulement de sang par l'oreille accompagne :

1° Les granulations du conduit auditif, suite d'otorrhée ;

2° Les concrétions cérumineuses vieilles et durcies, qui ont exfolié l'épiderme du conduit ;

3° Les otites chroniques avec destruction partielle ou totale de la cloison, et fongosités de la membrane muqueuse de la caisse ;

4° L'épanchement de sang à la base du crâne, à la suite de l'apoplexie. Le sang filtre par le trou auditif interne, le long du nerf acoustique, rompt le cul-de-sac arachnoïdien, pénètre dans l'oreille interne et moyenne, et s'écoule par le conduit auditif externe, à travers la cloison déchirée. J'en ai rapporté un exemple remarquable (1) ;

5° L'otorrhagie se montre encore pendant l'évolution des polypes de l'oreille, des fongus du rocher et de la dure-mère ;

6° Dans la carie, la nécrose du rocher, les abcès et ulcères scrofuleux qui leur succèdent.

Enfin nous étudierons :

C. L'otorrhagie substitutive ou supplémentaire des règles, par exemple.

Description. — *A.* Hémorrhagie traumatique accidentelle :

(1) Voyez *Traité pratique*, p. 443, obs. CXLVI.

1° *Fracture du rocher.* — Tous les praticiens savent que dans les fractures de tête par cause indirecte ou par contre-coup, le rocher peut être brisé transversalement; si dans ce cas les sinus pétreux sont ouverts et la membrane du tympan rompue, un écoulement sanguin a lieu par l'oreille du côté lésé, immédiatement après l'accident et peut durer plusieurs jours. — Dans un cas rapporté par Lazare Rivière, il s'écoula un kilogramme et demi de sang. — Si la fracture est double, l'otorrhagie a lieu des deux côtés. La nature et la soudaineté de l'accident, par exemple : un coup, une chute sur la tête ou les pieds, l'instantanéité surtout du flux sanguin par l'oreille, ne permettent pas le moindre doute. En effet, on peut affirmer que l'otorrhagie dans ce cas est un symptôme de fracture du rocher. C'est là une des vérités les moins contestées en chirurgie.

A. Cooper a cependant rapporté l'observation d'un boxeur qui perdit une quantité considérable de sang par l'oreille, à la suite d'un violent coup de poing appliqué sur le côté correspondant de la tête; la membrane du tympan seule était rompue.

2° On observe souvent aussi, à la suite de violences exercées sur le maxillaire inférieur, sur le *menton* par exemple, des fractures du temporal avec écoulement de sang par l'une ou l'autre oreille; les cas de ce genre seraient sans doute plus fréquents si le cartilage interarticulaire de l'articulation temporo-maxillaire n'amortissait pas l'effet des coups et des chutes sur le menton. Chez les personnes âgées, chez lesquelles la paroi antérieure du conduit auditif est amincie et trouée; un coup, une chute sur le menton peuvent causer très-facilement une fracture en cet endroit et une hémorrhagie par l'oreille (1).

(1) Troëltsch, *Anatomie de l'oreille*, p. 28.

M. le docteur Morvan (1) a rapporté cinq cas d'hémorrhagie par l'oreille, à la suite de violences exercées sur le menton. D'après lui, il y aurait eu chaque fois fracture de la cavité glénoïde. Quatre malades ayant guéri, on ne put que soupçonner la fracture; mais le cinquième malade ayant succombé à des accidents cérébraux, on constata l'existence d'une fracture de la cavité glénoïde, s'étendant au rocher et au sphénoïde.

De son côté, Veltolini, de Dresde (2), a rapporté une observation fort intéressante d'hémorrhagie par l'oreille, déterminée par une fracture du maxillaire inférieur, avec fissure de la base du crâne, constatée à l'autopsie.

3° *Plaies et blessures du conduit auditif et du tympan.* — *a.* Les corps étrangers de l'oreille, animés ou inanimés, peuvent blesser les membranes de cet organe délicat et donner lieu à un écoulement de sang. Dans cette catégorie se rangent les blessures produites par les aiguilles, épingles, fragments de verre, de perles, de cailloux, etc.

L'examen des commémoratifs d'abord, et ensuite l'inspection directe du conduit auditif feront aisément reconnaître le lieu d'où vient l'écoulement de sang, la cause qui l'a produit et les symptômes qui l'accompagnent. Quand l'otorrhagie est déterminée par la piqûre d'un insecte, les commémoratifs ont encore une grande valeur; ainsi, dans les observations que l'on connaît, le malade était atteint d'otorrhée depuis longtemps; il habitait la campagne pendant l'été, même il s'était endormi au milieu des champs; il avait été réveillé par une violente douleur d'oreille, et un écoulement sanguin n'avait pas tardé à paraître.

Tels sont les points les plus remarquables consignés dans

(1) *Archives générales de médecine*, décembre 1856.

(2) In *Arch. de Wirchow*, t. XVIII, p. 49.

les observations de Fabrice de Hilden, de Ravaton, d'Itard, et que j'ai rapportés ailleurs (1). Puis, si l'on vient à examiner le conduit auditif à l'aide du spéculum, du réflecteur et de la loupe, on constate facilement la présence d'une épingle, d'une fourmi, d'une mouche, etc., attachées aux parois du conduit ou à la membrane du tympan, et ayant produit une ou plusieurs piqûres, d'où l'on voit sortir le sang.

b. L'otorrhagie est encore plus souvent produite par la rupture de la cloison tympanique dans les circonstances suivantes :

1° Pendant les quintes de toux de la coqueluche (2), de l'asthme, ainsi que Tulpius en a cité deux exemples (3); 2° pendant l'éternument (4); 3° pendant la strangulation ou la pendaison; 4° pendant le cathétérisme des trompes d'Eustachi; 5° quand on s'élève sur les hautes montagnes ou en descendant dans les vallées profondes.

Dans tous ces cas, le mécanisme de la rupture du tympan est facile à comprendre; ainsi, pendant les quintes de toux de la coqueluche, de l'asthme, etc., l'air chassé avec violence dans la trompe d'Eustachi, pénètre brusquement dans la caisse de l'oreille et vient faire effort contre la membrane du tympan; celle-ci ne pouvant opposer qu'une faible résistance, en raison de la délicatesse de son tissu, se rompt et se déchire dans le point le plus mince de sa surface, c'est-à-dire dans le voisinage de l'insertion du manche du marteau. Cette déchirure était triangulaire une fois, linéaire sept fois dans les huit cas que j'ai rapportés.

(1) *Traité pratique des maladies de l'oreille*, avec figures. Paris, 1857.

(2) *Gazette des hôpitaux*, janvier 1863, et *Leçons cliniques*, 1re partie, p. 186.

(3) Itard, t. I, p. 313.

(4) *Ephem. nat. cur.*, déc. 2, ann. 9, obs. XXVI.

Fabrice de Hilden avait déjà vu (1) et j'ai observé aussi moi-même une rupture de la membrane du tympan gauche avec otorrhagie considérable, survenues pendant les vomissements de l'ivresse. L'ouïe resta fort dure de ce côté. J'ai vu aussi le même accident chez les baigneurs qui, dans la saison des bains froids, se jettent dans l'eau d'une grande hauteur.

Chez les artilleurs, la membrane du tympan est également brisée de la même manière, c'est-à-dire par la colonne d'air qui s'engouffre avec violence dans le conduit auditif pendant la détonation des pièces de gros calibre (2). J'ai vu aussi la rupture du tympan et l'otorrhagie déterminées par un violent coup de tonnerre.

c. L'écoulement de sang se montre également par les oreilles chez les pendus et chez les individus qui ont subi la strangulation. W. Wilde et le professeur Geoghegan, de Dublin (3), qui les premiers ont appelé l'attention sur ce fait remarquable, attribuent encore ici l'hémorrhagie à la rupture tout à la fois de la membrane muqueuse, de la caisse et de celle du tympan. La figure que Wilde a jointe à son texte nous a paru très-démonstrative, et nous la reproduisons sous le numéro 5. Comme on le voit par cet exemple, la déchirure est cordiforme et située immédiatement à côté et en avant du manche du marteau.

Voici ce que dit Wilde (4) : « Towards its posterior at-» tachement, a little behind and below the tubercule of the » mulleas, the membrane was red, and presented the trian-» gular aperture shown in the accompanyng representation. »

La source de l'hémorrhagie, ainsi que je l'ai déjà dit, venait de la membrane muqueuse de l'oreille moyenne : le

(1) Cent. 5, obs. XII.

(2) Voyez *Leçons cliniques*, 1re partie, p. 188 et suiv.

(3) *Practical observation on aural Surgery*, p. 324.

(4) *Aural Surgery*, p. 324, 325.

sang échappé aux bouches béantes des vaisseaux rompus de la muqueuse, après avoir distendu les cavités de l'oreille, s'était fait jour au dehors par le conduit auditif, en brisant la cloison du côté gauche seulement.

Le même auteur ajoute : Qu'on ne voit jamais d'écoulement de sang par l'oreille chez les sujets qui accomplissent volontairement leur projet de suicide à l'aide de la corde, mais seulement chez ceux qui sont pendus par la main du bourreau.

Telle était aussi probablement la source de l'hémorrhagie qui se fit par l'oreille chez ce paysan âgé de vingt ans dont parle Littre (1) : « Il avait été violemment étranglé par un de ses camarades dans une rixe après boire : un flot de sang jaillit à l'instant par les deux conduits auditifs ; il se rétablit, mais une surdité complète persista avec mutisme.

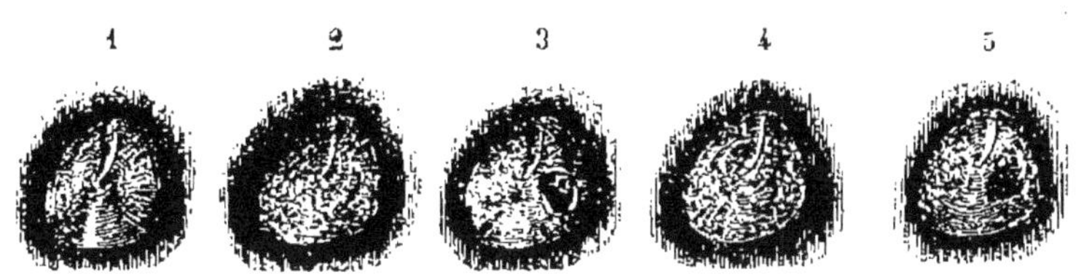

Ces figures sont tirées des dessins de ma collection particulière.

Fig. 1. — Membrane du tympan à l'état normal avec le segment brillant (triangle lumineux des auteurs).
Fig. 2. — Déchirure linéaire et verticale dans la coqueluche.
Fig. 3. — Déchirure triangulaire oblique, à lambeaux, dans la coqueluche, chez les enfants strumeux.
Fig. 4. — Déchirure en étoile ou en éventail chez les artilleurs.
Fig. 5. — Déchirure cordiforme chez les pendus.

C'est encore dans cette catégorie que l'on doit ranger l'otorrhagie présentée par des voyageurs qui s'élèvent à de

(1) In *Mém. de l'Acad. des sciences*, année 1705.

grandes hauteurs, sur les montagnes par exemple, et chez ceux qui descendent rapidement dans les vallées profondes : la diminution ou l'augmentation brusque de la pression atmosphérique à la surface de la membrane du tympan peuvent en déterminer la rupture, ou bien permettre au sang d'échapper à l'action des capillaires ténus et sans paroi.

II. La main du chirurgien peut aussi être la cause directe de l'otorrhagie : ainsi, quand vous sondez la trompe d'Eustachi, pour peu que la membrane du tympan soit ramollie à l'avance par une phlegmasie chronique, strumeuse le plus souvent, la moindre insufflation brisera la cloison, et donnera lieu à un écoulement sanguin immédiat et abondant (1).

D'autres fois, c'est dans un but thérapeutique que le chirurgien produira une perte de sang : ainsi, dans les ponctions de la cloison destinées à évacuer les collections muqueuses ou purulentes de la caisse ; ainsi, pendant les scarifications de la membrane du conduit ; enfin, pendant les tentatives malheureuses pratiquées pour extraire un corps étranger de l'oreille, un écoulement de sang peut venir tout à coup arrêter le chirurgien, soit que l'instrument dont sa main est armée ait éraillé la membrane ténue du conduit, ou bien, ce qui est plus fréquent, qu'en cherchant à saisir le corps étranger (quand il existe), on l'ait brusquement refoulé dans la caisse, à travers la cloison tympanique déchirée ou détruite, durant ces efforts d'extraction par le chirurgien lui-même et presque toujours à son insu.

B. Otorrhagies pathologiques. — Nous trouvons en premier lieu :

1° L'écoulement sanguin, souvent mêlé de pus, qui a lieu par le conduit auditif pendant la durée des fièvres

(1) Voyez *Leçons cliniques*, 1re partie, p. 151 et suiv.

graves, telles que la fièvre typhoïde, la variole, les abcès du conduit, etc., et dont j'ai rapporté un grand nombre d'exemples (1).

2° Les granulations du conduit auditif. Ces excroissances morbides, qui accompagnent presque toujours le catarrhe chronique, donnent souvent lieu à des écoulements sanguins, quelquefois assez abondants, chez les sujets débiles, lymphatiques ou strumeux. J'ai été consulté ces jours derniers par un étudiant qui avait perdu ainsi un verre et demi de sang en une seule fois.

Le simple examen au spéculum suffit pour lever tous les doutes à cet égard, surtout quand on peut y joindre un excellent éclairage.

3° Quand de vieilles concrétions cérumineuses, condensées et devenues presque aussi dures qu'un silex, ont longtemps comprimé les parois du conduit auditif, sur lequel elles se moulent, l'épithélium, ramolli et adhérent à la masse morbide, se détache ordinairement avec elles d'un seul bloc ou par fragments, sous l'influence des divers moyens employés à cet effet; mais le corps papillaire du derme du conduit hypertrophié et soudain mis à nu fournit très-souvent une petite hémorrhagie, sans importance, il est vrai, mais qui effraie le patient, et lui fait perdre tout ou partie de sa confiance envers son chirurgien.

Sachons bien que dans ces circonstances l'écoulement de sang était inévitable, même en usant de toutes les précautions possibles; seulement le malade s'imagine avoir été opéré par une main maladroite ou mal exercée, et il est douteux qu'il revienne vous demander de nouveaux soins. Il faut accepter ces tribulations avec une calme résignation.

(1) *Traité pratique des maladies de l'oreille*, p. 226 et suiv.

4° Dans les otites chroniques, scrofuleuses le plus souvent, accompagnées de destruction de la cloison, avec granulations de la membrane muqueuse de la caisse, on remarque encore, et fréquemment, une otorrhagie quelquefois assez rebelle pendant la toux de la bronchite, de la coqueluche, pendant les accès de colère des enfants et accompagnés de cris, etc.

Le raptus sanguin qui se fait alors vers la tête détermine la congestion des granulations de la muqueuse de la caisse, y produit même la rupture de quelques vaisseaux capillaires, et consécutivement le flux sanguin.

Ce même flux sanguin se montrera encore et constamment pendant que vous chercherez à explorer à l'aide d'un stylet mousse ces mêmes granulations, afin de connaître leur nombre, d'apprécier leur consistance, leur implantation, etc.

5° C'est de la même manière que se manifeste aussi le flux sanguin pendant l'exploration des polypes ou des fongus de l'oreille à l'aide du stylet ou de la sonde, et cependant il est impossible d'avoir une idée nette de la profondeur et du nombre de leurs racines sans employer ce mode d'exploration.

6° La carie, la nécrose des os du rocher, les abcès scrofuleux et les otites secondaires qui accompagnent les fièvres graves, la phthisie, peuvent donner lieu à des hémorrhagies mortelles. Ainsi, quand la nécrose occupe le canal carotidien creusé dans le rocher, si une esquille vient à blesser ou ulcérer la carotide interne, le sang jaillit en abondance par l'oreille du côté malade : ces hémorrhagies ont toujours été suivies de mort dans les observations connues jusqu'ici et malgré toutes les ressources de la chirurgie, même la ligature du tronc carotidien. Un des exemples les plus remarquables qui aient été publiés se trouve relaté dans la *Gazette des hôpitaux* du 29 juillet 1861. On trouve encore un fait semblable dans le *Traité de la suppuration* de M. Chassaignac.

Les docteurs Porter (1) et Syme (2) ont aussi rapporté chacun un cas analogue et terminé par la mort.

Dans le cas du docteur Porter, il s'agit d'un enfant de neuf ans qui, à la suite d'une scarlatine, avait présenté une otorrhée abondante et une hémiplégie faciale du côté droit malade. Vers la sixième semaine de la convalescence, l'enfant fut pris tout à coup d'une hémorrhagie foudroyante par l'oreille droite, et il succomba sous les yeux du docteur Porter. L'ouverture du corps fut refusée, mais l'auteur pense avec raison, selon nous, qu'une ulcération de la carotide a pu seule causer une mort aussi rapide.

Dans le second cas, attribué à Syme, nous voyons encore un enfant convalescent de scarlatine atteint d'otorrhée, et qui durant cinq semaines eut des hémorrhagies abondantes et répétées par l'oreille, qui finirent par amener la mort, malgré la ligature de la carotide primitive.

A l'examen cadavérique, Syme fut étrangement surpris de trouver la carotide tout à fait saine ; mais la source de l'hémorrhagie par l'oreille venait du sinus pétreux supérieur, largement ulcéré par un séquestre du rocher. Ce fait doit tout particulièrement fixer l'attention.

Dans un cas rapporté par M. See, une hémorrhagie grave et répétée de l'oreille, survenue dans le cours d'une otorrhée chronique, fit aussi périr le malade : à l'autopsie, on constata une érosion de la carotide interne (3).

Dans un cas rapporté par Toynbee (4), une hémorrhagie

(1) Docteur Porter, *In the first vol. of docteur Graves's Clinical medicine.*

(2) Docteur Syme, in *The Edinburg monthly Journal*, n° 3.

(3) *Bulletins de la Société anatomique*, 1856.

(4) *A Descript. catalogue*, n° 812.

par l'oreille, suivie de mort, reconnaissait pour cause l'érosion du golfe de la veine jugulaire. Cette érosion était déterminée par une carie de la caisse du tympan. Cet accident ne doit pas surprendre, puisque le golfe de la veine jugulaire n'est recouvert que par le plancher de l'oreille moyenne, fort mince en cet endroit.

7° Les fongus de la dure-mère peuvent aussi pénétrer dans les cavités de l'oreille, après avoir détruit les membranes et les os; un des prolongements du fongus vient alors faire saillie dans le conduit auditif externe, donne lieu à des pertes de sang et peut induire en erreur un praticien même expérimenté, ainsi que cela est arrivé chez les trois malades de Voisin, de Versailles (1), dont Thibault nous a conservé l'histoire.

C. Hémorrhagie supplémentaire ou substitutive. — L'otorrhagie substitutive ou supplémentaire peut être rapportée à deux ordres de causes bien distincts :

Ou elle remplace un flux normal, comme le flux menstruel ; ou elle succède à des écoulements accidentels provenant d'hémorrhoïdes, d'anciens ulcères, etc.

Ou bien le flux sanguin par l'oreille vient suppléer à l'insuffisance de la menstruation.

On a vu aussi des hémorrhagies nasales, buccales, oculaires, se montrer pendant ou après les règles, et jouant ainsi le même rôle que l'hémorrhagie par l'oreille. Un ancien auteur, Glaser, a même écrit toute une dissertation sur ce sujet (2) dans un petit livre entièrement ignoré aujourd'hui.

J'ai moi-même été consulté une fois par une jeune demoiselle de dix-sept à dix-huit ans, demeurant rue Saint-

(1) Thibault, Thèse. Paris, 1816, p. 20 et suiv.

(2) *De aurium sanguinis fluxu.* In-4, 1680.

Martin, et qui présentait un écoulement de sang par l'oreille gauche chaque fois qu'elle avait ses règles.

J'examinai avec soin les deux oreilles, et je trouvai celle du côté droit parfaitement saine. Quant à l'oreille gauche, siége de l'écoulement sanguin, coïncidant avec les menstrues, il me fut aisé de reconnaître les lésions suivantes :

La membrane du tympan était presque complétement détruite, et de grosses granulations rougeâtres occupaient l'oreille moyenne et en remplissaient la cavité. C'était même de la surface de ces granulations que suintait le sang à l'époque des règles, ainsi que j'ai pu m'en assurer directement.

La mère, interrogée sur la santé antérieure de sa fille, nous affirma qu'étant enfant, elle avait eu un écoulement purulent par la même oreille gauche, lequel existait à l'époque de la première menstruation, et s'était trouvé remplacé par le flux sanguin qu'on voyait aujourd'hui.

Dans l'intervalle des règles, l'écoulement purulent reprenait son cours. Il m'a été donné depuis lors d'observer encore deux autres faits semblables et dans des circonstances analogues. Les flux purulent et sanguin alternaient.

On pourrait appeler cette hémorrhagie par l'oreille *épistaxis auriculaire*, la rapprochant ainsi de l'*épistaxis utérine*, avec laquelle elle me paraît avoir la plus grande ressemblance dans ce cas particulier.

Diagnostic. — Le diagnostic de l'écoulement de sang résulte de la vue même du sang qui s'échappe de l'oreille en plus ou moins grande abondance; mais le diagnostic différentiel des diverses otorrhagies présente souvent de graves difficultés, et par conséquent exige quelques développements.

Ainsi, pour l'otorrhagie symptomatique d'une fracture

du rocher, on est mis sur la voie par les commémoratifs, une chute, un coup, l'écoulement immédiat du sang de l'oreille, etc., et l'on arrive sûrement au diagnostic en scrutant avec soin tous les autres signes des plaies de tête, sur lesquels je ne dois point insister en ce moment.

Il en est de même pour les corps étrangers dont l'introduction dans le conduit auditif a déterminé un écoulement sanguin : on apprendra que le malade s'est introduit dans l'oreille une épingle, une aiguille, un fragment de verre, etc.; ou bien qu'il s'est endormi dans les champs, à la campagne, pendant l'été, et qu'à son réveil, il a éprouvé une douleur d'oreille accompagnée de flux sanguin; dans ce cas, on peut être sûr qu'un insecte a pénétré dans le conduit auditif, et que l'écoulement de sang résulte de la piqûre faite aux membranes. D'ailleurs, un examen attentif à l'aide du spéculum et d'un éclairage convenable ne tardera pas à donner au diagnostic toute la certitude désirable.

Quant à l'hémorrhagie venant de la rupture de la membrane du tympan pendant les quintes de toux, de la coqueluche, le cathétérisme des trompes d'Eustachi, la strangulation, etc., les moindres renseignements suffiront pour lever toute incertitude.

Mais les difficultés sont bien autrement sérieuses quand il s'agit de reconnaître la cause de l'écoulement de sang qui accompagne parfois les altérations pathologiques chroniques de l'oreille. S'il s'agit d'amas de matière cérumineuse durcie, le simple examen avec le spéculum pourra suffire; mais si l'on a devant les yeux des granulations, un fongus, un polype de l'oreille, le diagnostic différentiel ne laissera pas que d'être fort obscur dans certains cas. Cependant si le malade est scrofuleux, qu'il soit atteint d'otorrhée chronique, l'écoulement de sang même abondant tirera sa source des granulations de la membrane muqueuse de la caisse, et il sera toujours possible de s'en assurer en explorant cette cavité profonde à l'aide du spéculum, d'un réflecteur et d'un stylet mousse. Le moindre attouchement pratiqué avec le stylet fera paraître de nouveau un suintement sanguin, et à l'instant même; de même pour les polypes ou fongus profondément implantés sur le promontoire.

Quant aux fongus de la dure-mère, qui à une période avancée de leur évolution viennent faire saillie au fond du conduit auditif et donnent lieu à des pertes de sang, le diagnostic se présente entouré des plus grandes difficultés, et l'on ne peut en vérité soupçonner qu'on a affaire à un fongus de la dure-mère qu'à dater du moment où un relief se laisse apercevoir sur le crâne. Tous les autres symptômes, tels que la céphalalgie, les douleurs, peuvent manquer, et les autres signes sont trop incertains (1).

L'hémorrhagie résultant de la carie, de la nécrose du rocher (2), des abcès scrofuleux secondaires, sera reconnue facilement par l'inspection directe à l'aide des moyens dont j'ai parlé plus haut, surtout en employant le stylet mousse, mais avec une extrême douceur, la plus petite percussion sur un séquestre du rocher pouvant le déplacer, s'il est mobile, l'enfoncer même, et déterminer une blessure mortelle de la carotide interne.

En ce qui concerne l'otorrhagie supplémentaire des règles, la coïncidence de l'époque menstruelle avec la perte de sang par l'oreille lèvera tous les doutes à cet égard et fournira les plus certaines indications à la thérapeutique.

Pronostic. — Il est grave dans tous les cas, — grave

(1) Thibault et Voisin, *loc. cit.*

(2) Société de chirurgie, juillet 1861. Graves, *loc. cit.*, et Chassaignac, *Traité de la suppuration*, t. I.

parce que la vie du malade peut être menacée, dans les fractures du crâne, par exemple, et aussi dans les fongus, les nécroses du rocher; et quand la vie elle-même n'est pas menacée, on peut encore craindre la perte plus ou moins complète du sens de l'ouïe, par exemple, dans les blessures du tympan, les déchirures de cette membrane importante, ou bien sa destruction plus ou moins étendue qui entraîne nécessairement avec elle la chute des osselets et l'abolition plus ou moins grande de la fonction auditive.

TRAITEMENT. — Il varie nécessairement selon les cas, et je n'aurais à faire ici que l'énumération des divers moyens qui se trouvent dans tous les traités et dont nous aurons à faire l'application sous vos yeux, à mesure que les lésions présentées par les malades nous en fourniront l'occasion. En conséquence, je vais citer quelques observations démonstratives.

OBSERVATIONS CURIEUSES DE LÉSIONS TRAUMATIQUES ACCIDENTELLES ET PATHOLOGIQUES DE L'OREILLE, AVEC HÉMORRHAGIE.

Comme on vient de le voir, les maladies de l'oreille accompagnées d'écoulement de sang sont toutes celles produites par des chutes, des coups; par l'introduction de corps étrangers dans le conduit extérieur de l'ouïe, tels que : aiguilles, épingles, les ongles des enfants; et aussi par des insectes : puce, grillon.

Le goût particulier qu'ils ont pour la cire qui s'y forme, les attire et les invite à s'y glisser pendant le sommeil; ils y séjournent volontiers, causent des douleurs, un écoulement de sang; les tintements, la surdité, les convulsions, etc., accidents graves qui méritent une sérieuse attention.

Les observations suivantes sont d'autant plus curieuses que les exemples en sont rares : et nous pensons que le praticien les consultera avec fruit.

Obs. XVI. — *Chute sur l'occiput. — Fracture du rocher. — Déchirure de la membrane du tympan. — Hémorrhagie par l'oreille. — Guérison.* — Un homme de cinquante-quatre ans, trébuche en montant le soir un escalier qui n'était pas éclairé ; il tombe à la renverse et dans sa chute l'occiput va heurter le mur avec violence. Des personnes qui descendaient quelques instants après, se heurtent contre un corps inerte : on fait luire un peu de lumière et c'est alors que M. X... est trouvé, couché sur le dos, sur le palier du deuxième étage. Le pauvre homme était sans connaissance et baigné dans une mare de sang ; on le transporta chez lui. Là, nous pûmes constater, une heure après l'accident, qu'il n'avait point de plaie, ni à la tête, ni au visage. Le sang s'écoulait encore de l'oreille gauche seulement, mais par gouttelettes rosées : un caillot noirâtre et à demi concret recouvrait le pavillon du même côté. L'oreille ayant été nettoyée et des compresses trempées d'eau froide étant appliquées à la surface, on se hâta de pratiquer une saignée, car les symptômes de commotion persistaient, malgré les sinapismes et autres moyens employés. L'effet répondit à notre attente.

Le lendemain matin, M. X... parut se réveiller et sortir comme d'un rêve, et j'arrive aux détails relatifs à l'oreille.

Un suintement séro-sanguin, très-abondant, s'écoulait encore du conduit auditif gauche ; comme le malade y accusait une vive douleur, nous l'examinâmes, et voici ce qui fut nettement constaté.

La surface externe de la membrane du tympan était couverte de caillots sanguins, mollasses, à demi détachés ; nous les enlevons avec précaution, à l'aide de petites boulettes de coton suspendues au bout d'un stylet mousse.

Puis à la faveur d'un excellent éclairage nous voyons distinctement une déchirure linéaire de la membrane du tympan, située à la partie supéro-antérieure et obliquement dirigée d'arrière en avant ; un écoulement roussâtre s'écoula de la déchirure, sous nos yeux, pendant l'examen que nous faisions.

Il n'y avait pas de doute : le malade avait une fracture du rocher, avec déchirure de la membrane du tympan.

Des boulettes de coton furent maintenues mollement au fond du conduit auditif pendant trois jours.

L'écoulement séro-sanguin ayant cessé, j'appliquai à la surface de la blessure de la cloison, un petit morceau de baudruche, trempée dans une goutte de collodion élastique.

Le malade fut saigné une deuxième fois, purgé convenablement. Il fut aussi maintenu à une diète modérée et à un repos complet.

La déchirure de la cloison fut cicatrisée dans l'espace d'une semaine, et quand la petite toile de baudruche se détacha spontanément vers le neuvième jour, la plaie était complétement fermée.

Obs. XVII. — *Chute sur le menton. — Fracture du conduit auditif, avec esquilles. — Hémorrhagie par l'oreille. — Guérison.* — Un commissionnaire de trente-cinq ans, en montant un escalier glissant, avec son crochet sur le dos, tomba sur la face, de manière que ce fut l'extrémité saillante du menton qui porta sur le rebord d'une des marches.

A l'instant il éprouva une vive douleur dans l'oreille droite, par laquelle le sang s'écoulait en petite quantité. Le malade pouvait à peine ouvrir la bouche et parlait très-difficilement. L'ouïe était dure de ce côté.

On l'amena le lendemain à ma clinique et voici ce que l'on constata :

On voyait manifestement sur le menton les traces de la contusion déterminée par la chute ; en regardant l'oreille on y apercevait encore des traces de sang coagulé ; après l'avoir abstergé, et en examinant le conduit auditif à l'aide du spéculum et d'un éclairage convenable, on put constater que la paroi antérieure de ce conduit qui est constituée par la paroi postérieure de la cavité glénoïde du temporal, présentait une bosselure, au centre de laquelle existait une petite plaie. Cette plaie contuse, de la largeur d'une petite lentille, laissait encore suinter un liquide sanguinolent.

En l'explorant avec le stylet, il me fut facile de percevoir une crépitation osseuse, due à une esquille mobile et faisant saillie dans la plaie.

A l'aide d'une pince appropriée, j'en fis l'extraction immédiate ; c'était en effet une portion osseuse, sorte de lamelle papyracée, détachée du conduit auditif et bien reconnaissable à la vue.

Nous avions donc sous les yeux une fracture du conduit auditif.

Pour tout traitement, la mâchoire inférieure fut maintenue dans l'immobilité à l'aide d'une fronde, pendant vingt-cinq jours.

La plaie du conduit auditif fut pansée avec le baume du Pérou, tous les deux jours, et la guérison eut lieu dans l'espace d'un mois.

Obs. XVIII. — *Coup de poing sur le menton. — Fracture du conduit auditif. — Hémorrhagie par l'oreille. — Guérison.* — Deux chiffonniers s'étant pris de querelle dans la rue, l'un d'eux renversa son adversaire en lui donnant un coup de manchette sous le menton.

A l'instant le sang jaillit par l'oreille gauche, et le malade avait grand'peine à ouvrir la bouche et à parler. Comme il n'entendait plus de ce côté, on l'amena quelques jours après à ma clinique.

Des grumeaux de sang remplissaient encore l'oreille, mais il n'y avait point de voussure, ni de plaie dans toute l'étendue du conduit : seulement, il était manifeste que le tympan était décollé de son cercle osseux, à son bord antérieur et que l'écoulement de sang venait de ce point-là.

Une fronde fut appliquée sous le menton, le conduit auditif tamponné, avec de petites boulettes de coton.

Je fus plus de quinze jours sans revoir le malade.

Quand il se présenta de nouveau, nous pûmes constater que le conduit auditif était rempli de pus ; après l'avoir abstergé, le segment antérieur de la cloison apparut avec une large perte de substance de 4 millimètres, au moins, de hauteur, sur 2 à 3 de largeur.

Comme le malade se plaignait de douleurs violentes dans cette oreille, je portai le stylet mousse sur le point perforé, et en sondant la paroi osseuse du conduit correspondant, on en vit se détacher une petite esquille de la grosseur d'une pointe d'épingle.

Dès lors il devint évident que cette esquille était le résultat de la fracture produite par le coup reçu au menton.

La teinture de myrrhe fut appliquée sur ce point. Ce pansement fut répété tous les deux jours.

Environ trois semaines après la chute de l'esquille, il n'y avait plus de suppuration dans le conduit auditif. Les mouvements de la mâchoire étaient à peu près libres, mais la perforation persista et le malade, très-dur de cette oreille, n'en éprouvait, disait-il, aucun préjudice.

Nous ne l'avons pas revu.

Obs. XIX. — *Coup de ballon reçu sur l'oreille gauche. — Rupture de la membrane du tympan. — Écoulement de sang par le conduit auditif. — Guérison.* — Des enfants, échappés de pension, s'amusaient à jouer au ballon dans un jardin ; l'un d'eux, déjà grand et fort, âgé de quatorze ans, à un moment donné, étant à quelques pas d'un de ses camarades, voulut lancer le ballon de toute sa force ; malheureusement au lieu de le frapper de bas en haut, dans sa précipitation, il le lança violemment et dans une direction oblique, et atteignit à la tête, son camarade placé à une petite distance.

Le ballon ayant frappé le côté gauche de la tête correspondant à l'oreille, l'enfant fut comme étourdi ; en même temps, il éprouva une douleur aiguë dans l'oreille frappée et le sang coula en abondance.

L'oreille devint sourde à l'instant.

L'enfant me fut présenté le lendemain seulement ; il me fut facile de reconnaître une rupture de la membrane du tympan, linéaire et verticale, descendant du pôle supérieur, vers la partie moyenne et s'étendant jusqu'au tiers inférieur ; un peu en avant du manche du marteau. Des petits caillots de sang semi-liquide agglutinaient déjà les lèvres de la déchirure. Je me gardai bien d'y toucher et me contentai de tamponner tout le conduit avec du coton ; deux sangsues furent appliquées au devant du tragus ; repos ; diète modérée ; éloignement du bruit, tels furent les moyens de traitement mis en usage, qui amenèrent la guérison dans le court espace d'une semaine.

Obs. XX. — *Plaie du conduit auditif causée par un cure-oreille. — Écoulement de sang.* — Un monsieur avait l'habitude de se gratter le conduit auditif droit avec un cure-oreille d'argent. Un jour qu'il y éprouvait une démangeaison plus vive que d'habitude, il saisit le cure-oreille par l'extrémité évasée, et introduisant l'instrument par l'autre bout plus ou moins acéré, il se livrait à un certain grattage fort agréable, paraît-il du moins. Tout à coup, il s'aperçoit que l'extrémité de son cure-oreille est maculée de sang.

Portant alors la pulpe de son petit doigt à l'entrée de l'oreille, il la retire ensanglantée. Je fus mandé en toute hâte ; après avoir abstergé le sang, et lavé le conduit, je vis bientôt à l'aide du spéculum une sorte d'éraillure toute fraîche de la peau qui tapisse l'entrée du méat droit et d'où l'on voyait encore sourdre le sang en gouttelettes.

L'accident n'eut pas de suite et je consolai de mon mieux ce brave homme qui croyait s'être percé le tympan.

Seulement, je lui recommandai de ne plus se gratter l'oreille avec un pareil instrument; de plus, comme la cause du prurit qu'il éprouvait et qui le sollicitait à se gratter n'était autre qu'une disposition herpétique de l'oreille et très-prononcée, je l'engageai à suivre un traitement convenable dont il s'est fort bien trouvé (1).

Obs. XXI. — *Plaie de la membrane du conduit auditif par une aiguille. — Écoulement de sang. — Guérison.* — Une grande demoiselle, en pension, se grattait l'oreille avec une aiguille, lorsqu'un jour pendant qu'elle tenait son aiguille enfoncée dans le conduit auditif, une de ses compagnes lui poussa le coude par mégarde en se levant de sa place.

La douleur ressentie par la jeune personne fut très-vive, et portant son doigt à l'oreille blessée, elle vit qu'il était taché de sang.

Dès le soir même, je pus l'examiner et ne constatai qu'une plaie insignifiante et capillaire de la couche glanduleuse qui revêt la paroi inférieure du conduit. — Je recommandai de donner quelques fumigations émollientes; de tamponner l'oreille avec du coton et quelques jours après, l'accident était oublié.

Obs. XXII. — *Épingle introduite dans l'oreille. — Écoulement de sang. — Douleur. — Extraction. — Guérison.* — Une jeune fille, voulant se nettoyer les oreilles, introduisit une toute petite épingle dans l'oreille droite; la douleur fut si violente qu'elle ne put l'en retirer. Quand on me présenta la malade quelques heures après l'accident, je trouvai le méat plein de sang, et l'oreille était très-douloureuse; une injection de graine de lin tiède ayant été pratiquée pour enlever le sang, on aperçut la tête de l'épingle à une petite distance de l'orifice du conduit et une simple pince suffit pour la retirer.

Quelques fumigations émollientes achevèrent de dissiper la douleur.

Obs. XXIII. — *Plaie du conduit auditif causée par le grattage pratiqué avec les ongles. — Écoulement de sang. — Guérison.* — Une petite fille de sept ans, atteinte de gourmes à la tête et aux oreilles,

(1) *Des affections herpétiques de l'oreille* (*Leçons cliniques*, 2e part., p. 18).

avait l'habitude de se gratter avec les ongles pour calmer un prurit qui la dévorait.

Un matin, sa mère s'aperçut que le bonnet de nuit de l'enfant et l'oreiller étaient tachés de sang.

L'oreille elle-même en était remplie.

Les parents effrayés amenèrent l'enfant à ma clinique et l'on put constater tout de suite, en examinant les plaies nombreuses déchirées et creusées en sillons du pavillon et du conduit auditif, que c'était bien certainement à la suite de grattages répétés et avec les ongles que l'écoulement de sang s'était montré.

Un traitement méthodique, composé de lotions adoucissantes, avec l'eau de son et de pavot; de cataplasmes de fécule de pommes de terre calmèrent assez vite les démangeaisons des oreilles; puis, comme l'enfant était très-lymphatique, l'huile de morue et quelques légers minoratifs furent prescrits, pour combattre les gourmes, et dans l'espace de deux mois les démangeaisons avaient disparu avec l'éruption d'impétigo qui les avait causées.

Obs. XXIV. — *Fourmi introduite dans le conduit auditif. — Écoulement de sang. — Convulsions. — Extraction de l'insecte. — Guérison.* — Vers le milieu du mois de septembre 1862, toute une famille était allée passer quelques jours aux champs; on dînait dans le jardin et après le repas, les enfants jouaient sur le gazon.

Tout allait pour le mieux, lorsque pendant une nuit le petit garçon âgé de six ans et demi, fut réveillé soudain par une violente douleur dans l'oreille gauche; on pensa que l'enfant avait reçu un courant d'air, ou s'était refroidi sur l'herbe pendant les jeux qui avaient occupé toute la soirée. L'enfant fut gardé au lit; on lui donna quelques boissons chaudes et adoucissantes; mais la douleur augmentant au lieu de disparaître, et même quelques convulsions passagères s'étant manifestées, l'enfant fut ramené à Paris. Pendant le voyage quelques gouttelettes de sang s'étaient montrées à l'orifice du méat.

C'était un enfant bien constitué, un peu lymphatique, n'ayant jamais eu que les maladies ordinaires de l'enfance; et jamais d'écoulement d'oreilles.

Armé de mon petit spéculum à deux branches et de mon réflecteur j'examinai tout de suite le conduit auditif, qui présentait encore à son entrée deux ou trois petites croûtes sanguinolentes desséchées; il y en avait aussi dans l'intérieur du conduit auditif. Les ayant déplacées avec douceur, je pus plonger le regard jusqu'à la membrane du tympan et j'aperçus, collée à la cloison et vers son bord antérieur, une grosse fourmi rouge, vivante et à demi engluée dans une petite quantité de cérumen; deux ou trois piqûres existaient à la peau du conduit tout près du tympan.

A l'aide d'une injection d'huile tiède, portée dans le conduit, je débarrassai en peu d'instants le petit malade de cet hôte dangereux et tout rentra dans l'ordre.

Quelques fumigations émollientes suffirent à faire disparaître la douleur légère que l'enfant ressentit encore pendant quelques jours.

Obs. XXV. — *Écoulement chronique de l'oreille droite. — Séjour à la campagne. — Un perce-oreille pénètre dans le conduit auditif. — Douleur. — Écoulement de sang. — Extraction de l'insecte. — Guérison.* — En 1863 je donnais des soins depuis quelques mois à un malade affecté d'un écoulement chronique de l'oreille droite et de nature strumeuse.

Malgré un traitement rationnel, général et local, l'otorrhée persistait toujours, âcre et abondante. L'éloignement des affaires, de Paris surtout, me paraissant nécessaire, je lui conseillai d'aller habiter la campagne pendant trois à quatre mois de l'été.

Cet avis ayant été goûté et accepté, le malade alla s'établir chez un parent qui habite le département de l'Oise, à quelques lieues de Clermont.

Dans une de ses excursions au milieu des champs, il s'endormit un jour près d'un champ de betteraves; mais bientôt il fut réveillé par une douleur dans l'oreille droite, qu'il avait laissée sans coton, afin d'y mieux faire pénétrer les rayons du soleil.

Rentré à la maison, la douleur augmenta au point d'empêcher tout sommeil. Pendant la nuit suivante, un léger suintement sanguin avait eu lieu par l'oreille.

Inquiet de cette brusque apparition de nouvelles douleurs, le malade revint à Paris dès le lendemain matin.

Après avoir enlevé, à l'aide de boulettes de coton, le sang et le pus qui se trouvaient à l'entrée du méat, je vis nettement vers le milieu du conduit auditif un corps noirâtre, immobile, au milieu du pus qui remplissait l'oreille; l'ayant saisi avec des pinces fines et recourbées, je pus l'attirer au dehors et constater que c'était un perce-oreille ; il était mort, étouffé dans le pus.

Je ne fus pas surpris de cette découverte. Ces insectes abondent dans l'Oise, ainsi que j'ai eu l'occasion de m'en convaincre plusieurs fois.

Ce pauvre malade fut ainsi rassuré et guéri en peu d'instants.

Après avoir bien nettoyé l'oreille, il me fut possible de constater une piqûre faite aux membranes par la tarière du perce-oreille ; et quelques soins firent disparaître la douleur qui dura cependant quatre à cinq jours.

Obs. XXVI (1).— *Grillon dans l'oreille.* — *Piqûre des membranes.* — *Saignement.* — *Extraction.* — *Guérison.* — Un paysan vaudois, après de copieuses libations, s'était endormi dans un champ pour y cuver son vin, lorsqu'il se sentit réveiller par une très-vive douleur dans l'oreille droite ; il y porta la main et la retira tachée de sang. En même temps l'oreille était le siége de bruits singuliers et de tintements. Bientôt elle devint dure, et peu après tout à fait sourde. Différents moyens ayant été employés sans succès, tels que saignées, ventouses, Fabrice, consulté à son tour, eut la curiosité d'examiner l'intérieur du conduit auditif avec un spéculum et il en retira un grillon à demi putréfié.

La surdité et les bruits d'oreille furent dissipés à l'instant.

Obs. XXVII.— *Puce égarée dans l'oreille.* — *Démangeaison atroce.*— *Suintement de sang.* — *Extraction.* — *Guérison.* — Madame P... est une nuit réveillée par une démangeaison atroce dans l'oreille gauche. A cette démangeaison incoercible succéda bientôt une douleur pongitive, que l'on traita par les cataplasmes.

En changeant le premier cataplasme, la malade remarqua un peu de sang sur le point qui avait été en contact avec l'oreille. Effrayée, elle vint me consulter. — Ayant introduit mon spéculum dans le conduit auditif, j'aperçus, appliqué sur la cloison tympanique, à sa partie inférieure, un petit corps noirâtre que je pris pour une paillette de cérumen durci ; je le retirai avec un crochet mousse et je vis en effet que c'était du cérumen durci, à la surface duquel une puce était engluée ; l'insecte était mort. Mais après avoir bien nettoyé le conduit auditif à l'aide d'injections tièdes et

(1) Fab. Hildanus, cent. 6, obs. x.

mucilagineuses, on put voir sur la membrane du tympan, une sugillation bleue, tout à fait semblable à une morsure de puce. C'était en effet à cette piqûre que devait être rapportée la douleur et le sang trouvé sur le cataplasme.

Obs. XXVIII. — *Puce dans l'oreille.* — *Douleur.* — *Saignement.* — *Extraction.* — *Guérison.* — Un étudiant, qui suivait ma clinique, m'a raconté un fait semblable observé sur lui-même.

Il est réveillé une nuit par une vive douleur dans l'oreille droite, et en portant le doigt à l'orifice il le retire rouge et teint de sang. Dès le lendemain matin, ses amis délibèrent sur ce qu'il faut faire et l'on se décide pour des injections de lait tiède, que l'on pratique sur le champ dans l'oreille.

Dès la première, on vit sauter au milieu du lait sorti de l'oreille une puce gorgée de sang et vivant encore.

Obs. XXIX. — Le fait suivant est rapporté par Ravaton (1) (*perce-oreille introduit dans son oreille*) :

« Je me rappelle très-bien que, travaillé des douleurs les plus véhémentes, causées par un perce-oreille qui s'était introduit dans mon oreille droite et causait un suintement sanguin, ce perce-oreille me tint, pendant trois jours, par la véhémence de la douleur, entre la vie et la mort. On consulta nombre de médecins et de chirurgiens qui conseillèrent sans succès une infinité de remèdes différents. Le dernier, qui me guérit, fut une injection de lait de chèvre, tiède. Le perce-oreille sortit l'instant d'après et tout fut fini. J'aurais donc bien mauvaise grâce d'en conseiller d'autres en pareil cas, puisque c'est à celui-là que je dois la vie. »

Obs. XXX. — *Concrétions cérumineuses de l'oreille très-dures.* — *Tentatives d'extraction prématurée.* — *Abondant écoulement de sang.* — *Injections tièdes.* — *Guérison.* — Une vieille dame était sourde depuis très-longtemps ; après avoir essayé divers remèdes, sans aucun succès, elle avait accepté avec résignation l'infirmité dont elle était atteinte, sans plus chercher de secours. Cependant sur les instances d'un malade que j'avais guéri, cette pauvre sourde consentit, non sans peine, à venir me consulter à ma clinique.

Quel ne fut pas mon étonnement de trouver les deux conduits

(1) Ravaton, t. I, obs. XXVI, p. 383.

auditifs obstrués par une concrétion cérumineuse noirâtre, exactement moulée sur les parois du canal, et dure comme un caillou. J'annonçai à cette pauvre femme qu'on pouvait la guérir : désirant lui donner un commencement de preuves et d'apaisement, pour dissiper ses doutes et ses angoisses, j'essayai, à l'instant même, d'enlever à l'aide d'une curette d'argent un fragment de la concrétion qui occupait le conduit gauche. Mais contre mon attente, le cérumen durci, au lieu de se fragmenter se détacha en masse et d'un seul bloc, emportant avec lui, et à sa surface, toute la couche épidermique du conduit, qui s'y trouvait collée.

Un écoulement de sang assez abondant se montra incontinent, et après avoir rempli le conduit auditif, s'écoula en masse sur le cou de la patiente. En voyant ainsi son sang couler, elle crut que je l'avais blessée et m'adressa des paroles peu flatteuses. Il est vrai qu'elle les regretta bientôt, car une injection d'eau froide ayant arrêté l'écoulement de sang, elle put s'assurer qu'elle entendait parfaitement bien. Quant à l'autre oreille, ce n'est qu'après avoir ramolli la concrétion épidermique par des fumigations et des injections savonneuses, que nous pûmes nous décider à en opérer l'extraction. L'opération eut un plein succès, et cette fois, à la grande satisfaction de la malade, il ne s'écoula pas une goutte de sang.

L'ouïe fut ainsi complétement rétablie.

Cette observation doit servir d'exemple aux jeunes chirurgiens, et leur enseigner qu'il faut procéder à l'extraction du cérumen méthodiquement, lentement, et après avoir préparé longuement et convenablement l'oreille malade. Mais alors j'étais jeune et plein d'ardeur, quand je commis cette faute : je la confesse d'ailleurs sans remords.

OBS. XXXI. — *Abcès glandulaire du conduit auditif. — Écoulement de sang et de pus. — Guérison.* — Un jeune enfant de sept à huit ans fut amené à ma clinique, l'année dernière, et sa mère nous pria de le guérir d'un écoulement de sang qui avait lieu par l'oreille droite depuis plusieurs jours.

Nous examinons l'oreille et nous en trouvons l'entrée, rouge, gonflée, pleine de sanie purulente, mêlée de sang très-rouge;

ayant écarté, aussi doucement que possible, les bords du méat, je vis bien distinctement deux abcès glandulaires, ronds, acuminés, de la grosseur d'un pois, à leur base, et occupant les parois inférieure et latérale du conduit auditif, à 4 millimètres environ de son orifice; ils étaient ouverts; et l'ouverture étroite et sinueuse laissait écouler du pus et du sang en quantité ; je les débridai largement, puis des fumigations adoucissantes et des cataplasmes achevèrent la guérison.

Obs. XXXII. — *Granulations de l'oreille. — Écoulement de sang. — Traitement opportun. — Guérison.* — Dans l'hiver de 1864, une petite fille scrofuleuse, affectée à la fois de kératite phlycténulaire et d'écoulement d'oreilles, fut amenée par sa mère à ma clinique :

L'écoulement purulent des oreilles était très-abondant, très-fétide et mélangé d'une grande quantité de sang : après avoir nettoyé les oreilles avec une injection d'eau tiède, on vit que la cloison des deux côtés était entièrement détruite, les osselets tombés. Le fond de la caisse mis à nu, était criblé de grosses granulations rougeâtres, mollasses, douloureuses, et la surface était le siége de l'exhalation sanguine très-abondante, qui avait lieu même pendant notre exploration. Des cautérisations avec un pinceau imbibé de perchlorure de fer nous donnèrent un prompt succès, qui fut certainement hâté par un traitement général antiscrofuleux, suivi très-exactement.

Obs. XXXIII. — *Polype de l'oreille. — Hémorrhagies abondantes. — Arrachement et cautérisation. — Guérison.* — Un malade de cinquante ans est atteint depuis son enfance d'une otorrhée des deux côtés : l'écoulement du côté gauche est guéri depuis deux ans seulement. Celui du côté droit a persisté : depuis trois ans, des hémorrhagies abondantes ont lieu fréquemment par cette oreille, et souvent la quantité de sang perdue a été telle que le malade est tombé en syncope. Depuis cinq à six mois, ce pauvre homme s'est aperçu qu'il avait comme une espèce de bouchon dans l'oreille.

Il est facile de s'assurer que le bouchon n'est autre chose qu'un gros polype cellulo-vasculaire, qui vient poindre à l'orifice du méat : on voit même sur son extrémité évasée en champignon, qui sort de la conque, une ulcération large de 11 millimètres, d'où l'on voit sourdre le sang et qui a causé les hémorrhagies.

Le polype fut arraché avec succès, et quelques cautérisations avec le chlorure de zinc suffirent pour en détruire jusqu'au pédicule bifide implanté dans la caisse. L'ouïe est devenue assez bonne et toute trace d'écoulement purulent et sanguin disparut.

OBS. XXXIV. — *Otorrhée chez un phthisique. — Ulcérations de la carotide interne dans le canal carotidien. — Hémorrhagie mortelle par le conduit auditif. — Mort.* — En 1864, un phthisique âgé de vingt-cinq ans et arrivé au dernier degré de marasme, fut admis à l'Hôtel-Dieu, dans les salles de M. le docteur Vigla : il avait en même temps une otorrhée à gauche ; quelques moyens de traitement que l'on mît en usage, la mort n'était que trop certaine, et dans un bref délai. Mais une complication rare et tout à fait imprévue vint hâter la terminaison fatale ; après quelques semaines de séjour dans les salles, il fut pris tout à coup, et par l'oreille siége de l'écoulement purulent chronique, d'une hémorrhagie presque foudroyante qu'on eut grand'peine à arrêter avec des tampons imbibés de perchlorure de fer, et le pauvre malade exsangue rendit le dernier soupir le lendemain.

A l'autopsie, on trouva la membrane du tympan détruite, les osselets tombés, et une carie du rocher ; de plus une nécrose de la portion osseuse de la trompe d'Eustachi ; deux petits séquestres, détachés et mobiles, avaient ulcéré la carotide ; pas de tubercules dans le rocher ; cavernes dans les poumons, etc.

Dans les observations semblables que j'ai rapportées ailleurs (1), l'ulcération a été produite par le même mécanisme, par la pression et le frottement des sequestres ou des os cariés sur l'artère. On remarquera que les artères vertébrales et carotides internes présentent une disposition anatomique exceptionnelle qui les expose plus que les autres vaisseaux à ce mode d'ulcération, et augmente la gravité de ces lésions. La mort en est la conséquence inévitable, et l'on ne peut tout au plus, à l'aide du tamponnement et de la ligature, que suspendre momentanément l'hémorrhagie et prolonger la vie du malade de quelques jours ;

(1) *Leçons cliniques*, 1re partie, obs. XXIV.

car, d'une part, il est impossible d'espérer la formation d'un caillot et l'oblitération d'une artère placée au milieu d'os cariés ou nécrosés, et dont la perforation reste béante et baignée par le pus, et, de l'autre, la facilité du rétablissement de la circulation dans la partie supérieure du vaisseau lésé ne permet pas de penser que la ligature puisse avoir d'heureux résultats.

Obs. XXXV. — *Otorrhagie remplaçant les règles. — Traitement opportun. — Guérison.* — Une demoiselle de dix-sept ans était affectée d'un écoulement purulent par les deux oreilles depuis son enfance. Cet écoulement était survenu pendant une scarlatine régulière ; la mère de la jeune fille et même le médecin de la famille pensaient que ce flux d'oreilles disparaîtrait à l'époque de la puberté. Ce moment tant désiré arriva enfin, à l'âge de seize ans. C'est à peine si quelques gouttes de sang tachèrent le linge, tandis qu'un écoulement de sang très-abondant, comme une véritable hémorrhagie fit irruption par chaque oreille ; il dura quatre jours, diminua peu à peu, devint roussâtre, puis jaunâtre et enfin franchement purulent et fétide, comme auparavant. Cette menstruation singulière en apparence, et tout à fait anormale, se reproduisit à chaque époque et de la même manière.

Je vis la malade dans ces circonstances : c'était une grande et belle personne, blonde, très-lymphatique.

L'examen des oreilles nous montra que les deux tympans étaient largement perforés et que chaque caisse était remplie de granulations fongueuses qui saignaient au moindre attouchement ; on voyait sourdre le sang qui s'écoulait par les oreilles, à l'époque ordinaire des règles, ainsi que je pus m'en assurer directement.

La principale indication du traitement était évidemment :

1° De détruire les granulations et le flux purulent qui les avait fait naître ;

2° De diriger vers l'utérus la fluxion sanguine et le *molimen hæmorrhagicum*, quand ce premier résultat aurait été obtenu.

En conséquence, et tout en prévenant cette famille alarmée que pour obtenir la guérison, il faudrait un traitement long et suivi avec persévérance, je commençai à mettre en usage la médication générale suivante :

Huile de foie de morue, matin et soir, une cuillerée; et immédiatement après, 5 gouttes de teinture d'iode, dans un peu d'eau.

Aux repas, matin et soir, une pilule de fer réduit, de 5 centigrammes; un bon régime; de la viande grillée; un peu de vin; beaucoup de soleil; des bains salés, deux fois la semaine.

Quant aux oreilles, on se contenta de les nettoyer et de les tenir proprement pendant deux mois.

La menstruation se faisait toujours de la même manière. Cependant à certaines tranchées ou coliques utérines que la malade commençait à éprouver de temps en temps, il était permis d'entrevoir la fin de cet horrible état, surtout si l'art et des soins convenables pouvaient détruire les granulations de l'oreille moyenne, source de l'écoulement sanguin.

Pour atteindre ce dernier but, des fumigations dans les conduits auditifs furent employées, d'abord avec l'acide acétique, puis avec le sel ammoniac, pendant deux semaines à peu près et sans résultat bien encourageant.

Comme le traitement général me semblait déjà en bonne voie, j'attaquai sans plus tarder les granulations de la caisse, d'abord du côté gauche, avec le chlorure de zinc liquide que je portai à l'aide d'un petit pinceau et à la faveur d'un petit spéculum tubulaire, fort usité en Allemagne et en Angleterre.

Les résultats furent satisfaisants, car dans l'espace d'un mois, les granulations de l'oreille gauche étaient détruites et cicatrisées : chose vraiment curieuse, les règles que l'on attendait de jour en jour, et au milieu d'angoisses indicibles, prirent leur cours seulement par l'oreille droite et nullement par la gauche entièrement guérie.

Plus de doute, le succès était assuré. La période cataméniale étant passée, les cautérisations sont commencées à l'oreille droite, comme on les avait pratiquées à l'oreille gauche. Les granulations furent un peu plus rebelles, il est vrai; mais cependant elles finirent par céder, et dans l'espace de deux mois cette oreille était complétement cicatrisée.

Une nouvelle époque approchait et, pour bien diriger la fluxion sanguine vers l'utérus, je fis appliquer, dans la dernière semaine, une ou deux sangsues, tantôt aux genoux, tantôt aux malléoles, à la partie interne et supérieure des cuisses; en même temps la potion emménagogue suivante était administrée, d'après la formule de M. le professeur Trousseau :

Pr. Infusion d'absinthe. . . . . 100 grammes.
Sirop d'armoise. . . . . . . 30 —
Teint. alcool. d'iode (gouttes), n° 20.

Mêlez. A prendre en quatre doses dans la journée.

Ajoutons à ces moyens, les frictions sèches, avec une flanelle bien chaude, sur les lombes; des bains de pieds sinapisés; l'exercice en voiture et à pied, jusqu'à la fatigue; et des embrocations chaudes sur le bas-ventre pendant la nuit; enfin, quand de petites coliques utérines annoncèrent que l'ovulation était accomplie, des fumigations chaudes et aromatiques furent dirigées vers les parties génitales.

Le sang parut enfin, comme nous l'espérions, avec abondance; et chaque époque a toujours été régulière depuis lors.

Quant aux oreilles, après les altérations dont elles avaient été affectées, elles sont restées un peu dures, assurément; mais pouvant suffire amplement au commerce de la vie.

Obs. XXXVI. — *Rupture de la membrane du tympan gauche chez un artilleur. — Hémorrhagie par l'oreille. — Traitement insuffisant. — Surdité.* — En 1860, un militaire appartenant à un régiment d'artillerie, en garnison en province, me fut adressé à ma clinique pour une surdité très-prononcée de l'oreille gauche. Cet homme, encore jeune, fort et bien portant, nous raconta que pendant la dernière campagne, un jour, étant placé à gauche d'une pièce qu'il servait, et n'ayant pas eu le temps de faire un pas en arrière, avant la détonation, il sentit immédiatement comme un coup violent dans l'oreille gauche, il en fut presque renversé : à l'instant l'oreille rendit du sang. Pourtant aucun projectile ou portion de gargousse ne l'avait atteint, ainsi qu'un chirurgien put le constater quelques heures après. C'était la seule détonation du canon qui avait brisé le tympan.

D'ailleurs l'écoulement de sang n'avait pas été très-abondant; des lotions froides furent mises en usage, ainsi que le repos pendant plusieurs jours. Il put alors reprendre son service, mais un écoulement purulent se montra qui dure encore aujourd'hui.

A l'examen de l'oreille, nous constatons une large perforation du tympan, presque centrale, à bords frangés en étoile, comme je l'ai figurée plus haut, page 133, fig. 5.

Les osselets étaient tombés et la montre était à peine entendue au contact de l'oreille.

Il était évident que notre rôle était bien limité : tarir la sécrétion purulente et chercher à améliorer ce qui restait d'ouïe à ce pauvre garçon. J'ignore si mes conseils ont été suivis, car je ne l'ai pas revu et n'en ai pas eu de nouvelles.

Obs. XXXVII. — *Vomissements convulsifs de l'ivresse. — Hémorrhagie par l'oreille gauche. — Traitement insuffisant. — Amélioration.* — Vers le milieu de décembre 1863, un chiffonnier ayant trop bu d'eau-de-vie éprouva des vomissements convulsifs et peu abondants ; sa compagne avait remarqué qu'une certaine quantité de sang s'était écoulée par l'oreille gauche pendant les vomissements.

Comme le pauvre homme n'entendait presque plus de cette oreille, un de ses amis l'amena le lendemain, 16 décembre, à ma clinique, et nous pûmes constater une perforation triangulaire à lambeau, sans perte de substance du tympan gauche, siégeant près du manche du marteau et un peu au-dessous : un petit morceau de baudruche, enduit de collodion, fut appliqué à la surface de la perforation et pour agglutiner les bords de la plaie. — Le conduit auditif fut tamponné avec de petites boulettes de coton, douces et mollettes. Comme il y avait encore un peu de douleur dans l'oreille, deux ventouses furent appliquées à l'apophyse mastoïde gauche.

Le 20 décembre nous constatons que la plaie du tympan est presque entièrement réunie par adhésion immédiate. Nous appliquons un nouveau pansement avec la baudruche imbibée de baume du Pérou. Boulettes de coton dans l'oreille et de façon à bien immobiliser la membrane du tympan.

Le 25 décembre, la réunion était complète, l'ouïe n'était pas sensiblement altérée ; ainsi la montre était entendue à droite à 45 centimètres ; à gauche (côté malade) à 37 centimètres. Nous n'avons pas revu le patient.

CHAPITRE XI.

DES PERFORATIONS DE LA MEMBRANE DU TYMPAN.

On appelle perforation du tympan toute solution de continuité ancienne ou récente de cette membrane, avec ou sans perte de substance. On peut encore définir la perforation une ouverture artificielle ou pathologique que l'art, les accidents, les maladies, produisent dans la cloison : ainsi, à l'époque déjà bien éloignée où l'on perçait le tympan dans l'espoir de guérir les surdités rebelles et invétérées, le chirurgien pratiquait une perforation : c'est la perforation *traumatique chirurgicale*. De même, quand une phlyctène, une pustule scrofuleuse ou vérolique développée sur la membrane tympanique pendant le cours de l'otite, de la myringite scrofuleuse et syphilitique, détruit une surface plus ou moins étendue de la cloison, nous disons encore qu'il existe une perforation *pathologique*.

Par rupture ou déchirure, au contraire, on entend plutôt une blessure en général récente, qui vient d'être produite à l'instant ou depuis peu par un corps vulnérant, cure-oreille, cailloux, etc. ; ou bien pendant les efforts de toux, d'éternuement, pendant le vomissement, et aussi par un cathétérisme malheureux, soit que le stylet ait été introduit dans le conduit auditif externe pour explorer la sensibilité ou l'élasticité des membranes, ou pour sonder un abcès, la racine d'un polype, un os malade, etc., soit que la sonde ait été portée dans la trompe d'Eustachi afin d'insuffler de l'air ou des vapeurs. Dans ces différents cas, l'usage a fait prévaloir le mot de déchirure, bien que la cloison ait éprouvé en réalité une même solution de continuité (peu importe le nom qu'on veuille lui donner), perforation, déchirure, rupture, etc. Quant à nous, nous emploierons ces dénominations comme synonymes, en conservant au mot perforation sa plus large acception.

Division du sujet. — On étudie les perforations relativement à la direction, à la forme, à l'étendue, au siége. Les causes nombreuses qui les produisent, les symptômes, la manière de les reconnaître, les divers modes de réparation que la nature et l'art mettent en usage pour les guérir, sont autant de points importants que le praticien doit connaître. En conséquence, on me permettra d'entrer dans de minutieux détails, car la question des perforations du tympan est une des plus controversées de la chirurgie de l'oreille; c'est aussi une des moins connues (1).

a. Direction. — Les perforations peuvent être verticales, dans la coqueluche, par exemple, chez les enfants robustes; et aussi dans le catarrhe aigu de l'oreille moyenne, qui se termine par une perforation verticale et linéaire. — La direction est oblique dans les perforations traumatiques et l'obliquité existe d'avant en arrière en général, chez les artilleurs, par exemple.

La perforation était horizontale chez un malade dont le tympan avait été perforé pendant un cathétérisme malheureux.

b. Forme des perforations. — Les perforations peuvent être linéaires, à lambeaux, verticales, rondes, triangulaires, selon la cause qui les a produites. Elles sont linéaires le plus souvent quand elles surviennent pendant les quintes de toux de la coqueluche, de la bronchite; pendant le catarrhe simple de l'oreille moyenne (otite aiguë catarrhale); elles peuvent présenter plusieurs lambeaux dans les mêmes circonstances, chez des enfants ou malades stru-

(1) J'ai donné plusieurs figures représentant cette curieuse disposition (*Gazette des hôpitaux*, 19 janvier 1864, et *Leçons cliniques*, 2e part., p. 133).

meux ou plus ou moins scrofuleux; chez les artilleurs, la déchirure a la forme d'une étoile à quatre, cinq et six rayons divergents entre eux et perpendiculaires à la membrane (1).

La déchirure affecte la forme triangulaire chez les baigneurs qui se brisent le tympan en plongeant dans l'eau d'une grande hauteur; elle est cordiforme chez les pendus qui ont présenté un saignement par une oreille (le plus souvent à gauche); la forme ronde se voit, au contraire, dans presque toutes les perforations pathologiques, dans les otites scrofuleuses, herpétiques, syphilitiques, goutteuses, exanthématiques, et par ce mot j'entends la rougeole, la scarlatine, l'érysipèle, la variole, la fièvre typhoïde.

c. Largeur des perforations. — Les plus petites sont celles qui surviennent au déclin de l'accès de goutte, bien qu'elles livrent passage à un ou deux osselets devenus tophacés et qui sont éliminés; vient ensuite la myringite scrofuleuse, au début, quand une ou plusieurs petites phlyctènes, de la grosseur d'une pointe d'épingle, se montrent à la surface de la membrane (*tanquam stellæ*); mais plusieurs de ces phlyctènes, quand elles sont confluentes, peuvent se réunir, et alors la perte de substance devient considérable, occupe un quart, un tiers, la moitié, et souvent la cloison tout entière. Dans ces cas, il ne reste plus de la membrane qu'une sorte de collerette suspendue à l'os tympanal, et les bords déchiquetés de celle-ci flottent au milieu de la suppuration qui remplit l'oreille.

Les perforations dont l'étendue est moyenne se rencontrent dans l'otite vérolique, herpétique, et aussi dans la fièvre typhoïde, la rougeole; mais la scarlatine et la

(1) Voyez *Traité pratique des maladies de l'oreille.*

variole sont les deux maladies qui produisent les plus grandes perforations.

J'ai vu souvent la membrane entière détruite dans l'espace d'une nuit sous l'influence de ces graves maladies.

Je l'ai déjà dit ailleurs (1), ces pyrexies mettent en mouvement le ferment de la diathèse strumeuse, et alors, si la scrofule est maligne, elle peut causer, dans un laps de temps relativement fort court, des dégâts considérables et la ruine presque complète de l'organe affecté.

d. Siége des perforations.—1° Le plus souvent la perforation occupe le centre de la cloison, un peu au-dessous de l'insertion du manche du marteau, dans le point le plus mince de la membrane. C'est cette situation de la perforation au centre des tympans qui explique pourquoi dans ces cas les osselets, surtout le marteau et l'enclume, sont entraînés si facilement par la suppuration.

2° En second lieu, on les voit au-dessous du manche du marteau; 3° en avant de cet osselet; 4° en arrière, et ce sont les plus larges, elles occupent tout le segment postérieur de la cloison; 5° enfin près du limbe de la membrane, à sa circonférence, là où la peau du conduit auditif se réfléchit, pour former le feuillet externe ou cutané du tympan.

Les divers points occupés par les perforations peuvent, dans une certaine mesure, faire pressentir à l'observateur quelle est leur cause et leur nature; ainsi dans l'otite phlycténulaire, pustuleuse, érysipélateuse, c'est le limbe de la membrane qui est criblé par les perforations les plus petites de toutes, mais les plus nombreuses (comme les étoiles du firmament); et cette prédilection des phlyctènes et des perforations qui en sont la conséquence s'explique

(1) *Leçons cliniques*, 1re partie : *De l'otite scrofuleuse.*

très-bien, si l'on veut se rappeler que l'otite ou la myringite phlycténulaire ou pustuleuse est une maladie éruptive, et que par conséquent elle doit affecter plus spécialement le repli du tégument commun qui va au tympan.

Dans l'otite goutteuse, c'est le centre de la membrane qui s'ouvre pour donner issue aux osselets couverts de concrétions tophacées; dans l'otite herpétique, c'est le segment ou pôle supérieur de la membrane qui présente en général le siége le plus constant de l'éruption et des perforations, qui sont encore multiples, par exemple dans l'otite eczémateuse ou impétigineuse; mais quand c'est une éruption d'ecthyma qui envahit la cloison, toute sa surface est atteinte à la fois et souvent détruite dans un petit laps de temps.

Chez les syphilitiques j'ai remarqué que la perforation avait lieu surtout au niveau du segment inférieur de la membrane et sur le segment supérieur, près de son insertion, et dans le point d'élection aux extrémités du grand diamètre (1).

Pendant l'otite catarrhale aiguë, la perforation linéaire, qui donne passage au muco-pus accumulé dans la caisse, se montre un peu avant et au-dessous de l'ombilic du tympan, tout près du triangle lumineux.

Enfin, dans les fièvres exanthématiques tous les points de la cloison peuvent être perforés, mais c'est surtout le segment antérieur de la membrane qui présente le plus grand nombre de perforations dans la rougeole, la fièvre typhoïde. Dans la scarlatine et la variole, au contraire, on les observe principalement à la partie inférieure et postérieure : souvent c'est la moitié, les deux tiers ou même la presque totalité de la cloison qui est détruite. On trouvera d'amples

(1) *Leçons cliniques*, 1re partie : *De l'otite syphilitique*.

détails sur ce sujet au chapitre statistique des otites dans les fièvres graves de mon *Traité pratique*.

Causes. — Elles sont : 1° traumatiques, accidentelles ou chirurgicales ;

2° Pathologiques.

Par causes *traumatiques accidentelles*, nous entendons la perforation qui s'accomplit de dehors en dedans pendant la détonation des pièces d'artillerie de gros calibre ; les éclats du tonnerre, pendant l'action de plonger, quand il s'introduit dans le conduit auditif des corps étrangers inanimés, cure-oreilles, bouts d'allumettes, tuyaux de pipe, aiguilles, cailloux pointus, silex ; et aussi des mouches, grillons, chenilles, etc. ; lorsqu'on s'élève sur les hautes montagnes ou en descendant dans les vallées profondes.

Une fracture du rocher peut déchirer le tympan, et le trait de la fracture elle-même donner lieu à une perforation ; chez les boxeurs (1) il n'est pas rare non plus de voir la cloison perforée par un coup de poing appliqué sur la tempe ou l'oreille ; une violence exercée brusquement sur le menton, par exemple ; une chute, un coup peuvent aussi perforer la membrane à son centre, mais surtout vers sa circonférence, en brisant l'os tympanal qui lui donne attache dans une rainure particulière. Enfin dans les tentatives d'extraction de corps étrangers la cloison est souvent déchirée.

Les causes accidentelles peuvent aussi exercer leur action de dedans en dehors, par exemple, l'action de se moucher, un violent éternument, les vomissements convulsifs de l'ivresse.

Les causes accidentelles chirurgicales sont la ponction de la cloison tympanique dans le but d'évacuer une collection muqueuse ou purulente de la caisse ; la perforation

(1) A. Cooper, *Œuvres chirurgicales*, et R. Wilde, *Aural Surgery*.

que l'on y pratiquait autrefois pour les sourds et les muets ; un cathétérisme malheureux, ainsi que je le disais en commençant, etc.

Causes pathologiques. — En première ligne la coqueluche pendant les quintes de toux, l'asthme, la bronchite aiguë ou chronique simple, capillaire ou tuberculeuse; la phthisie pulmonaire ; les fièvres graves, exanthématiques, dont j'ai décrit plus haut les particularités.

D'ailleurs, en traitant de l'hémorrhagie par les oreilles à la page 127, chapitre X, j'ai mentionné toutes ces causes et ne puis qu'y renvoyer le lecteur; en effet, l'hémorrhagie par l'oreille est un symptôme constant des perforations d'origine traumatique, et je ne puis ni ne veux répéter ce que j'ai déjà dit (1). Faisons remarquer, en terminant, que l'hérédité figure dans une proportion considérable au nombre des causes de la perforation du tympan. J'ai souvent traité des enfants atteints de perforation du tympan, et dont le père ou la mère étaient eux-mêmes affectés de la même maladie.

SYMPTÔMES. — Ils sont anatomiques et physiologiques. Les *symptômes anatomiques* comprennent l'étude : 1° de la perforation elle-même ; 2° de l'écoulement de sang ; 3° de l'écoulement de pus ; 4° la tuméfaction et l'épaississement ; 5° la vascularisation ; 6° l'épanchement de lymphe plastique ; 7° la granulation ; 8° la cicatrisation.

La forme, le siége, l'étendue de la perforation présentent de grandes variétés, ainsi que nous l'avons vu dans les pages précédentes. Mais l'écoulement de sang est un des symptômes anatomiques primitifs les plus importants ; il indique à lui seul une déchirure ou perforation récente,

(1) *Gazette des hôpitaux*, 19 janvier 1864.

que la cause soit traumatique ou pathologique. La quantité de sang qui peut s'écouler par l'oreille est plus ou moins considérable, depuis quelques gouttes jusqu'à deux litres, comme on le voit, par exemple, dans l'observation de Lazare Rivière que j'ai rapportée (1).

Chez un homme tombé à la renverse dans un escalier et qui avait à la fois une fracture du rocher et une perforation du tympan, j'ai pu recueillir près de deux verres de sang, sortis de l'oreille gauche, dans l'espace d'une heure. A. Cooper a signalé également l'extrême abondance de l'hémorrhagie par l'oreille chez certains boxeurs, dont le tympan se rompt pendant la lutte sous l'influence des coups violents assénés sur l'oreille.

Nous avons tous vu que pendant les quintes de toux de la coqueluche une petite hémorrhagie a quelquefois lieu par l'une et même par les deux oreilles perforées par la violence de la toux ; une petite cuillerée à café représente assez exactement la quantité de sang qui s'écoule dans cette circonstance.

Mais un des cas dans lesquels l'hémorrhagie est considérable et inquiétante est celui qu'on observe pendant ou après l'extraction laborieuse des corps étrangers de l'oreille, surtout quand on a la malheureuse pensée d'employer les pinces, tirefonds et autres engins de destruction, à la place de l'injection d'eau, si facile à manier et si heureuse dans ses résultats. — L'écoulement de sang est insignifiant quand il est produit par la piqûre d'une aiguille, épingle, d'un insecte, et aussi par la ponction chirurgicale de la cloison pour évacuer un abcès de la caisse. Il est plus abondant quand il résulte d'une rupture du tympan opérée pendant le cathétérisme des trompes et par l'insufflation

(1) *Des écoulements de sang par l'oreille* (*Gazette des hôpitaux*, 19 janvier 1864), et chap. X, p. 127.

d'air. Chez un malade qui vint me consulter pour un accident semblable, qu'une main exercée n'avait pu éviter, j'ai vu le saignement de l'oreille durer pendant trois jours, et j'évaluai la quantité totale à un demi-verre de sang ainsi perdu.

L'écoulement de pus succède assez vite à l'écoulement de sang, quand la plaie du tympan ne s'étant point cicatrisée par adhésion immédiate les bords demeurent écartés ; mais c'est surtout dans le cours des otites que cet écoulement est le plus abondant et le plus constant ; il vient, bien entendu, de l'intérieur de la caisse malade dans le catarrhe, l'herpétisme, la vérole, les fièvres graves, et il est certain qu'il se prolongerait indéfiniment, sans espérance d'en voir tarir la source, à moins d'intervenir à temps et utilement.

J'ai déjà décrit les caractères de ces écoulements purulents des oreilles, en 1857, dans mon *Traité pratique;* en 1863, dans mes *Leçons cliniques*, et surtout l'année dernière (1). Qu'il me suffise de rappeler que la matière de l'écoulement inodore est jaunâtre et filante comme du blanc d'œuf dans le catarrhe de la caisse ; franchement purulente, striée de sang, d'une odeur fétide dans l'écoulement des otites scrofuleuses, morbilleuses, varioleuses et blennorrhagiques, etc. La tuméfaction et l'épaississement des membranes ne sont bien apparents qu'au début ; quand la perforation est ancienne, la cloison ne présente que peu ou point de changement dans ses lames et dans son tissu ; seulement sa couleur n'est plus la même ; au lieu de la blancheur gris terne de la perle ou de la baudruche, qui lui est naturelle, elle ressemble au silex dans toute son étendue, excepté à sa circonférence où de nombreux vaisseaux l'encadrent de

(1) *Gazette des hôpitaux*, 25 août 1864.

toutes parts : mais je veux insister ici et tout particulièrement sur un symptôme qui, à lui seul, permet d'affirmer que la cloison est perforée, même quand la tuméfaction des parois du conduit ne permet pas de constater directement la perforation. Cet important symptôme est un battement isochrone aux pulsations du cœur et des artères; il se manifeste sur les bords de la perforation en soulevant une des gouttelettes de sang ou de pus déposées à sa surface, et à laquelle se communique son expansion rhythmique et saccadée. Bien certainement on pourrait en faire le tracé graphique à l'aide des instruments de précision que l'on possède aujourd'hui ; toutes les fois qu'on pourra constater nettement au fond de l'oreille ce battement isochrone aux pulsations cardiaques, on sera en droit d'affirmer qu'il existe une perforation de la cloison.

TRAVAIL DE RÉPARATION.—Le travail de réparation diffère selon que la perforation est d'origine traumatique récente ou pathologique : dans le premier cas, une fois l'écoulement de sang tari, si la plaie est linéaire, sans lambeaux, la lymphe plastique exsude des bords de la petite plaie et les agglutine à la manière des autres solutions de continuité que l'on observe en tout point du corps. C'est aussi de la même manière qu'a lieu la cicatrisation de la perforation qui se fait pendant l'otite catarrhale. Mais si la plaie a plusieurs lambeaux, la nature médicatrice, toute-puissante assurément, ne peut plus se suffire pour la guérison, et l'art doit venir au secours de la nature. S'agit-il de perforations pathologiques récentes ou invétérées, le travail de réparation devient plus compliqué ; seulement on peut constater sur les bords de la perforation un liquide blanchâtre, onctueux, et qui n'est autre que cette même lymphe plastique ; mais aussi on y voit naître de petites granulations rouges, qui se forment pour ainsi dire de toutes pièces, au milieu de cet exsudat lactescent (1). D'autres fois, c'est une tache blanche qui s'étend d'une manière irrégulière tout autour de la perforation; des vaisseaux sanguins d'un volume considérable s'y rendent de toutes parts, et il s'y ajoute chaque jour une quantité nouvelle de lymphe coagulable; les granulations s'étendent, se touchent, se réunissent les unes aux autres; de son côté, la perforation se contracte et finit par se combler dans un grand nombre de cas, à la condition qu'elle ne soit pas trop large : elle ne doit guère dépasser les dimensions d'une forte tête d'épingle.

Chez les sujets scrofuleux, cette heureuse terminaison n'a presque jamais lieu sans que l'art vienne y apporter un puissant concours. Une sorte de dépression, dans les cas heureux, succède à l'absorption de la tache blanche et des bourgeons charnus, et il reste longtemps en ce point une fossette opaline.

Tel est le travail de la cicatrisation des perforations du tympan, exposé dans sa plus grande simplicité, et en dehors de toute complication. Mais souvent une nouvelle poussée de la maladie scrofuleuse, herpétique, syphilitique, vient détruire ou compromettre un travail de réparation déjà fort avancé. D'autres fois, c'est un traitement mal conçu qui est le principal obstacle à la guérison, par exemple, les injections qu'on a l'habitude de prescrire dans tous les écoulements d'oreille et à toutes les périodes de la maladie.

Symptômes physiologiques. — 1° Le sifflement qui se fait entendre dans l'oreille perforée pendant que le malade se mouche, ou quand on lui fait faire une forte expiration, le nez et la bouche étant fermés : ce sifflement indique une perforation moyenne ou petite à bords frangés.

(1) Voyez *Leçons cliniques*, 1re partie, p. 54 et suiv.

2° La douleur, signe des plus importants : le patient l'accuse au plus haut degré au moment où s'accomplit la perforation traumatique, qui vient porter subitement une atteinte brutale à la structure d'une membrane ténue, délicate et fort sensible : et, chose non moins remarquable, cette même douleur, si aiguë, si poignante pendant la première et la deuxième période des otites, cesse à l'instant même et fait place à un bien-être indicible, aussitôt que la perforation de la cloison s'est effectuée, soit spontanément, soit par les secours de l'art. Ces différences, bien tranchées dans le moment où la douleur paraît et disparaît, suffiraient dans la plupart des cas à caractériser la nature de la perforation. La chaleur, l'éréthisme, les tintements, la surdité ont été décrits ailleurs dans nos considérations générales (1), et nous ferons remarquer seulement les particularités suivantes : aussitôt que la perforation est produite, dans les otites bien entendu, le tintement qui tourmentait le malade disparaît avec la douleur ainsi que je l'ai déjà dit; mais la surdité est sensiblement augmentée et son intensité varie selon le lieu de la perforation, son étendue, le nombre des osselets détruits, etc., etc.

Diagnostic. — Le diagnostic n'offre pas de difficultés sérieuses à un praticien qui a l'habitude d'explorer l'oreille. Il suffit d'avoir à sa disposition un bon spéculum à deux branches et à deux valves, et un éclairage convenable.

Je dois cependant attirer l'attention sur un point qui peut embarrasser le médecin, s'il n'est pas rompu à ce genre d'examen. Il arrive parfois qu'on croit trouver une perforation du tympan quand on a tout simplement sous les yeux une simpe paillette de cérumen noirâtre et durci, adhérant à la surface de la membrane.

(1) Voyez *Traité pratique*, p. 87, et *Leçons cliniques*, 1re partie, p. 16.

Pour éviter cette erreur, il faut avoir à sa disposition un spéculum qui mette bien en évidence le fond du conduit auditif, et un miroir concave de verre étamé, de grande dimension.

Je sais bien que dans bon nombre de cas, le sifflement de l'air qui passe à travers la membrane perforée pendant l'action de se moucher ou l'expiration forcée, peut lever tous les doutes. Mais, qu'on se le rappelle bien, dans les otites il y a souvent perforation de la cloison et absence complète de sifflement. Pourquoi? parce que la phlegmasie de la caisse obstrue momentanément l'orifice tympanique de la trompe, et qu'alors, la communication de l'air étant interrompue, le sifflement doit manquer. C'est même un fait assez commun.

PRONOSTIC. — Peu grave dans la perforation traumatique, linéaire, verticale, chez un sujet sain et bien portant, la cicatrisation s'opérant d'elle-même, et en immobilisant seulement la cloison tympanique. Il acquiert une certaine gravité quand la perforation est oblique, à lambeaux, ronde surtout, en raison de la difficulté de la réunion immédiate.

Mais c'est principalement dans les perforations pathologiques de cause interne et dans le cours des otites des fièvres graves, que la gravité est extrême, non-seulement au point de vue de la perforation, dont les dimensions peuvent ne pas permettre la cicatrisation, mais encore à cause de la surdité plus ou moins irrémédiable, selon les altérations que la chaîne des osselets a subies.

Ajoutons qu'une perforation persistante est une cause permanente de catarrhe interne, qui vient encore aggraver la situation du malade (1).

(1) En effet, une perforation persistante du tympan est une porte ouverte aux inflammations qui peuvent ainsi envahir la caisse, s'étendre au cerveau et

Traitement local et général. — *Traitement local.* — Favoriser l'adhésion des bords de la solution de continuité quand la perforation est traumatique, et je ne saurais trop recommander le moyen suivant, qui m'a parfaitement réussi : il consiste à tremper un petit morceau de baudruche dans une goutte de collodion élastique pour en recouvrir la surface de la perforation.

On pourra la badigeonner également avec un petit pinceau trempé dans le baume du Pérou.

Mais le point le plus indispensable est d'immobiliser la membrane à la faveur de boulettes de coton portées mollement jusqu'au fond du conduit auditif. Ces pansements seront renouvelés tous les jours ou tous les deux jours jusqu'à guérison.

Dans les perforations pathologiques, il faudra toucher légèrement avec la pierre divine les bords de la perforation, afin d'aider la nature dans son travail réparateur et favoriser l'évolution des bourgeons charnus.

La teinture de myrrhe m'a rendu de grands services pour activer une cicatrisation languissante ; ne pas faire d'injections ; mais les fumigations au borate de soude sont très-utiles.

Traitement général. — C'est celui de la diathèse catarrhale, herpétique, scrofuleuse, syphilitique ou goutteuse ; j'entrerai prochainement dans de plus longs détails sur ce point important de thérapeutique. Disons enfin qu'il y a certaines perforations larges, avec perte de substance considérable, qu'on ne peut jamais cicatriser et qui persistent indéfiniment. J'ai employé autrefois des tympans artifi-

menacer la vie des malades. — Ces accidents sont loin d'être rares, et il y a à Londres des Sociétés d'assurance sur la vie, qui n'acceptent pas les individus atteints de perforation du tympan. Cette conduite est prudente et nos Sociétés françaises feraient bien de l'imiter.

ciels pour pallier cette infirmité; mais leur inutilité étant le moindre de leurs inconvénients, je les ai abandonnés.

Le traitement des complications, telles que douleur, hémorrhagie, réclame l'emploi des moyens ordinaires : ventouses, sangsues, perchlorure de fer, etc.

OBS. XXXVIII.— *Otite scrofuleuse.— Perforation du tympan gauche. — Cicatrisation. — Leucome du tympan droit. — Guérison.* — Le nommé C..., âgé de quarante ans, forgeron, d'une constitution lymphatico-sanguine, est malade depuis le 7 septembre 1864.

Il est atteint d'écoulement d'oreille, à la suite d'un refroidissement.

Traitement suivi : Vésicatoires derrière l'oreille.

Surdité initiale : la montre est entendue, à droite, à 5 centimètres, à gauche, à 0.

Le 2 février 1865, cet homme, d'une haute stature et d'une force herculéenne, surnommé Goliath, se présente à notre clinique et nous dit qu'au mois de septembre dernier, il fut pris d'un refroidissement, à la suite duquel son oreille gauche flua d'une manière abondante.

Diverses tentatives de traitement ont été faites sans résultat.

Oreille gauche. — L'examen, au spéculum, de l'oreille gauche, nous permet de constater les particularités suivantes :

On trouve dans le conduit auditif une certaine quantité de suppuration d'un jaune verdâtre, fétide; après l'avoir enlevée, on peut voir à la partie infério-antérieure du tympan tout près de son limbe, une petite perforation arrondie, un peu moins large qu'une tête d'épingle; ses bords sont blanchâtres. Tout le reste de la membrane offre une couleur ambrée, et de nombreux vaisseaux visibles à l'œil nu l'encadrent de tous côtés.

Il n'y a ni douleurs, ni bourdonnements; mais la surdité est prononcée; le malade n'entend pas la montre appliquée sur son oreille.

Oreille droite. — A droite, aucune trace de suppuration dans le conduit auditif; pas de cérumen. La membrane du tympan est blanchâtre, ridée, leucomateuse; et il est évident qu'elle a suppuré autrefois; peut-être dans l'enfance du malade, quoiqu'il ne se rappelle rien à cet égard.

Il n'est pas douteux pour nous que la cloison droite a subi, à une époque éloignée, les mêmes altérations que celles présentées par la gauche aujourd'hui; le malade n'entend qu'à 5 centimètres de ce côté. Ni douleurs, ni bruits.

Traitement général. — Iodures, huile de foie de morue.

Local. — Fumigations avec l'acide acétique étendu, tous les jours dans les deux oreilles, et tous les trois jours cautérisation de la perforation gauche avec la solution de sulfate de cuivre au trentième.

Trois mois de traitement amenèrent une guérison presque complète; mais tout à coup une nouvelle poussée de la scrofule détermina l'éruption d'une nouvelle phlyctène sur la cloison, un peu en avant de la première et à la distance de 3 millimètres à peu près. . . . .

Le traitement général fut continué ainsi que le traitement local, et il ne fallut pas moins de six semaines de soins persévérants pour obtenir un succès complet.

A la fin de juin, les deux perforations étaient cicatrisées sur le tympan gauche; et la montre était entendue à 15 centimètres.

A droite, la membrane tympanique avait recouvré une translucidité presque complète et l'ouïe était sensiblement améliorée, au point que la montre était entendue à 30 centimètres, distance très-propre à une bonne audition.

Obs. XXXIX. — *Otite strumeuse double avec perforation du tympan.* — La nommée E..., âgée de quatre ans, d'une constitution très-lymphatique, est atteinte d'écoulements d'oreilles depuis dix-huit mois.

Maladies antérieures : cette enfant a eu la rougeole, la scarlatine.

Traitement suivi : Nul.

Surdité initiale : la montre est entendue à droite, au contact; à gauche, *id.*

Le 10 novembre 1862, cette petite fille nous est présentée par sa mère, qui donne les renseignements suivants : Il y a dix-huit mois, dans la convalescence d'une scarlatine, l'enfant a eu un écoulement d'oreilles qui dure encore. L'enfant est assez forte, mais pâle; elle a de petites glandes au cou, des croûtes au nez; la gorge est saine.

Du côté droit on constate une perforation du tympan, ronde, centrale, de la largeur d'une petite tête d'épingle.

Il y a aussi un peu de suintement purulent.

Du côté gauche le tympan est opaque et il y a un peu de suintement, mais pas de perforation.

L'enfant entend un peu la montre de l'oreille droite.

Traitement général. — Sirop de trèfle d'eau, huile de foie de morue, tisane de gentiane.

Local. — Instillations de solution de sulfate de cuivre au trentième, tous les jours, et fumigations acétiques.

Deux fois par semaine, la perforation est touchée avec la pierre divine. Enfin, instillations de teinture d'aloès, 3 gouttes matin et soir.

Fin janvier. — Guérison de la perforation.

L'opacité du tympan gauche a disparu.

Elle entend bien.

Obs. XL. — *Phlegmasie chronique des deux tympans ; ancienne perforation cicatrisée.* — Le nommé D..., âgé de trente-cinq ans, meunier, d'une constitution sèche nerveuse, malade depuis dix ans ; n'a pas eu d'écoulements d'oreille, ou du moins ne s'en souvient pas.

Traitement suivi : Nul.

Surdité initiale : montre entendue, à droite, au contact, à gauche, *id.*

Le 5 avril 1862, ce malade nous est adressé ; il a été traité sans succès par un de nos confrères, lequel a déclaré la *surdité nerveuse* et au-dessus des ressources de l'art. Quelques pilules aloétiques ont seules été conseillées pour empêcher l'infirmité de faire des progrès.

C'est un homme de petite taille, maigre, au teint cuivré ; on dirait presque un homme de couleur ; il jouit d'une bonne santé, mais le sens de l'ouïe a subi de graves dérangements depuis une dizaine d'années.

Cette surdité s'est montrée sans cause appréciable autre qu'un bain froid, pendant lequel l'eau est entrée dans les conduits auditifs.

C'est quelque temps après, sans douleur notable, sans écoulement, que la dureté d'oreilles s'est montrée ; il y a eu peu ou point de bourdonnements. De temps en temps, un peu de sifflement, mais très-irrégulier. Rien à la gorge.

Fosses nasales rouges ; coryzas fréquents.

Signes anatomiques des deux côtés : pavillons bien conformés, méat glabre ; point de cérumen ; la membrane qui tapisse le méat est rouge, gonflée, saignante au moindre attouchement ; elle encadre la cloison et s'étend déjà à sa surface, près de son bord adhérent, à la manière du chémosis encadrant la cornée transparente, dans certaines formes de conjonctivite. Vers le bord antérieur du tympan droit on peut voir une dépression en fossette, signe certain d'une ancienne perforation cicatrisée.

Les deux cloisons sont opaques, nacrées, avec épaississement de leurs tissus; des vaisseaux sanguins, visibles à l'œil nu et entrelacés, descendent de la paroi supérieure du conduit, en longeant le manche du marteau, qui est encore visible.

En faisant moucher le malade, on entend dans les caisses un faible bruit muqueux à bulles très-faibles et rares. La sonde fait pénétrer la douche d'air pleinement; il n'y a donc pas de rétrécissement.

Signes physiologiques : pas de douleur notable, de bourdonnements, d'éréthisme. Cophose.

Traitement. — Ventouses à chaque apophyse mastoïde; scarifications du bourrelet rouge, qui encadre le tympan (en trois endroits différents) de chaque côté :

Poudre à priser.

Pr.	Précipité blanc	10 centigrammes.
	Sucre pulvérisé	10 grammes.

Mêlez.

Pour priser deux ou trois fois dans la journée. Régime ordinaire.

Pendant quatre jours consécutifs, fumigations dans l'oreille externe, avec l'acide acétique étendu.

Le 8, le malade entend déjà la montre à 6 centimètres de chaque côté.

Le 12, le malade est obligé de quitter Paris, et doit continuer le traitement : appliquer deux ventouses derrière chaque oreille toutes les semaines, et suivre les autres moyens. La montre est entendue à 10 centimètres.

Je n'en ai pas eu de nouvelles.

OBS. XLI. — *Otite double strumeuse interne et externe, avec phlegmasie du tympan gauche. — Perforation du tympan droit. — Hypertrophie des deux amygdales.* — Le nommé Pierre, âgé de six ans et demi, d'une constitution lymphatique, est atteint d'écoulements d'oreille depuis six mois. Il a eu des convulsions dans l'enfance; un de ses cousins est sourd.

Maladies antérieures : rougeole, varioloïde; pas de fièvre typhoïde.

Traitement suivi : huile camphrée instillée dans l'oreille.

Surdité initiale : la montre est entendue, à droite, à 0 centimètre, à gauche, id.

3 mars 1863. — Enfant de six ans, tout à fait sourd, au visage frais, bouffi, éminemment lymphatique, avec des glandes au cou. Il a eu beaucoup de gourmes ; on en voit encore des traces au menton (*Impetigo*); il est sujet aux maux de gorge. Les amygdales sont hypertrophiées; il tousse un peu ; coryzas fréquents.

Il y a un an, sans autre cause connue qu'un coryza, il fut pris d'un petit écoulement qui dure encore, à l'oreille droite.

Signes anatomiques. — Pavillons bien conformés, un peu de matière purulente dans chaque méat. On constate que les tympans sont opaques, d'un aspect de membrane muqueuse ; de plus, à droite, il existe une perforation centrale, ronde, de la largeur d'une tête d'épingle; la membrane du conduit auditif est rouge, épaissie.

Signes physiologiques. — Pas de douleur; de bourdonnements (douteux); crépitation abondante dans les deux caisses et sifflements qui se font entendre à droite, quand l'enfant se mouche.

Traitement. — Les deux tonsilles sont reséquées séance tenante : tisane de gentiane ; sirop de trèfle d'eau ; huile de foie de morue, une cuillerée matin et soir ; viande grillée ; un peu de vin ; fumigations de mélilot et d'acide acétique au tiers.

7 mars. — Les amygdales sont presque complétement cicatrisées ; fumigations dans les deux oreilles.

10 mars. — Même traitement : La perforation est touchée avec la solution de sulfate de cuivre tous les deux jours.

1er avril. — Les bords de la perforation sont rosés, granuleux.

10 avril. — La perforation se contracte ; on la touche avec la teinture de myrrhe.

20 avril. — Guérison de la perforation.

L'épaississement du tympan gauche a sensiblement diminué.

La montre est entendue à 20 centimètres des deux côtés.

Obs. XLII. — *Otite strumeuse, avec perforation du tympan.* — Le nommé P..., âgé de huit ans et demi, d'une constitution lymphatique, malade depuis huit jours, est atteint d'écoulement d'oreille, qui dure encore.

Maladies antérieures : vacciné; il a eu de la rougeole il y a quatre ans. Douleur d'oreille, pendant cette fièvre.

Surdité initiale : la montre est entendue, à gauche, au contact, à droite, à une distance normale.

22 mars 1862. — Petit garçon blond, délicat; il a eu une rougeole, il y a quatre ans; douleur à l'oreille gauche pendant cette maladie; cette douleur le réveillait de temps en temps; un peu de surdité existait aussi.

Il y a huit jours, sans douleur aucune, un écoulement très-abondant s'est montré à l'oreille gauche.

Pavillons bien conformés. — Croûtes de pus desséché sur les bords et dans l'intérieur du conduit auditif.

Le tympan gauche est perforé à son centre; cette perforation a la largeur d'un grain de blé. On trouve quelques ganglions au cou; peu de douleur; pas de bourdonnements.

Traitement. — Sirop de trèfle d'eau iodure; tisane de gentiane; fumigations tous les jours dans l'oreille gauche avec l'acide acétique étendu.

26 mars. — Frictions d'huile de croton derrière l'oreille gauche.

30 mars. — Il entend la montre à 8 centimètres. Nouvelles fumigations; instillations de sulfate de cuivre.

2 avril. — L'éruption produite par l'huile est très-abondante. Il entend, à gauche, à 22 centimètres. La perforation est cicatrisée, et l'on voit à sa place une petite fossette blanche.

25 avril. — Entend la montre, à gauche, à 46 centimètres.

30 avril. — A droite et à gauche, montre entendue à plus d'un mètre. Guérison.

Obs. XLIII. — *Double otite strumeuse, avec perforation du tympan gauche, et phlegmasie chronique du tympan droit.* — La nommée S..., âgée de quinze ans et demi, d'une constitution lymphatico-sanguine, malade depuis quatre ans, est atteinte d'écoulements d'oreille.

Maladies antérieures : vaccinée; non variolée; rougeole; scarlatine, à huit ans.

Traitement suivi : nul.

Surdité initiale : la montre est entendue, à droite, à 12 centimètres, à gauche, à 12 centimètres.

Le 2 août, cette jeune personne, grande, blonde, bien développée, nous est présentée par sa mère qui nous donne, d'une manière douteuse, les renseignements suivants :

Il y a quatre ans, la malade s'aperçut qu'elle devenait un peu dure d'oreille, sans cause appréciable pour elle que l'humidité de son habitation ; en même temps ses deux oreilles présentèrent un écoulement purulent, plus abondant du côté gauche. Cet écoulement a continué, tantôt continu, tantôt intermittent, mais reparaissant toujours en plus grande quantité lorsque l'air devenait humide.

État actuel. — Aujourd'hui la malade, d'une constitution lymphatico-sanguine, bien réglée, du reste, ne se plaint d'écoulement d'oreille que du côté droit; cependant l'oreille gauche est la plus sourde.

Symptômes anatomiques. — A droite, pavillon bien conformé, méat sans cérumen ; pas d'écoulement; le tympan paraît blanchâtre, lactescent, et sensiblement épaissi.

A gauche, le tympan est perforé au centre, lardacé, épaissi à la circonférence ; la largeur de la perforation est celle d'une tête d'épingle; il y a un peu de suppuration jaune, fétide.

Signes physiologiques. — Pas de douleur. Il y a eu des sifflements qui n'existent plus maintenant.

Traitement. — Sirop ioduré; huile de foie de morue, une cuillerée; injections, matin et soir, tisane de gentiane; fumigations avec l'acide acétique affaibli, au tiers, dans les deux oreilles.

15 août. — Amélioration. La montre est entendue, à droite, à 57 centimètres, à gauche, à 56 centimètres. Même traitement.

Du 1er au 15 septembre. — La perforation du tympan gauche a été cautérisée deux fois avec le stylet chargé de nitrate d'argent et s'est heureusement cicatrisée sous cette influence.

Le tympan conserve encore des traces d'opacité partielle, surtout dans le voisinage de la cicatrice ; mais cette opacité diminue de jour en jour.

Quant au tympan droit, il a repris une partie de sa transparence et de sa minceur primitive.

1er octobre. — Entend la montre à 60 centimètres des deux côtés. Guérison.

Obs. XLIV. — *Otites rubéoliques, de nature strumeuse, avec perforation du tympan gauche et phlegmasie chronique du tympan droit.* — Le nommé C..., âgé de treize ans, d'une constitution lymphatique, est atteint d'écoulements d'oreille depuis onze ans.

Maladies antérieures : rougeole.

Traitement suivi : aucun.

Surdité initiale : la montre est entendue, à droite, à 7 centimètres, à gauche, à 11 centimètres.

2 septembre 1861. — Cet enfant d'une constitution lymphatique a eu la rougeole à deux ans, et c'est à la suite de cette fièvre que les oreilles se mirent à fluer. Cet écoulement est jaune et abondant, fétide et remplit les conduits auditifs.

Signes anatomiques. — Pavillons bien conformés; douleur au tragus et à l'apophyse mastoïde des deux côtés.

A gauche, le tympan offre une large perforation, du diamètre d'un petit grain de blé.

A droite, phlegmasie chronique du tympan, avec vascularisation et épaississement très-prononcé de son tissu.

Signes physiologiques. — Douleur ; bourdonnements ; éréthisme ; surdité prononcée.

Traitement. — Huile de foie de morue ; sirop de gentiane ioduré, une cuillerée, matin et soir ; tisane de houblon ; fumigations acétiques dans les deux oreilles, tous les deux jours.

16 octobre. — Instillations de la solution de sulfate de cuivre dans chaque oreille.

23 octobre. — Même traitement. La perforation est touchée trois fois par semaine, avec un pinceau imbibé de teinture de myrrhe.

15 novembre. — Cautérisation de la perforation du tympan avec le nitrate d'argent.

20 novembre. — Le travail de réparation commence : de petites granulations roses apparaissent sur les bords de la perforation, au milieu d'un exsudat lactescent.

1er décembre. — On touche de nouveau les granulations naissantes avec la teinture de myrrhe. Le perforation se contracte.

8 décembre. — Les bourgeons charnus se touchent, se réunissent. Même traitement.

25 décembre. — Cicatrisation. Une large tache blanche remplace la perforation ; à sa place existe une dépression leucomateuse.

Le tympan gauche, sous l'influence des fumigations, a repris presque toute sa transparence.

La montre est entendue, à droite, à 30 centimètres, à gauche, à 50 centimètres. Guérison.

Obs. XLV. — *Otite catarrhale interne et externe, avec phlegmasie du conduit, et ancienne perforation cicatrisée du tympan du côté gauche.* — Le nommé R..., âgé de trente ans, bandagiste, d'une constitution sèche, sans écoulements d'oreille.

Maladies antérieures : vacciné, souvent enrhumé.

Traitement suivi : huile dans l'oreille.

Surdité initiale : la montre est entendue, à droite, à 5 centimètres, à gauche, à 10 centimètres.

Le 3 novembre 1864, ce jeune homme vient à notre dispensaire et nous raconte ce qui suit :

Il y a quatre à cinq jours, sans cause connue, il fut pris d'une douleur dans l'oreille droite ; cette douleur était continuelle, sans être vive : c'est plutôt un sentiment d'engourdissement, comme si l'oreille était bouchée par un corps étranger ; en même temps et dès les premiers jours, un sifflement s'est fait entendre dans l'oreille droite. Ce sifflement est incessant ; mais n'empêche pas le malade de vaquer à ses occupations, de dormir, etc.

État actuel. — C'est un grand garçon, assez maigre, mais d'une bonne santé habituelle ; il n'est point sujet aux maux de gorge ; en effet, elle n'est point rouge ; mais il s'enrhume très-facilement et le coryza est habituel.

Signes anatomiques. — A droite, pavillons bien conformés. Point de cérumen ; méat glabre ; au milieu du conduit, la membrane qui le tapisse commence à devenir rouge épaisse ; elle encadre la membrane du tympan qu'elle recouvre presque complétement. Une portion de la partie inférieure du tympan seule apparaît opaque, blanchâtre.

A gauche, il y a un petit tampon de cérumen, appliqué directement sur le tympan. Après l'avoir enlevé avec une injection, on aperçoit la membrane du conduit, rouge, tomenteuse, déprimée en fossette vers son bord antérieur ; en faisant moucher le malade, on entend une grosse crépitation humide des deux côtés.

Signes physiologiques. — Douleur légère ; bourdonnements à droite ; pas d'éréthisme ; dureté d'oreille à droite ; insufflation d'air.

Après la douche d'air qui balaye les mucosités de la trompe droite, le malade entend à 1 mètre 50 centimètres, à droite, quand avant la séance il entendait de ce côté à peine à 20 centimètres.

Traitement. — Injections tièdes trois fois par jour avec : eau de rose, 100 grammes; miel rosat, 30 grammes; sucre de Saturne, 30 centigrammes; fumigations avec résines de Tolu, benjoin, myrrhe : 2 ventouses scarifiées derrière chaque oreille.

10 novembre. — Douches d'air, à droite; il entend la montre, à droite, à plus d'un mètre.

Le traitement est cependant continué jusqu'à la fin du mois. Guérison.

Obs. XLVI. — *Otite chronique double avec vascularisation du tympan droit et perforation du tympan gauche.* — Le nommé D..., âgé de vingt-neuf ans, marchand de parapluies, lymphatique, malade depuis dix-huit ans, sans écoulement d'oreille; seulement un léger suintement intermittent.

Maladies antérieures : rougeole.

Traitement suivi : nul.

Surdité initiale : la montre est entendue, à droite, à 15 centimètres, à gauche, à 7 centimètres.

19 janvier 1864. — Ce malade a été frappé sur la tête, à l'âge de dix ans, et c'est à dater de cette époque que son ouïe devint dure, vers l'âge de huit à neuf ans; il eut aussi une fièvre dont il ne peut préciser la nature; quoi qu'il en soit, c'est vers l'époque de cet accident qu'il fait remonter l'origine de sa surdité. Nous pensons au contraire que la rougeole en est la principale cause.

État actuel. — C'est un garçon petit, trapu, blond, avec quelques attributs du tempérament lymphatique.

Signes anatomiques. — A droite, le méat est glabre, sans cérumen. En arrivant vers la partie profonde du conduit, on trouve des lamelles épidermiques enchevêtrées dans une petite quantité de pus; on les enlève à l'aide d'une injection d'eau tiède. La membrane du fond du conduit est rouge, tomenteuse, excoriée; le tympan de ce côté est rouge, vasculaire, épaissi.

A gauche, pavillon bien conformé, méat normal, mais sans poils, avec un peu de cérumen; le tympan est petit, vascularisé dans la plus grande partie de son étendue; il est aussi perforé en avant et l'air passe en sifflant quand le malade se mouche; il n'y a qu'un léger suintement muqueux.

Signes physiologiques. — Pas de douleur; bourdonnement; dureté d'oreille.

Traitement. — Sirop de trèfle d'eau ioduré, une cuillerée matin et soir dans une tasse de tisane de gentiane; fumigations acétiques, tous les deux jours, dans chaque oreille; instillations dans l'oreille droite, de la solution de sous-borate de soude et de la solution de sulfate de cuivre dans l'oreille gauche.

15 février. — On touche la perforation avec la teinture de myrrhe.

20 février. — Même traitement.

25 février. — Idem.

1er mars. — La perforation blanchit sur son limbe et devient en même temps rosée.

8 mars. — Elle se contracte. Continuation des fumigations et des instillations.

Fin mars. — Guérison. Le tympan droit a repris sa transparence. Le gauche est cicatrisé. La montre est entendue, à droite, à 35 centimètres, à gauche, à 25 centimètres.

Obs. XLVII. — *Otite chronique double avec opacité des deux tympans. — Ancienne perforation cicatrisée du tympan gauche.* — La nommée L..., âgée de soixante ans, concierge, d'une constitution sanguine, malade depuis quinze jours, est atteinte d'écoulements d'oreille depuis quinze jours.

Maladies antérieures : aucune.

Traitement suivi : nul.

Surdité initiale : la montre est entendue, à droite, à 3 centimètres, à gauche, à peine au contact.

15 février 1861. — Cette malade prétend qu'elle n'est sourde que depuis quinze jours. Ses oreilles coulent depuis cette époque seulement. Le tympan du côté gauche offre une dépression en fossette opaline, un peu au-dessous du manche du marteau. Le tympan du côté droit est opaque. Surdité très-prononcée. Les conduits auditifs sont remplis de pus. Bourdonnements. Pas de douleur.

Traitement. — Frictions derrière chaque oreille avec la pommade stibiée; fumigations avec l'acide acétique étendu; instillations avec la solution de sulfate de cuivre au trentième.

1er mars. — Amélioration. Il n'y a plus qu'un suintement. Même état du tympan. Même traitement. Nouvelle friction avec la pommade stibiée.

15 mars. — La malade se trouve mieux. N'est pas revenue.

Obs. XLVIII. — *Double otite interne et externe, avec destruction des deux tympans. Amélioration.* — Le nommé D..., âgé de vingt-six ans, ajusteur, d'une constitution lymphatique, malade depuis son enfance, est atteint d'écoulement d'oreille qui dure encore.

Maladies antérieures : rougeole, scarlatine.

Traitement suivi : nul.

Surdité initiale : la montre est entendue, à droite, au contact, à gauche, à 10 centimètres.

18 décembre 1861. — Ce jeune homme a eu des écoulements d'oreille depuis son enfance, qui durent encore aujourd'hui. La surdité s'était dès lors manifestée et n'a point subi de modifications à la suite des fièvres éruptives dont nous avons parlé. Il y a trois semaines seulement que la surdité a augmenté tout à coup sans cause bien appréciable.

Signes anatomiques. — A gauche, pavillon normal ; il y a un peu de rougeur à l'entrée du méat, pas de cérumen ni de poils. Le fond de l'oreille est plein de pus. Une injection en débarrasse le malade. Le tympan a presque entièrement disparu ; il n'en reste plus qu'une sorte de collerette circulaire, de 4 à 5 millimètres de largeur, suspendue à l'os tympanal.

A droite, le conduit auditif est en pleine otorrhée.

Une injection enlève le pus de ce côté, et nous voyons que le tympan est également détruit. Le ganglion auriculaire n'existe d'aucun côté, mais on trouve des ganglions engorgés à la mâchoire et au cou.

Signes physiologiques. — Le malade a peu ou point de douleur, mais des bourdonnements qu'il compare au bruit des cloches. Surdité très-prononcée.

Traitement. — Tisane de gentiane, sirop de trèfle d'eau ioduré; régime tonique ; injections d'eau tiède et de sucre de Saturne au trentième.

27 décembre. — Même état. Instillations de solution de sulfate de cuivre, trois ou quatre gouttes matin et soir.

15 janvier. — L'écoulement diminue. Fumigations acétiques; instillations *ut suprà.*

1er février.—La suppuration est presque tarie. Même traitement.

Fin février. — L'écoulement est réduit à un suintement insignifiant, sans odeur. Nous recommandons de continuer le traitement encore pendant un mois.

Quant à l'ouïe, l'amélioration a été presque insignifiante, le malade n'ayant gagné que 2 ou 3 centimètres de chaque côté ; ce résultat n'a rien qui doive surprendre, en raison de la désorganisation presque complète des oreilles constatée au début du traitement.

Obs. XLVIII. — *Otite typhoïde à droite, avec perforation du tympan du même côté.* — Le nommé M..., âgé de six ans, d'une constitution strumeuse, est atteint, depuis six mois, d'écoulement d'oreille qui dure encore.

Maladies antérieures : vacciné, rougeole, fièvre typhoïde, il y a six mois.

Traitement suivi : aucun.

Surdité initiale : la montre est entendue, à droite, au contact, à gauche, normale.

29 octobre 1863. — Cet enfant, amené par sa mère, est d'une constitution strumeuse bien évidente ; il a été atteint, il y a un an, d'une rougeole qui n'eut pas de résultats fâcheux pour ses oreilles. Quelque temps après, au mois d'avril dernier, ce pauvre enfant a eu une fièvre typhoïde accompagnée de convulsions ; pendant sa convalescence, on remarqua un écoulement de l'oreille droite, cet écoulement qui persiste encore aujourd'hui.

État actuel. — Petit malade médiocrement développé, bouffi ; la gorge est saine, mais les fosses nasales présentent un coryza chronique.

Signes anatomiques. — A droite, le conduit auditif est rempli de matière purulente, fétide, verdâtre, abondante ; après l'avoir enlevée à la faveur d'une injection, on constate l'excoriation des parois du méat. De plus, le tympan est presque détruit ; les osselets sont tombés et la caisse apparaît au fond du conduit avec sa membrane muqueuse rougeâtre ; la trompe est libre, car, en se mouchant, l'enfant fait sortir de l'air qui sort du conduit auditif en sifflant. L'oreille gauche est tout à fait saine.

Signes physiologiques. — Point de douleur. La dureté d'oreille de ce côté est considérable. Bourdonnements.

Traitement. — Tisane de gentiane ; sirop de trèfle ioduré ; huile de foie de morue, une cuillérée par jour ; régime tonique.

30 octobre. — Même état. Frictions avec la pommade stibiée derrière l'oreille droite.

3 novembre. — Instillations dans l'oreille d'une solution de sulfate de cuivre au trentième.

6 novembre. — On nettoie l'oreille droite avec une injection. Même état. Fumigations acétiques. Instillations *ut suprà*.

9 novembre. — Nouvelles fumigations et instillations.

17 novembre. — Même état. Même traitement.

20 novembre. — Instillations de sulfate de cuivre au trentième.

3-7 janvier 1864. — Il y a toujours un peu d'écoulement par l'oreille ; les instillations sont continuées et l'amélioration se fait remarquer.

7-15 janvier. — Instillations au sulfate de cuivre. Fumigations.

18-25 février. — Instillations au sulfate de cuivre.

1er juin. — La suppuration dure encore ; ce n'est à vrai dire qu'un suintement.

Le malade n'est pas revenu.

Obs. XLIX. — *Otite strumeuse avec destruction du tympan droit. — Épaississement vasculaire du tympan gauche.* — Le nommé M..., élève pharmacien, âgé de quatorze ans, d'une constitution lymphatique, est atteint d'écoulement à l'oreille droite.

Traitement suivi : aucun.

Surdité initiale : la montre est entendue, à droite, au contact ; à gauche, à 40 centimètres.

Le 22 février 1863, ce malade se présente à notre clinique et nous raconte qu'il y a quatre ans, sans cause appréciable, il fut pris de surdité ; mais les premiers symptômes ont commencé avec un écoulement de l'oreille droite qui date de son enfance. Du reste, il n'a jamais souffert ; mais les bourdonnements ont toujours accompagné l'écoulement.

Ce jeune garçon, d'une assez bonne santé habituelle, mais assez peu développé pour son âge, nous dit en outre qu'il n'est pas sujet aux maux de gorge ; mais qu'il contracte facilement le rhume de cerveau.

Signes anatomiques. — Pavillons bien conformés, méats, glabres, sans cérumen ; on trouve dans le conduit auditif droit une certaine quantité de pus qu'on enlève à l'aide d'une injection. Le tympan est détruit complétement.

Dans la plus grande partie de son étendue la muqueuse de la caisse est revêtue d'une pellicule grisâtre, sorte de membrane pyogénique.

A gauche. — Tympan vasculaire mais sans suppuration.

Signes physiologiques. — Pas de douleurs, bourdonnements à droite seulement, surdité prononcée du côté droit.

Traitement. — Tisane de gentiane iodurée; huile de morue; fumigations acétiques dans les deux oreilles; instillation de la solution de cuivre au trentième, dans la droite seulement.

Ce traitement fut continué pendant trois mois avec persévérance. La suppuration fut tarie à droite, sans grande amélioration de l'ouïe; mais du côté gauche le résultat fut satisfaisant, car la vascularisation du tympan disparut et la montre était entendue à un mètre, distance presque normale.

Obs. XLX. — *Perforation traumatique du tympan gauche pendant un bain froid.* — Le nommé A..., âgé de quinze ans, tourneur en cuivre, d'une constitution lymphatique, atteint d'écoulements d'oreille depuis huit jours.

Son père est un peu sourd (cinquante-deux ans).

Traitement suivi : nul.

Surdité initiale : la montre est entendue, à droite, normale; à gauche, à 15 centimètres.

18 août. — Ce jeune homme est malade depuis huit jours seulement; il a été aux bains froids et il a plongé dans l'eau. Il nous dit cependant qu'il y a quinze jours, en sortant du bain, il a déjà ressenti de la douleur dans l'oreille, mais que cette douleur s'était passée et est revenue après un autre bain et huit jours après l'époque à laquelle il rattache le commencement de sa maladie.

L'oreille gauche est atteinte d'une légère suppuration, mais il nous dit que l'écoulement, à peine sensible pendant le jour, devient très-abondant pendant la nuit.

La douleur qui s'est manifestée au commencement de l'écoulement a beaucoup diminué.

L'oreille présente encore du pus desséché sur le pavillon gauche; le conduit auditif est baigné d'un pus sanieux, fétide, assez abondant. Après avoir abstergé le pus, à l'aide de boulettes de coton, on trouve une perforation de la largeur d'une tête d'épingle sur le tympan du côté gauche; elle est triangulaire située au-dessous du manche du marteau et sans perte de substance.

Quand le malade se mouche, on voit des bulles d'air sortir en sifflant, par cette perforation.

La douleur existe encore au niveau du tragus; pas de bourdonnements; il y a un peu de dureté de l'ouïe du côté malade.

Il n'est pas douteux que c'est pendant un bain froid que l'eau en pénétrant dans l'oreille gauche, a déterminé une perforation de la cloison tympanique.

Traitement. — 1° Quatre sangsues au devant du tragus gauche et demain matin une ventouse scarifiée derrière l'oreille du même côté. 2° Fumigations émollientes, matin et soir. 3° Des boulettes de coton mollettes sont portées mollement, au fond du conduit auditif et à la surface de la membrane perforée, pour la rendre immobile, pendant l'action des vibrations sonores, la toux, l'action de se moucher, la déglutition, etc. 4° Des doses de calomel et scammonée sont prescrites pour obtenir un effet purgatif.

Le 21 août, il y a encore un peu de douleur et d'écoulement nouvelle ventouse, fumigations, doses de scammonée.

Le 22, même état, même traitement.

Le 23, plus de douleurs, fumigations.

Le 25, plus de suppuration, même pansement.

Le 30, seulement, la perforation est touchée avec la teinture de myrrhe et les fumigations sont continuées, même pansement avec les boulettes de coton.

Du 1er au 12 octobre, cinq autres pansements semblables. La perforation est cicatrisée, et le 15, le malade entend la montre de ce côté à 40 centimètres.

Obs. XLXI. — *Otite strumeuse sub-aiguë, avec perforation du tympan gauche. — Nubécules du tympan droit.* — Le nommé B..., âgé de dix-huit ans, maçon, d'une constitution lymphatique, est atteint d'écoulements d'oreille depuis un an.

Traitement suivi : aucun.

Surdité initiale : la montre est entendue, à droite à 28 centimètres, à gauche, au contact.

22 mars. — Ce jeune homme d'un tempérament éminemment lymphatique, est grand, grêle, marqué de taches de rousseur, avec des cheveux rouges.

L'an dernier il fut pris de maux d'oreille et de perte de l'ouïe ; tout cela dura deux mois. Puis il y eut apaisement de tous les symptômes.

Cette année, également à la suite de refroidissement, nouvelles douleurs d'oreilles ; nouvelle atteinte de surdité ; notamment, il y a un mois, il fut pris de maux de gorge, puis d'otalgie, accompagnés d'écoulement purulent et de perte de l'ouïe presque complète.

Signes anatomiques à gauche. — Pavillon bien conformé; conduit auditif plein de pus, le tympan est perforé. La perforation est un peu plus grande qu'une tête d'épingle et siége près de l'extrémité interne du grand diamètre.

Signes physiologiques. — Douleur et bourdonnement.

Le tympan droit présente en deux points différents, et sur le limbe même de la membrane, deux petites taches blanches diffuses, comme un nuage, et qui ne sont très-probablement autre chose que la cicatrice d'anciennes perforations guéries ou la trace d'épanchements interlamellaires non encore complétement résorbés.

Traitement. — Huile de morue. Tisane de gentiane. Sirop ioduré. Bon régime.

Fumigations acétiques au quart dans les deux oreilles. Instillations de solution de sulfate de cuivre au trentième.

Une friction derrière chaque oreille avec la pommade stibiée.

Le 1er avril, même état, même traitement.

Fumigations quotidiennes.

Le 8 avril, il n'y a pas encore de changement, même traitement.

Le 20 avril, les nuages du tympan droit ont disparu presque entièrement.

La perforation du tympan gauche blanchit sur ses bords; on touche la perforation avec la pierre divine.

Le 30 avril, les bords de la perforation deviennent rosés, granuleux. Même traitement.

Le 15 mai, guérison: une tache blanche déprimée à son centre apparaît à la place de la perforation.

La montre est entendue à droite, à 1 mètre, à gauche à 40 centimètres.

Obs. XLXII. — *Otite strumeuse chronique avec destruction du tympan gauche. — Ancienne perforation cicatrisée et adhérences du tympan droit.* — Le nommé X..., âgé de dix-sept ans, découpeur en marquetterie, d'une constitution lymphatique, malade depuis l'âge de cinq ans, sans écoulements d'oreille; maladies antérieures: pas de renseignements positifs.

Traitement suivi: nul.

Surdité initiale: la montre est entendue, à droite, à 0,00, à gauche, à 0,00.

Le 31 juillet 1861, ce jeune garçon vient à notre clinique et raconte ainsi les débuts de sa surdité :

Après une fièvre dont il ne peut préciser la nature, il fut pris de surdité, à l'âge de cinq ans.

Cette surdité est très-prononcée depuis cette époque et a continué sans diminution. La surdité est telle qu'il n'entend pas la montre placée entre ses dents.

Rien de semblable dans sa famille.

État actuel. — C'est un jeune homme peu développé, très-lymphatique ; glandes engorgées sous la mâchoire.

Signes anatomiques. — Pavillons, méats sains.

A gauche. — Tympan détruit. Une surface rose blanchâtre, cicatricielle, occupe le fond du conduit.

A droite. — Le tympan est petit, leucomoteux, bosselé çà et là, et déprimé en fossette dans plusieurs points ; adhérent bien manifestement au promontoire, ce qu'il est facile de constater à l'immobilité de la membrane, pendant qu'on insuffle les trompes.

Les trompes sont largement ouvertes, et l'air insufflé éclate dans la caisse des deux côtés avec un bruit humide. Seulement du côté gauche privé de tympan, l'air siffle en sortant du conduit.

Traitement.

Pr. Iodure de potassium. . . . . 10 grammes.
Eau distillée. . . . . 200 grammes.

Mêlez.

Une cuillerée, tous les matins, dans une tasse de tisane de gentiane. Fumigations de chlorhydrate d'ammoniaque dans l'oreille droite, et dans la trompe du même côté, à l'aide du cathéter préalablement introduit.

Frictions stibiées derrière cette oreille.

Du côté gauche, l'appareil de l'ouïe étant presque complétement détruit, nous ne tentons aucun traitement.

Août. — Continuation du traitement local et général.

Au commencement de septembre, le tympan droit s'éclaircit un peu, sa surface bosselée et déprimée en godets, dont nous avons parlé, devient plus plane, plus unie ; et en insufflant la vapeur dans la caisse, l'œil restant fixé sur la cloison exposée à la vue, on peut constater que cette membrane éprouve une tension et un certain déplacement de dedans en dehors, pendant cette insufflation.

De plus, le malade commence à entendre la montre à 1 et 2 centimètres de l'oreille.

Nous continuons le traitement pendant tout le mois de septembre et d'octobre; on répétait tous les jours les injections de vapeur chaude à 34 degrés dans la caisse de l'oreille gauche, et d'un jour l'un seulement on pratiquait des fumigations à la surface de la membrane du tympan.

Enfin vers la fin de novembre, l'amélioration était telle, que le malade si sourd, au commencement du traitement, pouvait entendre la montre à 10, 12 et 15 centimètres par un beau temps, et la parole, sur tous les tons de la conversation. Il revient de temps en temps nous voir, et le résultat favorable se maintient.

Obs. LXII. — *Double otite catarrhale interne et externe avec phlegmasie et opacité des deux tympans : ancienne perforation guérie, à gauche.* — La nommée A..., âgée de trente-trois ans, mère de deux enfants, polisseuse en perles, d'une constitution lymphatico-sanguine, est atteinte d'écoulements d'oreille des deux côtés, et depuis quinze mois.

Maladies antérieures : rougeole, dans son enfance.

Traitement suivi : injections à l'infusion de sureau et au miel.

Surdité initiale : la montre est entendue à droite, à 10 centimètres; à gauche, à 15 centimètres.

Le 14 janvier 1863, cette femme vient à notre clinique et nous dit qu'il y a quinze mois sans cause connue, elle fut prise de démangeaison dans les deux oreilles, suivie d'écoulement des deux côtés, sans douleur. Elle fit des injections de sureau qui ne produisirent aucun résultat.

État actuel. — C'est une femme forte, d'une bonne santé, colorée de figure, avec quelques glandes au cou; la gorge est saine, elle s'enrhume facilement, mais elle est sujette aux rhumes de cerveau. On remarque à gauche à l'angle de la mâchoire une pustule d'acné varioliforme. — En faisant moucher la malade on n'entend pas de bruit dans la caisse.

Signes anatomiques à gauche. — Pavillon bien conformé, un peu étroit; le méat est sec, glabre, sans cérumen; on remarque une petite quantité de pus. Le tympan est masqué par des pellicules épidermiques que l'on enlève avec une injection : on voit alors cette membrane épaissie, opaline, avec une dépression en fossette bien caractérisée, vers son bord postérieur; le conduit auditif est privé d'épiderme, la surface en est rouge, villeuse.

A droite. — Même disposition, le tympan est épaissi, blanchâtre, et encadré par la membrane rouge du fond du conduit auditif.

Signes physiologiques. — Il y a un peu de douleur au tragus, les bourdonnements existent encore, semblables au murmure de l'eau que l'on fait bouillir.

Traitement. — 1° Frictions avec l'huile de croton, trois gouttes derrière chaque oreille. 2° Fumigations acétiques, au quart, tous les deux jours et pendant cinq à huit minutes, pour chaque oreille.

Huile de morue. Sirop ioduré, une cuillerée à bouche, matin et soir.

Le 18 janvier 1863, la friction d'huile de croton a produit une abondante pustulisation; à droite, le tympan devient moins opaque.

Même traitement continué jusqu'au 22 février.

Seulement dans les huit derniers jours, on fit passer l'injection par la trompe d'Eustachi, jusque dans les caisses.

Guérison. La malade entend la montre de chaque côté à plus d'un mètre.

Obs. LXIII. — *Double otite strumeuse avec opacité et pannus des deux tympans. — Cicatrices d'anciennes perforations. — Surdité complète. — Double traitement général et local. — Amélioration remarquable.* — Le nommé F..., âgé de quarante-sept ans, exerçant la profession de musicien ambulant, d'une constitution lymphatico-sanguine, est atteint d'écoulements d'oreille, depuis quinze ans, et durant encore.

Maladies antérieures : petite vérole, à onze ans.

Traitement suivi : aucun.

Surdité initiale : la montre est entendue, à droite, à 0,00, à gauche, à 0,00. — Surdité complète.

Le 11 mars 1862, ce malade, sourd depuis longues années, ne donne que des renseignements incertains sur l'origine de son infirmité.

Signes anatomiques à droite et à gauche. — Pavillons de l'oreille bien conformés; le méat est dépouillé de son épiderme, il est tomenteux, rouge, luisant et suppure; la membrane qui encadre le tympan est rouge; le tympan lui-même n'est plus qu'une membrane opaque, mollasse, infiltrée de lymphe plastique et rouge, parsemée de vaisseaux, ressemblant tout à fait au pannus de la cornée. Du côté gauche, on voit sur le tympan deux dépressions en godet, témoignage certain d'anciennes perforations cicatrisées.

Signes physiologiques. — Bourdonnement, cophose complète; la voix dans ses notes les plus élevées ne peut être entendue.

C'était là, bien certainement, un cas désespéré : malgré ces fâcheuses conditions, nous n'hésitons pas à commencer le traitement en prescrivant 1° la solution :

Pr.	Iodure de potassium.	5 grammes.
	Eau distillée.	200 grammes.

Mêlez.

Une cuillerée, matin et soir, dans une tasse de tisane de gentiane.

2° Frictions derrière chaque oreille, avec la pommade stibiée, de façon à obtenir une pustulisation permanente.

3° Fumigations tous les jours dans les deux oreilles avec la solution de chlorydrate d'ammoniaque.

Nous continuons, pendant près de quatre mois, sans obtenir aucun résultat.

Alors, on ajouta l'huile de morue à la solution iodurée et deux cautères furent placés aux apophyses mastoïdes, un de chaque côté.

Vers le milieu d'août, c'est-à-dire après six mois de traitement, la suppuration des oreilles fut tarie complétement et la surface rougeâtre et mollasse, en laquelle était convertie la cloison tympanique, commença à blanchir sur les bords, et par îlots disséminés à son centre.

Les fumigations de benjoin et de baies de genièvre furent alors substituées aux vapeurs ammoniacales. La durée des séances fut également portée à un quart d'heure pour chaque oreille, une fois par jour.

Vers la fin de septembre, l'amélioration était devenue réellement surprenante et le pauvre musicien pouvait reprendre son état; non pas qu'il entendît finement, mais les battements de la montre étaient perçus avec facilité à 4, 5 et 6 centimètres de chaque oreille, et la parole sur tous les tons de la conversation.

Pour éviter une récidive et entretenir l'amélioration, un cautère permanent fut établi au bras gauche.

Obs. LVI. — *Otite scrofuleuse chronique avec destruction du tympan droit. — Phlegmasie chronique du tympan gauche.* — Le nommé G..., âgé de vingt-deux ans, profession de mécanicien, d'une constitution lymphatico-sanguine, est atteint d'écoulements d'oreille, depuis son enfance.

Traitement suivi : électricité, sans succès.

Surdité initiale : la montre est entendue, à droite et à gauche au contact.

Le 10 mars 1862, ce garçon vient à notre clinique et nous raconte que dans son enfance, il a eu des écoulements d'oreille, qui n'ont pas cessé depuis cette époque. Il y a seulement trois ans qu'il s'est aperçu de la diminution de l'ouïe, laquelle a toujours été en s'affaiblissant.

Depuis deux mois il a eu des bourdonnements intolérables, que l'application de l'électricité a sensiblement aggravés.

Signes anatomiques à droite.— Pavillon bien conformé ; le fond du méat est rouge ; le tympan est détruit, le fond de la caisse est granuleux et plein de pus. En faisant moucher le malade on entend du gargouillement dans l'oreille ; à gauche et à droite l'air passe avec bruit.

A gauche. — Pavillon bien conformé. Le méat est sain, le tympan est encadré dans une membrane rougeâtre ; il est petit, ambré, semblable à une cornée leucomateuse.

Signes physiologiques. — Bourdonnement à droite seulement, pas de douleur, surdité prononcée.

Traitement. — Tisane de gentiane. — Sirop ioduré. — Frictions stibiées derrière chaque oreille.

Fumigations avec l'acide acétique, dans les deux oreilles. Il entend la montre à 1 centimètre.

Le 8 avril. — A gauche à 0,03 ; à droite 0,02 ; même traitement.

Le 18 avril. — A gauche, à 0,04 ; à droite à 0,03 ; nouvelle friction stibiée derrière les deux oreilles.

Le 1er mai. — Amélioration. — L'écoulement de l'oreille droite a cessé. — La surface rougeâtre de la caisse mise à nu est devenue d'un blanc rosé : la muqueuse est devenue comme cutanée.

A gauche, le tympan a repris une partie de sa transparence gris-perle, et la montre est entendue à 10 centimètres.

OBS. LVII. — *Otite syphilitique. — Phlegmasie chronique spécifique des deux tympans avec perforation.* — Le nommé C..., âgé de vingt-cinq ans, étudiant, d'une constitution sèche ; il est malade depuis trois mois et affecté d'écoulements d'oreille et en même temps de l'urèthre.

Traitement suivi : injections avec le nitrate d'argent.

Surdité initiale : la montre est entendue, à droite, au contact ; à gauche, à 7 centimètres.

Le 9 avril 1862, ce jeune homme vient à notre clinique et nous raconte ainsi son histoire :

Il y a trois semaines, à la suite d'une céphalée violente, l'ouïe devint dure surtout à droite ; sifflements dans les oreilles ; en examinant le malade avec soin nous trouvons des syphilides sur le cuir chevelu.

Des deux côtés, les tympans sont encadrés d'un cercle rougeâtre, et plusieurs petites élévations pustuleuses de la grosseur d'une graine de millet se voient à la surface ; une d'elles a perforé la cloison gauche.

En examinant les parties génitales, nous trouvons les traces d'un chancre induré.

Le diagnostic n'était donc pas douteux. Le malade avait la vérole et les symptômes présentés du côté des membranes tympaniques étaient de même nature.

En conséquence, un traitement antisyphilitique fut institué. 1° Pilules de proto-iodure de mercure de 2 centigrammes ; une tous les matins.

2° Tous les jours je touchais la membrane du tympan, de chaque côté, avec un pinceau imbibé de la solution suivante :

Pr. Eau distillée . . . . 200 grammes.
Sublimé. . . . . 5 centigrammes.

Mêlez.

3° Une fois par semaine, une fumigation de cinabre était reçue dans chaque oreille et en suivant la voie de la trompe d'Eustachi.

Six semaines de ce traitement amenèrent une guérison complète. La montre était entendue des deux côtés à plus d'un mètre.

Obs. LVIII. — *Otite catarrhale interne chronique avec phlegmasie des deux tympans. — Ancienne perforation guérie, à gauche.* — Le nommé B..., âgé de vingt-sept ans, profession de pianiste, d'une constitution lymphatique, a eu dans son enfance un écoulement d'oreille (il ne peut préciser de quel côté).

Traitement suivi : vésicatoires.

Surdité initiale : la montre est entendue, à droite, à 5 centimètres ; à gauche, à 3 centimètres.

Le 18 août 1863, ce jeune homme vient à notre clinique et nous dit que depuis sept ans, il a mal à la gorge ; il y éprouve des chatouillements continuels avec sécheresse ; il est aussi très-sujet aux coryzas et aux angines; l'inspection de l'arrière-gorge démontre en effet que les tonsilles sont hypertrophiées chroniquement. Il faudra donc les enlever.

Signes anatomiques des deux côtés. — Pavillon bien conformé; méat sans cérumen, tympans leucomateux; la paroi du méat voisin du tympan présente une rougeur très-vive avec exsudation sanguine. En faisant moucher le malade, on n'entend presque rien dans l'une et l'autre oreille. A gauche existe une dépression en godet, au-dessous du manche du marteau.

Le cathétérisme donne la sensation d'un râle sous-crépitant à bulles humides et fines.

Signes physiologiques. — Nuls, — point de douleur; point de bourdonnements. Le malade n'éprouve que certains chatouillements dans l'oreille gauche, mais la surdité est très-prononcée.

Traitement. — 1° Résection des amygdales, qui est exécutée séance tenante.

2° Tous les jours, fumigations de vapeur de benjoin, dans la caisse de l'oreille et en suivant la voie de la trompe d'Eustachi.

3° A l'intérieur, sirop de goudron une cuillerée matin et soir, et immédiatement avant le repas, un verre d'eau sulfureuse d'Enghien.

Guérison en trois semaines. Montre entendue à un mètre.

Obs. LIX. — *Phlegmasie chronique du tympan droit et de la caisse correspondante de nature catarrho-strumeuse. — Ancienne perforation cicatrisée. — Guérison.* — Le nommé F..., âgé de quarante-huit ans, maçon, d'une constitution lymphatique, est atteint d'écoulements d'oreille depuis son enfance.

Maladies antérieures : renseignements insuffisants.

Traitement suivi : nul.

Surdité initiale : la montre est entendue, à droite, au contact; à gauche, à 0,80, distance presque normale.

Le 25 août 1863, ce malade nous raconte ainsi l'origine de sa surdité :

Depuis son enfance, il avait souffert de l'oreille droite, à des intervalles assez éloignés. De temps en temps un flux peu abondant s'était aussi manifesté de ce côté, mais l'oreille ne paraissait pas avoir éprouvé de modifications notables dans ses fonctions, lorsque le 14 août 1863, en travaillant dans une fosse d'aisances, le malade ressentit tout à coup une douleur violente dans la mâchoire du côté droit, l'oreille, la tempe et la région mastoïdienne correspondante. Cette douleur a duré trois ou quatre jours, et la nuit elle-même ne la calmait pas.

La céphalalgie qui commença à se faire sentir également le même jour n'a pas encore disparu. En même temps le malade a ressenti des bourdonnements continuels, comparables au bruit d'une rivière. L'oreille gauche en est exempte.

État actuel. — La vue est faible, tous les autres sens paraissent bien conservés. La gorge est rouge granuleuse ; — il a eu de fréquentes angines. — Les amygdales sont petites, cependant elles sont rouges et granuleuses aussi.

Signes anatomiques à droite. — Pavillon normal. — Méat glabre sans cérumen, cependant on trouve quelques traces de matière jaunâtre dans le conduit.

La membrane qui tapisse le méat est gonflée au fond et empêche de voir la disposition du tympan. La partie centrale apparaît cependant nacrée, blanche, déprimée en godet et à peine grande comme une tête d'épingle.

Signes physiologiques. — La douleur est faible et a presque disparu graduellement. Les bourdonnements persistent aussi forts. Il y a de l'éréthisme, les bruits sont douloureux et la surdité est presque complète de ce côté. Le malade a toujours un peu de fièvre vers le soir, il transpire la nuit et tousse quelquefois, il a des ganglions dans le triangle sus-claviculaire.

L'examen de la poitrine en arrière et au sommet, fait percevoir une respiration rude avec un peu de retentissement de la voix.

Quand on fait moucher le malade, on n'entend point l'air passer dans l'oreille droite, mais il y pénètre par le cathétérisme.

Traitement. — 1° Huile de morue; sirop ioduré, une cuillerée à bouche matin et soir, dans une tasse de tisane de gentiane, de houblon, saponaire, etc.

2° Tous les jours, fumigations internes et externes dans la trompe, la caisse et le conduit auditif droit, avec le chlorhydrate d'ammoniaque.

3° Frictions derrière l'oreille droite, avec trois gouttes d'huile de croton.

Ce traitement, continué jusqu'au milieu du mois d'octobre, procura une guérison complète.

Le tympan malade avait repris sa transparence, et la montre était entendue à un mètre.

Obs. LX. — *Otite chronique catarrho-strumeuse du côté droit avec phlegmasie du même tympan. — Ancienne perforation. — Guérison.* — Le nommé P..., épicier, âgé de vingt-trois ans, d'une constitution lymphatique; il est dur d'oreilles depuis cinq à six ans; sans écoulements d'oreille (il ne s'en souvient pas).

Maladies antérieures : il a eu la rougeole.

Traitement suivi : gargarismes, injections, vésicatoires au cou et au bras.

Surdité initiale : la montre est entendue, à droite, à 10 centimètres; à gauche, normale.

Le 5 août 1864, ce jeune homme se présente à notre clinique et nous donne les renseignements suivants. C'est surtout l'oreille droite qui est malade, il a souvent des bourdonnements, il n'en souffre pas cependant, l'ouïe est un peu dure.

En faisant moucher le malade, on entend un bruit catarrhal du côté droit, et l'injection d'air à travers la sonde permet de distinguer un râle muqueux.

Du côté droit le méat est rouge, le cercle du tympan est rouge aussi, le tympan lui-même est vasculaire et présente l'aspect des phlegmasies chroniques. Il est très-petit, il a perdu sa transparence, il semble y avoir un peu d'épaississement. Une fossette opaline centrale témoigne d'une ancienne perforation. Nous prescrivons 1° la solution suivante :

Pr. Eau distillée . . . . 200 grammes.
Iodure potassique . . 5 grammes.

Mêlez.

Une cuillerée tous les matins, dans une tasse de tisane de gentiane.

2° Des fumigations avec le chlorhydrate d'ammoniaque dans la trompe d'Eustachi droite, la caisse du même côté et en même temps dans le conduit auditif.

Le traitement fut continué pendant six semaines avec persévérance et la guérison fut complète. Le tympan droit avait repris sa transparence; la caisse libre de mucosités. La montre était entendue à un mètre, comme du côté gauche normal.

Obs. LXI. — *Otite catarrhale interne gauche, avec otite interne et externe droite; opacité du tympan et cicatrice d'une ancienne perforation.* — Le nommé G..., âgé de huit ans, d'une constitution scrofuleuse, avec des glandes au cou ; sans écoulements d'oreille ; malade depuis deux ans ; son père est sourd.

Maladies antérieures : vaccine, variole, rougeole.

Traitement suivi : aucun.

Surdité initiale : la montre est entendue, à droite, à 20 centimètres ; à gauche, à 6.

Le 5 février 1863, ce petit malade est amené à notre clinique par sa mère qui nous donne les renseignements suivants : Cet enfant fut pris, il y a un an environ, de surdité, sans cause bien appréciable.

C'est un enfant de constitution strumeuse, affecté du carreau (*Tabes mesenterica*). Les amygdales sont hypertrophiées et ont un volume considérable.

Signes anatomiques à droite. — Pavillon normal ; tympan blanchâtre, avec une dépression cupuliforme, à son bord antérieur ; cette dépression est certainement la trace d'une ancienne perforation cicatrisée.

A gauche. — Le tympan est grisâtre épaissi, recouvert d'une légère couche purulente ; en faisant moucher le malade, on entend une crépitation grosse et abondante dans la caisse du même côté.

Traitement. — 1° Huile de morue ; sirop antiscorbutique et ioduré, une cuillerée à bouche matin et soir. Bon régime. Viande grillée. Un peu de vin.

2° Frictions stibiées derrière chaque oreille.

3° Tous les deux jours fumigations avec le chlorhydrate d'ammoniaque dans les trompes, les caisses et les conduits auditifs, des deux côtés.

Il ne fallut pas moins de six mois, de soins assidus et persévérants, pour obtenir une modification profonde de l'état général et une amélioration très-sensible des oreilles.

Ainsi, à cette époque (15 juillet 1864), les glandes du cou et sous-maxillaires avaient presque entièrement disparu ; les membranes du tympan avaient repris leur coloration presque normale ; les caisses libres de mucosités, et la montre entendue à droite à 50 centimètres et à gauche à 26 centimètres.

1865. — L'enfant est ramené par sa mère plusieurs fois et nous lui pratiquons de temps à autre quelques fumigations pour entretenir et consolider la guérison.

OBS. LXII. — *Otite typhoïde avec perforation du tympan droit. — Guérison.* — Le nommé R..., âgé de vingt et un ans, profession de doreur, constitution lymphatique, atteint d'écoulement d'oreille depuis six ans.

Maladies antérieures : fièvre typhoïde.

Traitement suivi : huile de lis dans l'oreille.

Surdité initiale : la montre est entendue, à droite, à 10 centimètres ; à gauche, état normal.

Le 28 février 1862, ce malade vient à notre clinique et nous raconte ce qui suit : Il y a six ans, à la suite d'une fièvre typhoïde, son oreille droite fut atteinte d'un écoulement abondant qui dure encore ; de temps en temps il y avait des stries de sang ; élancements ; bourdonnements, etc.

A l'examen, on constate une perforation de la largeur d'une tête d'épingle, occupant le centre du segment postérieur de la membrane du tympan droit.

Traitement ioduré, — instillations de la solution de sulfate de cuivre au 30e. — Fumigations tous les jours.

Le 15 mai, guérison. Montre entendue à 60 centimètres.

CHAPITRE XII.

DE LA REPRODUCTION DE LA MEMBRANE DU TYMPAN.

Pendant le cours de l'otite catarrhale grave, j'ai souvent remarqué une destruction plus ou moins complète de la membrane du tympan.

Ce sont principalement les segments inférieurs et latéraux, qui subissent ces graves lésions, telles que ulcérations, perforation avec perte de substance plus ou moins considérable : j'ai exposé au chapitre XIX, *De l'otite catarrhale et phlegmoneuse*, comment ces accidents se produisaient quand une otite suraiguë, accompagnée d'oblitération de la trompe, et d'un épanchement abondant de mucosités dans l'oreille moyenne, était seulement traitée par les injections adoucissantes et les vésicatoires volants appliqués derrière l'oreille; dans ces cas, fort communs dans la pratique, la cavité tympanique se trouvant rapidement convertie en cavité close, par suite de l'oblitération inflammatoire de l'orifice interne de la trompe, le muco-pus accumulé dans la caisse cherche à se frayer une issue au dehors.

Des six parois qui forment cet hexaèdre irrégulier, la paroi externe seule est susceptible de déplacement. Repoussée de dedans en dehors et du côté du conduit auditif par l'épanchement muco-purulent, elle se tend autant que peut le permettre l'élasticité de la cloison; puis elle se déchire, ou se rompt pour livrer passage à la matière de l'épanchement qui remplit la caisse. Quelquefois la déchirure ou rupture est simplement linéaire, ainsi que je l'ai démontré au chapitre des perforations. Cette déchirure linéaire se voit surtout pendant l'otite catarrhale aiguë, et chez les sujets dont la constitution est bonne.

Mais chez les malades lymphatiques à constitution molle et plus ou moins strumeuse, la déchirure présente une perte de substance plus ou moins considérable : il n'est pas rare non plus de trouver un segment large de la cloison ainsi détruit, soit par un travail d'absorption ulcérative, soit par un véritable sphacèle, soit par un ramollissement gangréneux.

Les deux segments latéraux, et le segment inférieur peuvent ainsi disparaître complétement : on distingue alors le fond de la caisse tout à fait à nu, avec sa membrane muqueuse, rouge, gonflée, villeuse, et à la surface de laquelle un observateur attentif peut, à la faveur de bons instruments, voir le muco-pus se répandre à mesure qu'il est sécrété par les cryptes mucipares.

Mais si le segment supérieur de la membrane, formé comme on le sait, par une bande triangulaire de la peau du conduit auditif, est intact ou à peu près, et que le manche du marteau, malgré ces ravages étendus, reste encore fixé à sa place, de curieux phénomènes de réparation et même de reproduction peuvent avoir lieu dans un certain nombre de cas.

J'ai été témoin bien des fois de cette puissance vraiment merveilleuse de la nature médicatrice ; j'ai aussi pendant longtemps assisté à ce travail réellement prodigieux de reproduction, sans vouloir ajouter foi au témoignage de mes propres yeux. Mais enfin, vaincu par l'évidence, je me suis vu forcé de reconnaître que chez les enfants, les adultes même, dans la force de l'âge bien entendu, la plus grande partie de la membrane du tympan peut se reproduire complétement après avoir été détruite, en partie ou en entier.

C'est là un fait d'observation qui, tout extraordinaire qu'il paraisse au premier abord, n'en est pas moins pour cela très-vrai et très-exact ; d'ailleurs, je l'ai fait constater bien des fois par les élèves ou les jeunes médecins qui me font l'honneur de suivre les conférences cliniques de mon dispensaire.

C'est une sorte de reproduction de toutes pièces de la cloison et la membrane régénérée, sans avoir le brillant, le poli, la forme, parfaitement identique de la toile primitive détruite, en présente cependant l'aspect très-ressemblant et une partie de ses propriétés ; ainsi, c'est bien la même cloison nacrée, bleuâtre ; mais les tons irisés, brillants, n'existent plus ; la surface externe n'est plus concave, elle est plane ; elle est aussi plus opaque ; elle a cessé d'être translucide ; le manche du marteau se voit à sa place ordinaire, rougeâtre et comme tomenteux. Enfin, l'ouïe reste sensiblement affaiblie de ce côté, et pendant un temps plus ou moins long, et il y a des bourdonnements.

Je sais bien que des objections ne manqueront pas de

s'élever contre l'interprétation du phénomène que je viens d'exposer; ainsi, l'on pourra me dire : Si une perforation de la largeur d'une tête d'épingle ou à peu près est souvent si difficile à cicatriser, et même parfois ne se cicatrise pas du tout, comment admettre qu'un des segments de la membrane, antérieur, postérieur ou inférieur, ayant été détruit d'une manière bien certaine, puisse sous l'influence d'un traitement approprié se réparer et même se reproduire complétement ?

A cette objection, je réponds : Comment cette reproduction peut-elle se faire dans une aussi grande étendue, je n'en sais vraiment rien, — mais le fait est vrai : j'en ai été témoin plusieurs fois, et je le certifie.

On me dira encore : Mais la tuméfaction des parties membraneuses du fond du conduit auditif aura refoulé, repoussé en dedans du côté de la caisse, la cloison tympanique ; un hiatus plus ou moins étroit se montrant alors, au fond de l'oreille et entre les parties gonflées, aura pu faire croire sincèrement à une destruction plus ou moins grande du tympan, qui n'existait pas ; puis, une fois la tuméfaction inflammatoire dissipée, les membranes reprenant leur place naturelle, on a pu croire de très-bonne foi que la cloison avait réparé la brèche que l'on avait cru exister dans une partie quelconque de sa surface.

Cette objection a quelque chose de spécieux, mais elle n'est pas plus sérieuse que la précédente. — Quand j'affirme que j'ai constaté une perte de substance dans la cloison tympanique, j'affirme un fait dont je suis sûr et certain, et j'étais trop en garde contre une interprétation facile et séduisante, pour laisser supposer qu'il y ait eu de ma part erreur ou illusion.

Voici donc ce que j'ai vu et bien vu, sur la manière dont cette reproduction s'accomplit :

Contrairement au mode de réparation que la nature emploie pour cicatriser les perforations et qui consiste, comme on le sait, en des dépôts ou exsudats de lymphe plastique, sur les bords mêmes de la solution de continuité, bientôt suivis de la formation de granulations; ici, je n'ai rien vu de semblable. C'est un travail de réparation tout différent.

De petits filaments grisâtres se détachent du pôle supérieur de la membrane resté intact, descendent dans toutes les directions, pour se diriger les uns en bas, les autres sur les côtés, de manière à former un tissu lamelleux feutré, qui rappelle assez bien la structure de la membrane première.

Ce travail se fait très-rapidement et quelquefois est complet, dans l'espace d'un septénaire. — J'ai été, dans plusieurs circonstances, on ne peut plus étonné de voir entièrement comblées, et sous l'influence d'un traitement général et des moyens simples que j'ai rapportés en traitant des perforations (pages 159 et suiv.), ces grandes pertes de substances qui occupaient un ou plusieurs segments entiers de la cloison tympanique.

J'ai pu, l'hiver dernier, en observer trois exemples bien manifestes sur trois malades : le premier était un enfant âgé de huit ans, de la rue Saint-Martin; le deuxième, sur un entrepreneur en bâtiments, demeurant rue du Bac; le troisième, sur une petite fille qui m'avait été adressée par M. le docteur E. Lesourd, directeur de la *Gazette des hôpitaux*. Tous les trois avaient été affectés d'une violente otite catarrhale, double chez l'une des enfants, du côté droit seulement chez l'autre malade, ainsi que chez la troisième.

Ces otites, extrêmement aiguës et douloureuses, avaient été traitées, comme cela arrive d'habitude, par des injections adoucissantes, un vésicatoire derrière l'oreille, et sans résultat. — Car, dans un espace de temps relativement assez court, un écoulement très-abondant de pus avait fait irruption par le conduit auditif.

Consulté dans ces circonstances et à cette période de la maladie, il m'avait été facile de reconnaître une destruction que je présumais presque complète de la membrane du tympan. Toutefois, après un traitement approprié de plusieurs mois et qui a consisté en moyens généraux et locaux, calomel au début, puis iodures, huile de morue, etc., fumigations acétiques, faibles et graduées; instillations d'une mixture boratée; j'eus la satisfaction de voir ces grandes déchirures avec perte de substance, comblées comme par enchantement, avec retour de l'ouïe à un état excellent.

En méditant attentivement sur ces guérisons vraiment surprenantes, je me suis souvent demandé si la bande cutanée triangulaire, ou pôle supérieur du tympan, qui supporte le manche du marteau, et qui avait échappé chez ces malades à la destruction partielle de l'organe, et lui avait conservé les derniers et plus précieux vestiges de sa structure première; si, dis-je, cette zone dermoïde n'était point l'agent direct et immédiat de cette reproduction merveilleuse.

La multiplication si facile des éléments de tissu conjonctifs ou lamineux si abondants dans cette zone de la membrane du tympan, ne suffirait-elle pas à nous rendre un compte satisfaisant de ces régénérations étendues? — J'incline à admettre cette version : mais comme je ne pourrais la développer qu'en entrant dans le domaine des hypothèses, je m'arrête ici. Le temps et de nouveaux faits viendront, j'en suis certain, corroborer mon opinion.

CHAPITRE XIII.

DES CONCRÉTIONS CÉRUMINEUSES DU CONDUIT AUDITIF.

On appelle concrétions cérumineuses des amas de cire plus ou moins dure que l'on trouve dans le conduit auditif (1), et souvent aussi à l'entrée du méat, elles sont :

1° *Idiopathiques.* — Oubli des soins de propreté ; c'est une simple accumulation de cérumen.

2° *Symptomatiques* : d'une vieille phlegmasie des glandes cérumineuses, de surdité nerveuse, d'ankylose des osselets, de granulations, de dartres, etc. (2).

3° *Critiques.* — Dans la convalescence des fièvres graves, chez les enfants surtout, j'ai vu souvent le cérumen sécrété en extrême abondance.

1° *Concrétions locales ou idiopathiques.* — La matière cérumineuse en s'accumulant et en séjournant dans le conduit extérieur de l'ouïe, forme très-souvent une espèce de bouchon dur et noirâtre qui occupe tout le diamètre du conduit, parfois depuis l'entrée jusqu'au fond, et recouvre la surface de la membrane du tympan.

Dans un certain nombre de cas, l'accumulation de cette matière cérumineuse est simplement due à l'oubli des soins de propreté ; mais plus souvent cette accumulation doit être attribuée à une sécrétion exagérée de cette humeur, et cette hypersécrétion est causée par une phlegmasie des glandes ou follicules qui sont chargés de la

(1) J'ai donné une description copmlète des concrétions cérumineuses dans mon *Traité pratique*, et je ne veux insister ici que sur quelques points qui intéressent surtout le praticien.

(2) *Des affections herpétiques de l'oreille* (*Leçons cliniques*, 2ᵉ part., p. 18).

produire. En effet, j'ai été bien des fois frappé de l'extrême sensibilité de la membrane, qui revêt le fond du conduit auditif, lorsque je cherchais à y porter le cure-oreille, avec douceur et modération. J'ai été ainsi amené à considérer cette exagération dans la production du cérumen, comme accusant une disposition morbide dans cette membrane.

Cette opinion avait été déjà très-nettement formulée par Itard ; cet auteur remarquable observe judicieusement que l'accumulation peut avoir lieu « dans un temps très-court», et il en trouve la preuve dans l'invasion presque instantanée de la surdité qui dépend de cette espèce d'engouement « et dans l'aspect inflammatoire que présente le conduit toutes les fois qu'il se trouve complétement engoué par le cérumen ».

On comprend dès lors facilement que dans ces cas il ne suffit plus de nettoyer le conduit auditif, mais qu'il faut instituer un traitement approprié pour combattre l'inflammation. — Sans cette précaution, l'obstruction se reproduirait bien vite et l'ouïe finirait par s'altérer et se perdre, d'autant plus rapidement que le curage de l'oreille serait fait avec plus d'exactitude et de régularité. C'est là un fait d'expérience et que les anciens auteurs avaient eux-mêmes observé.

Le praticien ne saurait donc apporter une trop grande attention dans l'examen de l'oreille qui lui est confiée, et il ne devra procéder à l'extraction des concrétions cérumineuses, même les plus simples en apparence, qu'après s'être bien assuré qu'il n'y a pas de complication inflammatoire du conduit.

2° *Concrétions symptomatiques.* — Ces concrétions, qui se rencontrent très-fréquemment dans la pratique, ne se révèlent tout d'abord par aucun caractère particulier, qui commande au chirurgien d'être réservé dans ses promesses : il faut donc se tenir sur ses gardes et ne point annoncer trop vite un brillant succès, que l'événement ne tarderait pas à démentir.

Ces concrétions se rencontrent pendant les vieilles phlegmasies chroniques du conduit auditif et de la membrane du tympan; dans les surdités nerveuses, les granulations de l'oreille, les affections herpétiques, le catarrhe chronique de la caisse, la soudure des osselets, l'oblitération des trompes d'Eustachi, etc. Nous ne voulons point entrer ici dans des détails que l'on trouvera à chacun de ces chapitres, et nous prions le lecteur de vouloir bien y chercher les renseignements qui lui paraîtront nécessaires.

3° *Concrétions critiques.* — Vers la fin de certaines maladies générales, par exemple, les fièvres exanthématiques, rougeole, scarlatine, variole, fièvre typhoïde, chez les enfants principalement, on voit souvent et dans un espace de temps fort court, la matière onctueuse de l'oreille, appelée cérumen, être sécrétée en grande abondance : c'est un excellent signe et non-seulement il indique que le retour définitif à la santé est certain, mais aussi que le sens de l'ouïe, quelquefois lui-même plus ou moins altéré, pendant la durée de ces fièvres, va revenir en même temps à la santé commune. Lorsque j'étais encore interne des hôpitaux, et que je commençais mes recherches sur les maladies de l'oreille, j'ai été frappé nombre de fois de la justesse des réflexions précédentes et de l'importance qu'il y faut attacher, au point de vue du diagnostic et du pronostic. J'ajouterai une dernière remarque, et je vous engage à bien la méditer : c'est que dans les vieilles affections de l'oreille chroniques (catarrhe, ankylose des osselets, surdité nerveuse, granulations, épaississements des membranes profondes, etc.); toutes les fois que par suite d'un traitement bien conçu, bien exécuté et suivi avec une grande persévérance, on voit l'amélioration se manifester; le premier indice est fourni par le cérumen du conduit auditif.

Si cette humeur onctueuse faisait complétement défaut en commençant le traitement; on en voit suinter une petite quantité sur les parois du conduit; si elle était dure, noirâtre, divisée en petits fragments; on la voit reprendre sa couleur jaune ambrée, d'un aspect mollasse et répandue sous forme d'un rayon de miel, à la surface des parois inférieure et latérale du conduit auditif.

On a cherché à mesurer par des chiffres la valeur significative des obstructions cérumineuses, ainsi :

D'après J. Toynbee, « l'accumulation de cérumen est un symptôme : 1° d'obstruction des trompes; 2° d'épaississement de la membrane de la caisse; 3° d'un affaiblissement du nerf auditif; 4° de l'ankylose de l'étrier. » C'est-à-dire que l'accumulation de cérumen est un symptôme de presque toutes les maladies de l'oreille, ce qui est vrai.

Le même auteur a trouvé que, sur 200 cas, 60 seulement ont été guéris par l'extraction de la cire, 35 ont été soulagés, et chez 105 aucune amélioration ne fut obtenue (1).

J'ai obtenu des résultats beaucoup moins tristes; en effet, sur 200 cas que j'ai fait relever d'après les observations de ma clinique, on a trouvé :

Complète guérison.	170 cas.
Grande amélioration	10
Légère amélioration.	10
Résultat nul.	10
Total égal.	200 cas.

Il est vrai que nous nous occupons du traitement de la

(1) *Diseases of the ear.*

phlegmasie simple ou spécifique de la peau du conduit auditif (dans le catarrhe, la dartre, la scrofule, la syphilis); que des fumigations sont dirigées vers l'oreille moyenne, pour ramollir les concrétions muqueuses qui peuvent s'y trouver accumulées simultanément.

De sorte qu'il n'y a guère d'incurables que les concrétions symptomatiques de lésions vieilles et profondes de l'oreille (ankylose des osselets, atrophie du nerf acoustique, granulations scrofuleuses du rocher, etc.).

Obs. LXII. — *Concrétion cérumineuse de l'oreille gauche* — Le nommé Z..., âgé de trente-sept ans, profession de bandagiste, constitution sanguine.

Traitement suivi : nul.

Surdité initiale : la montre est entendue, à droite, à la distance normale ; à gauche, à 5 centimètres.

Le 6 décembre 1864, cet homme vient consulter pour une surdité de l'oreille gauche.

Le conduit auditif est rempli de concrétions cérumineuses, dures et jaunâtres, occupant tout le fond du conduit auditif gauche.

Ce tampon est enlevé à la faveur d'une injection d'eau tiède.

Les parois du conduit auditif sont rouges ; le manche du marteau paraît injecté.

Fumigations émollientes, puis additionnées d'acide acétique.

Le 20 décembre, instillation de solution de sulfate de cuivre. Guérison.

Obs. LXIII. — *Concrétion cérumineuse dans l'oreille gauche.* — Le nommé C..., âgé de quarante et un ans, fruitier, d'une constitution lymphatico-sanguine ; malade depuis un an, sans écoulements d'oreille.

Traitement suivi : aucun.

Surdité initiale : la montre est entendue, à droite, à la distance normale ; à gauche, à 5 centimètres.

Le 20 octobre 1861, cet homme nous raconte ainsi l'origine de sa surdité : Il y a un an que ce malade sujet à des coryzas continuels constatait en se levant le matin une diminution de l'ouïe à gauche sans douleur, mais accompagnée de bourdonnements sourds. Depuis huit jours la surdité est continue à gauche.

État actuel. — C'est un homme grand, fort, bien constitué, un peu lymphatique.

A gauche. — Pavillon bien conformé, méat sain; concrétion de cérumen au fond du méat. Une injection d'eau tiède l'enlève; un peu d'épiderme se détache avec le cérumen et il s'écoule un peu de sang.

Douleur sourde, bourdonnements vagues.

Traitement. — Injections d'eau tiède deux fois par jour matin et soir; faire en outre dans l'oreille gauche une injection avec eau de rose 100 gr., miel rosat 30 gr., sucre de Saturne 20 centigr. Quelques gouttes d'huile tiède dans l'oreille gauche après chaque injection; un purgatif au sulfate de soude termine le traitement.

Le 30 octobre, guérison. La montre est entendue à plus d'un mètre des deux côtés.

Obs. LXIV. — *Concrétions cérumineuses dans l'oreille droite.* — Le nommé C..., âgé de quarante-cinq ans, fleuriste, d'une constitution sanguine.

Traitement suivi : nul.

Surdité initiale : la montre est entendue, à droite, à la distance normale; à gauche, à 5 centimètres.

Le 29 septembre 1860, cet homme vient à notre clinique et nous dit qu'il est atteint de dureté d'oreille, avec bourdonnements dans l'oreille gauche. L'examen au spéculum permet de voir une concrétion cérumineuse du volume d'une grosse fève, remplissant le conduit auditif externe gauche; elle est noire, dure; une injection d'eau tiède la dissout en quelques instants et la lance en dehors du conduit; l'ouïe recouvre à l'instant une partie seulement de son étendue. Nous prescrivons :

Pr. Eau de roses	100	grammes.
Sucre de Saturne . .	30	centigr.
Miel rosat.	30	grammes.

Mêlez. Pour faire deux injections par jour dans le conduit auditif.

Coton dans l'oreille après l'injection. Cette prescription a été faite en vue des excoriations qu'on trouve sur la membrane du conduit, qui saigne facilement pendant l'introduction du spéculum, et pour combattre une légère opacité du tympan.

Le 1er octobre. — Aujourd'hui nous voyons mieux le tympan, il offre l'aspect d'une pierre à fusil; il est ambré, sa surface est dépolie et ressemble tout à fait à une cornée atteinte de kératite diffuse superficielle.

15 octobre. — Le malade revient le 15 octobre 1860, affirmant qu'il est guéri, et en effet il entend la montre à plus d'un mètre de chaque côté.

Obs. LXV. — *Concrétions cérumineuses dans l'oreille droite.* — La nommée Ch..., âgée de cinquante ans, non réglée, concierge, d'une constitution lymphatique; malade depuis huit jours, sans écoulements d'oreille.

Surdité initiale : la montre est entendue, à droite, au contact; à gauche, à 50 centimètres.

Le 15 juin 1862. — Depuis huit jours cette dame est devenue sourde tout à coup de l'oreille droite; elle se plaint d'avoir un bourdonnement continuel dans l'oreille droite; pas de douleur. Le spéculum fait reconnaître une concrétion cérumineuse, noirâtre, siégeant sur le tympan droit.

Injections d'eau tiède. Guérison.

Obs. LXVI. — *Concrétions cérumineuses des deux oreilles avec phlegmasie chronique des deux tympans et catarrhe des deux caisses.* — Le nommé K..., âgé de cinquante-trois ans, cordonnier, d'une constitution sanguine; malade depuis dix ans, sans écoulement d'oreille.

Traitement suivi : aucun.

Surdité initiale : la montre est entendue, à droite, au contact; à gauche, à 7 centimètres.

Le 9 avril 1860, cet homme nous dit qu'il y a cinq ans, sans cause connue, il fut pris de surdité du côté gauche; il était toutefois sujet au rhumatisme; en même temps des bourdonnements le tourmentaient.

Il y a un an, l'ouïe du côté droit diminua en même temps que l'oreille droite devenait meilleure.

Signes anatomiques à droite. — Pavillon bien conformé, méat glabre. Un tampon de cérumen bouche complétement le fond du méat, on l'enlève à l'aide d'injections et on aperçoit le tympan qui est opalin, vascularisé, surtout vers l'insertion du manche du marteau.

A gauche. — Le conduit auditif est aussi rempli de cérumen.

En faisant moucher le malade, on n'entend aucun bruit à gauche, mais à droite il y a un petit bruit catarrhal dans la caisse; le tympan est également leucomateux. On enlève le cérumen avec la curette, et des fumigations sont faites dans les deux oreilles pour combattre l'épaississement des cloisons tympaniques.

Cette seconde partie du traitement est beaucoup plus longue que la première, car il n'a pas fallu moins de quinze séances fumigatoires pour ramener les membranes à leur transparence normale.

Le 2 mai, guérison. La montre est entendue des deux côtés à 40 et 50 centimètres; les bourdonnements ont disparu.

CHAPITRE XIV.

DES CONCRÉTIONS ÉPIDERMIQUES DU CONDUIT AUDITIF EXTERNE, OU MAL PERFORANT DE L'OREILLE.

Pendant la durée des écoulements purulents chroniques des oreilles, on voit très-souvent le conduit auditif plus ou moins complétement obstrué surtout dans les parties profondes; cette obstruction est formée par des concrétions pelliculaires placées de champ comme un diaphragme à l'intérieur du conduit, rarement près de l'entrée du méat, presque toujours au delà de la partie moyenne et même au delà de la cloison tympanique, plus ou moins détruite.

Aussi le siége ordinaire de ces concrétions près du tympan a-t-il plus d'une fois induit en erreur des praticiens attentifs et expérimentés, comme on peut s'en convaincre en lisant le mémoire de J. Toynbee, publié en 1861, dans le tome XLIV des *Transactions médico-chirurgicales*.

Ces concrétions blanchâtres ou grisâtres, quelquefois d'un aspect grumeleux et caséeux, sont toujours mélangées de pus et répandent une odeur fétide : ce pus est ichoreux, blanchâtre, et plus ou moins abondant.

En se moulant les unes sur les autres, comme par une sorte de stratification, ces productions en quelque sorte cryptogamiques forment des masses d'un gris jaunâtre, semi-concrètes, qui adhèrent entre elles plus ou moins solidement; elles adhèrent aussi aux parois du conduit auditif, à la membrane du tympan perforée, et quand elle est détruite, accident fréquent, vont même jusqu'à remplir la cavité de la caisse, c'est-à-dire l'oreille moyenne : — les malades qui présentent cette affection, à la fois singulière et grave, pullulent dans les dispensaires et aussi dans la pratique ordinaire. C'est là un fait parfaitement démontré par l'observation de tous les jours. Disons aussi tout de suite que les concrétions épidermiques sont une complication très-fréquente des écoulements scrofuleux de l'oreille ; mais on ne pourrait les regarder sans une grave erreur comme la cause de ces écoulements et des funestes accidents qui souvent en sont la terminaison : carie, nécrose, abcès du cerveau.

Telle est mon opinion motivée sur une longue expérience et sur un grand nombre de cas qu'il m'a été donné d'étudier avec soin. J'espère la démontrer complétement ici et porter la conviction dans vos esprits. C'est donc à regret que je vais combattre les assertions contraires émises par un auteur distingué (1).

DESCRIPTION. — Quand on vient à examiner un conduit auditif rempli du pus séreux, grumeleux, fétide, qui est le symptôme de certaines otites scrofuleuses malignes ; on constate le plus souvent que les parties moyennes et profondes de ce canal sont obstruées par un amas de matières

(1) Toynbee, *Transactions médico-chirurgicales*, t. XLIV.

blanchâtres, comme membraneuses, enroulées sur elles-mêmes, et forment une sorte de bouchon plus ou moins adhérent, épais et dur.

Si, à l'aide d'une pince à mors plats et étroits, on parvient à saisir une de ces lamelles comme papyracées, grisâtres, on peut reconnaître les caractères suivants que je vais exposer d'après une pièce fraîche que j'ai en ce moment sous les yeux.

J'ai retiré cette concrétion épidermique de l'oreille gauche d'un jeune lycéen de quinze ans, qui m'a été adressé dernièrement : la tumeur représente à peu près la moitié de la masse totale des fragments épidermiques que j'ai enlevés peu à peu, et couche par couche, lamelle par lamelle ; sa longueur est de 16 millimètres, sa largeur de 9 millimètres ; elle est entièrement composée d'écailles imbriquées et superposées, formées par de grosses *cellules épidermiques*, reconnaissables à la vue, à la loupe et au microscope. Elle n'est mélangée de *cérumen* en aucun point. Le conduit auditif gauche, duquel je l'ai extraite, était affecté d'otorrhée depuis l'enfance à la suite d'une rougeole. Cette otorrhée, comme celle des scrofuleux, n'était autre qu'un liquide *blanchâtre*, *lactescent*, mêlé de *grumeaux* et de fragments *caséeux* d'une horrible fétidité (1).

Après avoir abstergé le fond du conduit auditif (débarrassé autant que possible des pellicules épidermiques qui s'y trouvaient accumulées), il est facile de constater : 1° la destruction complète de la membrane du tympan ; 2° la présence sur la paroi interne de la caisse de granulations rougeâtres, saignant au moindre attouchement ; 3° en écartant doucement ces granulations avec un stylet mousse, on

(1) L'examen microscopique a confirmé de tous points la description précédente. Il n'y avait pas trace de champignon (*Aspergillii species*, Robin).

peut constater qu'elles ne sont pas implantées *sur la membrane muqueuse de l'oreille moyenne*, mais sur une *excroissance ou hypertrophie comme mamillaire* de la peau qui revêt aussi la profondeur du conduit auditif, et l'on comprend alors que ces masses enroulées et stratifiées d'épiderme observées dans le conduit et retirées sous la forme d'un cylindre aplati, sont sécrétées par cette surface cutanée, hypertrophiée et enflammée, dont nous avons constaté tout à l'heure la présence, sur les parois latérales et profondes de la caisse du tympan.

Mais je dois dire, que sur le malade qui m'a présenté les concrétions décrites tout à l'heure, non plus que sur un grand nombre d'autres que j'ai eu à traiter, jamais je n'ai observé une *membrane d'enveloppe enkystant ces productions*, ainsi que l'admet Toynbee. Il n'y a pas réellement de kyste générateur des cellules épidermiques ou épithéliales, à proprement parler ; mais *une surface sécrétante*, qui n'est autre que la *peau* qui revêt les parties profondes *du conduit auditif.* Cette surface *cuticulaire* est enflammée, et puis ensuite hypertrophiée par le contact incessant d'un liquide âcre et sanieux, dans les otites scrofuleuses, par exemple : de là une irritation permanente de la surface papillaire du derme, hypersécrétion des cellules épidermiques et leur amas ou dépôt, sous formes de couches stratifiées, ainsi que nous l'avons démontré précédemment.

Pour nous, il y aurait une grande analogie entre ces concrétions épidermiques du conduit auditif, et cette autre affection épidermique, aussi décrite sous le nom de *mal perforant* du pied ; je ne doute pas qu'une étude approfondie de ces deux maladies ne vienne mettre en évidence leur similitude complète.

En effet, quand les concrétions du conduit auditif ont duré un certain temps, avec l'écoulement sanieux qui les accompagne, on peut constater facilement par une exploration prudente, à l'aide du stylet mousse, que le canal osseux du conduit auditif dans ses parties profondes, et aussi les parties osseuses de la caisse, sont souvent frappés d'ostéite, de carie, de nécrose, dernier trait de ressemblance avec les altérations présentées par les os du pied, atteint du mal appelé perforant.

Seulement, contrairement à ce que l'on observe dans le développement de cette dernière affection, commune surtout chez les adultes et les vieillards, c'est principalement chez les enfants et les jeunes gens que se rencontrent les concrétions pelliculaires de l'oreille ; et cela en raison de la fréquence de la scrofule à cet âge.

SYMPTÔMES. — Ils sont *anatomiques* et *physiologiques*.

a. *Symptômes anatomiques*. — Ils sont primitifs et secondaires.

Les symptômes anatomiques *primitifs* sont : l'écoulement ; il est séreux, assez abondant, mêlé de grumeaux, comme caséeux ; horriblement fétide, d'une couleur lactescente, mêlé de détritus épidermiques.

La peau qui revêt l'intérieur du conduit est rouge, tuméfiée, surtout en approchant des parties profondes. Rarement, et seulement dans les cas de complication catarrhale, la rougeur et la tuméfaction envahissent l'extérieur et le pourtour de l'oreille, ainsi que la région mastoïdienne, et de plus, on doit noter avec soin qu'à la place de la petite dépression, qui à l'état normal existe en avant du tragus, on trouve dans ces cas une légère tuméfaction.

Les symptômes *anatomiques secondaires* sont : 1° la perforation de la cloison tympanique ; 2° la chute des osselets ; 3° L'hypertrophie mamillaire de la peau du fond du conduit ; 4° l'hypersécrétion des couches épidermiques ; 5° leur dépôt au fond de l'oreille et dans la caisse sous forme de couches stratifiées; 6° la stagnation du pus, au fond de ce cloaque, et sa tendance à se porter vers la cavité crânienne; 7° l'ostéite, la carie, la nécrose du rocher, et toute la série des accidents cérébraux que nous avons décrits, en traitant des *écoulements* purulents chroniques des oreilles (1).

Nous n'y reviendrons pas en ce moment.

Disons en terminant que le symptôme le plus important est l'hypertrophie mamillaire du corps muqueux, de la peau qui revêt le fond du conduit.

b. *Symptômes physiologiques.* — La douleur, la chaleur, l'odeur fétide, les bourdonnements, la surdité n'offrent rien ici de caractéristique; ajoutons seulement que ces symptômes sont en corrélation directe avec les lésions anatomiques.

Pourtant il faut noter les particularités suivantes : l'affection se développant le plus souvent d'une manière lente et chronique, ne donne pas généralement lieu à des douleurs bien vives, et le chirurgien, le plus souvent, n'est consulté que pour la surdité qui résulte de l'obstruction du conduit auditif et d'une otorrhée chronique, ou même, pour des accidents cérébraux qui se terminent trop souvent par la mort; en effet, sur huit malades dont il rapporte les observations, J. Toynbee compte six morts. Ces chiffres n'ont pas besoin de commentaires.

Causes. — En première ligne, toutes les causes de l'otorrhée, surtout la diathèse scrofuleuse, l'infection syphilitique du sujet, et chez les enfants les fièvres éruptives, surtout la *rougeole*, etc., et quelles qu'aient été l'évolution et la marche de l'éruption; ainsi, c'était à la suite de la rougeole que le jeune malade dont j'ai parlé en commen-

(1) *Gazette des hôpitaux*, 25 août 1864, et au chap. IX, p. 117.

çant, avait été atteint d'otorrhée et de concrétions épidermiques.

NATURE DE L'AFFECTION. — On a pu voir déjà que ce n'était, à vrai dire, qu'une des manifestations d'un état diathésique de l'économie, la scrofule, se manifestant principalement sous une forme maligne ; elle présente, de plus une analogie frappante, avec la maladie décrite sous le nom de *mal perforant du pied*, ainsi que nous avons cherché à le montrer.

FRÉQUENCE. — Maladie très-fréquente chez les jeunes sujets; j'en rencontre chaque année un grand nombre d'exemples chez des enfants appartenant à toutes les classes de la société.

DIAGNOSTIC. — Il résulte de l'exposition des symptômes faite plus haut et notamment de l'exploration méthodique du conduit auditif, à l'aide du spéculum et d'un excellent éclairage. Comme ce sont les parties profondes du canal extérieur de l'ouïe qui sont malades, canal long de 5 à 6 centimètres, et de plus, étroit et tortueux, il est rare que l'exploration à l'aide d'un miroir concave et de la lumière diffuse du jour puisse suffire à éclairer convenablement le fond de l'oreille qui est le siége de la maladie : pour projeter sur les surfaces atteintes et plongées dans l'obscurité, un rayon assez brillant pour les éclairer nettement, je donne la préférence aux réflecteurs métalliques et à l'éclairage artificiel.

Celui que j'ai décrit dans mes leçons cliniques m'a toujours donné d'excellents résultats, et je ne saurais trop le recommander aux praticiens. — A l'aide de cet éclairage, on distingue avec la plus grande facilité les concrétions pelliculaires entassées au fond de l'oreille ; on constate aussi l'hypertrophie mamillaire du derme, et l'on peut même en détacher des sortes de végétations épidermiques qui se reproduisent souvent dans un espace de temps fort court, sur les surfaces ulcérées que nous avons longuement décrites.

D'ailleurs, le doute ne saurait porter que sur les points suivants :

1° Est-ce une concrétion épidermique que l'on a sous les yeux ?

2° Ou bien, a-t-on affaire à un bloc de matière caséeuse et sébacée qui accompagne si souvent les vieux écoulements d'oreilles ?

L'examen à la loupe, et surtout au microscope, armé d'un faible grossissement, suffirait dans tous les cas à vaincre les incertitudes et les difficultés du diagnostic différentiel.

Dans le premier cas, en effet, on reconnaît les cellules épidermiques gonflées, et même hypertrophiées.

Dans le deuxième, l'examen révèle une matière finement grenue, mélangée de globules de pus, etc. ; mais nulle trace de matière sébacée, comme le prétend Toynbee ; ajoutons d'ailleurs, que ces sortes de productions épidermique et caséeuse se rencontrent fréquemment chez le même sujet et dans la même oreille.

Le *diagnostic* des complications a été posé ailleurs, au traitement des écoulements d'oreille en général (1). Nous y renvoyons le lecteur.

PRONOSTIC. — Très-grave, en raison : 1° de l'état mauvais de la constitution, scrofuleuse le plus souvent ; 2° de la durée de l'écoulement qui en altérant, en enflammant le derme de la peau du conduit, a déterminé son hypertrophie et consécutivement la sécrétion exagérée des couches épidermiques ;

3° En raison des complications qui peuvent survenir : carie, nécrose, et aussi de la méningite, des abcès du cer-

(1) *Gazette des hôpitaux*, 25 août 1864, et chap. IX.

veau; en effet, j'ai déjà dit que sur huit cas rapportés dans le mémoire de Toynbee, déjà cité, il y avait eu 6 cas de mort, dus à cette grave complication;

4° Enfin, en raison de la nature extrêmement rebelle de l'affection, des tendances à la récidive et des difficultés du traitement.

Avant d'aborder ce dernier point de la question, j'exposerai en peu de mots la marche de la maladie.

MARCHE. — Pour moi, l'écoulement d'oreille est l'élément primitif; les concrétions épidermiques et les altérations des os du rocher m'ont toujours paru secondaires chez les nombreux sujets que j'ai traités de cette redoutable affection.

On a vu plus haut que pour Toynbee, au contraire, la production épidermique était la lésion primitive et que l'écoulement et les autres altérations n'en étaient que des effets secondaires.

C'est là une erreur, à n'en pas douter, et à cet égard, ma conviction est positive. J'en appelle donc à l'expérience clinique, et aux faits ultérieurs, qui certainement ne manqueront pas d'infirmer ou de confirmer sûrement et prochainement l'opinion que je soutiens aujourd'hui. Un dernier mot: comment comprendre, en effet, que des concrétions épidermiques volumineuses, puissent se former dans l'oreille sans que préalablement, les membranes chargées de sécréter l'épiderme aient été altérées? Le raisonnement seul porterait à admettre comme étant la vérité cette interprétation des faits observés, si depuis longtemps l'examen des malades n'en avait fourni la preuve.

TRAITEMENT. — Il comprend trois facteurs: 1° combattre la diathèse par un traitement général; 2° instituer un traitement local destiné à modifier ou à détruire la surface sécrétante; 3° prévenir ou combattre les complications.

1° Le traitement général sera approprié à la diathèse (scrofuleuse syphilitique), et nous en avons parlé ici même et assez amplement, au chapitre IX ; 2° quant au traitement local, il consiste à nettoyer souvent l'oreille avec des injections émollientes, d'abord : par exemple, l'eau de son, de guimauve tiède, à ramollir les concrétions à la faveur de fumigations ; puis, à les extraire lentement avec des pinces, une curette ; et, comme elles se reproduisent avec une grande rapidité, on devra bientôt aborder les agents modificateurs :

Ainsi :

N° 1.

Pr. Eau de roses. . . . . . . 250 grammes.
Sous-borate de potasse. 10 —

Mêlez. Trois injections par jour ; faire tiédir au bain-marie.

N° 2.

Pr. Eau. . . . . 250 grammes.
Teinture d'aloès . . . . . 8 —

Mêlez. Deux injections par jour ; faire tiédir au bain-marie.

N° 3.

Pr. Teinture de myrrhe . . } aa 5 grammes.
— d'aloès . . . . }

Mêlez. Porter, à l'aide d'un pinceau, au fond de l'oreille préalablement lavée et nettoyée, une fois par jour.

N° 4.

Pr. Baume de Fioraventi. . 6 grammes.
Alcoolat de genièvre. . 4 —

Mêlez. Tremper un pinceau et badigeonner l'oreille deux fois par semaine.

On commencera par les moyens indiqués au n° 1, et l'on

passera successivement aux autres, en graduant leur activité, selon la marche plus ou moins rebelle de la maladie.

Il est bien entendu que l'application du spéculum et des réflecteurs est indispensable pour bien pratiquer ces pansements toujours délicats.

Enfin, si ces moyens échouent ou ne donnent que des résultats temporaires, il faudra cautériser *jusqu'à destruction*, la surface sécrétante *hypertrophiée*.

L'acide azotique mono-hydraté, mais surtout le chlorure de zinc, sont les moyens qui m'ont procuré les meilleurs résultats, c'est-à-dire la guérison.

Si dans le cours du traitement on constate que quelque portion osseuse est dénudée ou nécrosée, des cautères volants devront être appliqués en permanence à l'apophyse mastoïde : faisons encore observer que dans les cas graves, le traitement est entouré de grandes difficultés ; il ne faudra donc pas se presser d'employer les agents modificateurs, ou les caustiques.

Comme on a affaire à une maladie chronique, le praticien n'usera que d'une sage lenteur : il faut savoir suspendre le traitement local ; revenir au traitement général.

Alimenter le malade, prescrire le vin, la viande grillée, le gymnase, l'équitation, les eaux minérales appropriées à la cure, se défier toujours des accidents cérébraux, veiller à tenir le ventre libre.

En un mot, c'est un traitement qui peut durer plusieurs mois, quelquefois davantage ; même après la guérison complète, les récidives sont à craindre, et les malades devront être observés longtemps encore après que tous les symptômes auront disparu.

— Maintenant avant de rapporter les observations sur lesquelles l'opinion que je soutiens se trouve appuyée, je vais donner un résumé du mémoire de J. Toynbee, sur ce sujet.

Il est intitulé : *Recherches sur les tumeurs sébacées du conduit auditif externe* (1). Les tumeurs sébacées du conduit auditif sont loin d'être rares, d'après les recherches de M. Toynbee. Sur un total de 1013 autopsies d'oreilles malades, dont il a publié le relevé dans le tome XXXVIII des *Medico-chirurgical Transactions*, il comptait 10 tumeurs de ce genre, et depuis que ce relevé a été publié, il a eu l'occasion, à plusieurs reprises, d'étudier ces productions, soit sur le cadavre, soit sur le vivant. Si elles ont été généralement passées sous silence par les auteurs, c'est sans doute, suivant M. Toynbee, parce que les cas de ce genre ont été pris généralement pour de simples otorrhées ou, à une période plus avancée, pour des caries primitives du rocher.

Ces tumeurs sont formées en grande partie par des cellules volumineuses, aplaties, assez analogues aux cellules épidermiques, disposées sous formes de couches stratifiées, et renfermées dans une membrane d'enveloppe très-distincte, formée de tissu connectif. Elles ne paraissent pas se rattacher, dans le conduit auditif, aux follicules pileux, car on les rencontre fréquemment dans la partie la plus interne de ce canal, tout près de la membrane du tympan, par conséquent dans des points dépourvus de poils. On les observe d'ailleurs également dans toutes les autres parties du conduit auditif. Leur forme est ordinairement sphérique. Elles ont cette propriété singulière de s'accroître à la fois du côté du conduit auditif et en sens inverse ou excentriquement. Il en résulte une usure plus ou moins prononcée du rocher, et Toynbee a rencontré cette lésion dans toutes ses dissections, et alors même que les tumeurs étaient très-petites. Leur volume varie depuis les dimen-

(1) *Medico-chirurg. Trans.*, t. XLIV, 1861.

sions d'un grain de millet jusqu'à celles d'une grosse noisette. Les plus volumineuses dilatent le conduit auditif, à ce point, qu'il admet parfois l'introduction d'un doigt jusqu'à la membrane du tympan, et elles détruisent les os dans une étendue considérable; le conduit auditif peut alors communiquer avec la cavité tympanique, avec les cellules mastoïdiennes et même avec l'intérieur du crâne. Son développement paraît rencontrer moins d'obstacles du côté des os que de la part de la membrane du tympan, qui est souvent intacte, alors même que les os sont détruits dans une grande étendue. Sur une des pièces désignées par M. Toynbee, la tumeur avait perforé d'abord la paroi externe, puis la paroi interne des cellules mastoïdiennes; arrivée ainsi en contact avec la dure-mère, elle s'était développée de bas en haut, entre cette circonférence restée intacte et le rocher, dont elle avait usé ensuite la paroi postérieure, puis la paroi supérieure, et finalement elle avait pénétré dans la cavité du tympan sans avoir perforé la dure-mère. Les solutions de continuité ainsi produites dans les os sont couvertes par du tissu osseux parfaitement sain, dans lequel elles semblent avoir été creusées comme au ciseau.

Les envahissements progressifs de la tumeur ne donnent généralement pas lieu à des douleurs bien vives. Le plus souvent, le chirurgien est consulté pour la surdité qui résulte de l'obstruction du conduit auditif et d'une otorrhée consécutive, ou même pour des accidents cérébraux qui se terminent trop souvent par la mort. Comme ces accidents sont souvent sous la dépendance d'un abcès du cerveau, déterminé uniquement par la présence de la tumeur, ces faits réduisent encore pour leur part le domaine des lésions du rocher que l'on a cru pouvoir rapporter à un abcès primitif du cerveau.

Par leur action sur la membrane et sur la caisse du tympan, ces tumeurs produisent fréquemment une surdité extrêmement grave. On les voit parfois refouler la membrane du tympan de dehors en dedans, au point de l'accoler à la paroi opposée de la caisse; dans d'autres cas, cette membrane est percée d'un trou taillé comme avec un emporte-pièce, et livrant passage à un prolongement de la tumeur.

On ne pourrait confondre ces pseudoplasmes qu'avec des ostéophytes du conduit auditif, recouverts par la peau. L'exploration avec un stylet mousse, avec lequel on exerce une pression légère sur la tumeur, suffit pour faire éviter cette erreur.

On voit donc que les tumeurs sébacées du conduit auditif peuvent donner lieu à des accidents extrêmement graves; il importe par conséquent de les extirper aussi complétement que possible. L'incision du kyste et l'évacuation de son contenu sont loin de donner un pareil résultat, les couches des cellules épidermiques se reproduisant avec une grande rapidité. La condition essentielle du succès, c'est l'ablation complète du kyste générateur des cellules.

On peut, à cet effet, ouvrir la tumeur par une incision cruciale, la vider, puis saisir le kyste avec de fortes pinces et l'arracher. Cette opération est fort délicate dans les cas avancés, lorsque la tumeur s'est ulcérée à sa surface, parce que sa face opposée peut se trouver en contact immédiat avec la dure-mère. Il faut dans ce cas enlever la plus grande partie du contenu de la tumeur, par des injections répétées d'eau tiède, puis en détacher les dernières portions, en usant des plus grandes précautions, à l'aide d'une pince à coulisse. Lorsqu'il n'est pas possible d'enlever la membrane d'enveloppe en entier, il importe de détacher régulièrement les couches celluleuses à mesure qu'elles se reproduisent, alors même que la tumeur s'est largement ouverte au dehors ; il n'est, en effet, nullement démontré que cette disposition empêche la tumeur de prendre de l'accroissement du côté de la cavité crânienne.

M. Toynbee rapporte, avec quelques détails, six observations suivies d'autopsie, et deux cas dans lesquels il a obtenu la guérison. Voici le résumé de trois de ces faits.

Obs. LXVII. — *Tumeur sébacée développée à la partie postérieure et interne du conduit auditif; destruction considérable du rocher; abcès du cervelet.* — M. W..., âgée de vingt-quatre ans, fut reçue à l'hôpital Sainte-Marie, le 6 juillet 1860. Faiblement constituée, elle a été sujette depuis son enfance à des maux de tête accompagnés de nausées. Otorrhée à droite depuis quatre ou cinq ans. Sept semaines avant son entrée à l'hôpital, douleurs violentes dans l'oreille droite, suivies d'une augmentation brusque dans la quantité du liquide sécrété. En même temps, céphalalgie atroce, s'exaspérant sous l'influence du plus léger exercice.

Le 7 juillet, on constate les accidents suivants : Douleur persistante dans l'occiput et dans le cou, s'élançant parfois jusque dans le front, vertiges, puis délire, diplopie, avec intégrité parfaite de la vision monoculaire. Pouls à 80, petit. Méat externe rempli d'un liquide fétide, floconneux. On applique des sangsues aux apophyses mastoïdes, et un vésicatoire à la nuque. Le lendemain, céphalalgie occipito-frontale des plus violentes. La malade, couchée sur le dos, faisait entendre des gémissements et des soupirs continuels. Pupilles un peu dilatées, sans inégalité, se contractant très-bien sous l'influence de la lumière. Pouls très-lent, battant de 16 à 20 fois par minute.

La malade mourut subitement le 10 juillet. Un instant auparavant, elle avait pris une tasse de thé qu'elle avait demandée elle-même à l'infirmière.

Autopsie. — Le cerveau proprement dit ne présentait pas d'altération. En incisant la tente du cervelet du côté droit, on donna issue à une cuillerée de sérosité trouble ; le lobe droit du cervelet adhérait au rocher dans l'étendue de 1 pouce environ, dans tous les sens. La dure-mère présentait une tache dans ce point, ainsi qu'au niveau de la face supérieure du rocher. La partie antérieure et supérieure du cervelet contenait un abcès du volume d'une noix, très-superficiel et à parois fort minces.

Le conduit auditif était rempli d'une matière floconneuse, composée principalement de lamelles épidermiques. La paroi osseuse de ce conduit présentait à sa partie externe et postérieure une perforation, à bords nettement taillés à pic, longue de trois quarts de pouce et large d'un demi-pouce. L'os qui limitait cette ouverture n'était nullement altéré, et elle communiquait avec une cavité remplie des éléments habituels des tumeurs sébacées ; cette matière s'étendait en arrière, à travers une perte de substance située à la face postérieure du rocher, et ayant à peu près les mêmes dimensions que la première. Là la tumeur se trouvait en contact avec la dure-mère qui la séparait de l'abcès du cervelet ; elle remontait ensuite le long de la paroi postérieure du rocher, dont elle avait complétement détruit les couches superficielles, se prolongeait de là horizontalement en dehors, sous les lames qui forment la paroi supérieure du rocher ; elle arrivait ainsi dans la cavité du tympan, qu'elle avait remplie complétement, refoulant la membrane du tympan en dehors, et finalement cette membrane elle-même avait été perforée.

Obs. LXVIII. — *Tumeur sébacée du conduit auditif droit, se prolongeant du côté du cerveau; abcès dans la substance cérébrale.* — G. A..., âgé de soixante-douze ans. Après avoir été en proie, pendant plusieurs jours, à une vive agitation, il fut pris, le 20 septembre 1859, à plusieurs reprises, d'une perte de connaissance incomplète ; selles involontaires ; langue chargée, pouls très-faible. On prescrit un vésicatoire à la nuque et 5 grains de pilules bleues, avec 2/3 de grain d'opium. Le 21, affaissement extrême, carphologie, langue très-chargée, pas de selle (2 onces de port-wine). Le 22, le malade a un peu repris connaissance ; carphologie moins évidente que la veille. Pas de selle. (On continue le vin et l'on donne un lavement purgatif.) Le 23, même état, mêmes prescriptions. Le 24, prostration complète, délire continuel.

Le malade resta dans le même état jusqu'au 30 septembre. On remarqua que le conduit auditif droit était le siége d'un écoulement. On apprit alors, par la fille du malade, qu'il avait été sujet, depuis le mois dernier, à des élancements douloureux dans l'oreille droite, s'irradiant dans la moitié correspondante de la tête. L'otorrhée avait débuté vers la fin du mois de juillet. Avant cette époque, le malade ne paraissait pas avoir souffert de l'oreille, et on n'avait pas remarqué de trouble dans ses fonctions intellectuelles, antérieurement au 20 septembre.

L'apparition de l'écoulement, qui se faisait en grande quantité et exhalait une odeur très-fétide, n'amena pas d'amélioration dans les symptômes cérébraux. Le malade mourut le 22 octobre.

Autopsie. — Un abcès, du volume d'un œuf de pigeon, existait dans le point le plus déclive du lobe cérébral moyen du côté droit. Cet abcès s'était ouvert, et le pus recouvrait la protubérance et le bulbe. Les ventricules latéraux étaient également remplis de pus. La dure-mère adhérait au rocher plus intimement qu'à l'état normal, mais elle n'était pas autrement altérée.

Le conduit auditif externe était rempli par une tumeur sébacée du volume d'une noisette, qui l'avait dilaté au point de lui donner le double ou le triple de son diamètre normal. Cette tumeur s'étendait en haut vers la cavité crânienne, et inférieurement vers la racine de l'apophyse styloïde. La paroi supérieure du conduit auditif osseux avait complétement disparu, et la cavité qui renfermait la tumeur était limitée supérieurement par une petite partie de la paroi supérieure de la caisse du tympan et par la dure-mère. Celle-ci recouvrait une perforation de l'os, large d'un tiers de pouce et longue de trois quarts de pouce, et se trouvait dans toute cette étendue, en contact immédiat avec la tumeur.

Inférieurement la tumeur avait dilaté à tel point le conduit auditif, que sa paroi inférieure descendait jusqu'à 1 centimètre audessous de la membrane du tympan, et avait abandonné la racine de l'apophyse styloïde. En avant, la paroi postérieure de la cavité glénoïde était réduite à l'épaisseur d'une feuille de papier, et une lamelle osseuse tout aussi mince séparait seule la tumeur du nerf facial en arrière.

Du côté interne, la tumeur avait déprimé la membrane du tympan, au point de la mettre en contact avec le promontoire. Immédiatement au-dessus de la membrane du tympan, l'os était complétement usé, laissant à nu le corps du marteau et de l'enclume ; les deux os étaient brisés dans leur articulation commune, et serrés contre la partie supérieure de la paroi interne du tympan. En examinant de plus près la perforation siégeant au-dessus de la membrane du tympan, on trouva à sa partie antérieure une sorte d'aiguille osseuse, fine et acérée, qui paraissait avoir été refoulée en haut par la tumeur.

Obs. LXIX. — *Tumeur sébacée du conduit auditif externe; douleurs et surdité; ablation.* — *Guérison.* — M. F....., âgé de quarante-cinq ans, consulta M. Toynbee en 1854, pour des douleurs siégeant dans l'oreille droite et dans le côté correspondant de la tête, et accompagnées de surdité et d'un écoulement fétide abondant. Il raconta que pendant plusieurs mois, il avait éprouvé une sensation de pesanteur incommode dans l'oreille, et qu'il était devenu sourd quelque temps après. Depuis deux mois, les douleurs étaient devenues plus vives, et l'apparition de l'écoulement, qui ne tarissait jamais, ne les avait en rien diminuées.

Le conduit auditif externe était distendu par une masse grisâtre, qui laissait suinter un liquide lactescent. Des injections d'eau tiède enlevèrent à la fois cette matière et un grand nombre de flocons blanchâtres qui s'y trouvaient mélangés. L'intérieur de la tumeur fut ainsi mis à découvert, et on vit qu'il était revêtu de couches blanchâtres, dont quelques-unes furent enlevées à l'aide d'une pince.

Deux jours plus tard, les parties se présentant de nouveau sous le même aspect, on eut de nouveau recours aux mêmes moyens, puis on enleva la membrane d'enveloppe de la tumeur. La douleur ne tarda pas à se calmer, l'écoulement cessa peu à peu. La guérison était complète au bout de quinze jours, et il ne paraît pas que le pseudoplasme ait récidivé.

Voici maintenant trois des observations que j'ai recueillies :

Obs. LXX. — *Otorrhée chronique de nature strumeuse.* — *Concrétions épidermiques.* — *Traitement.* — *Guérison.* — Le 10 décembre 1863, un jeune garçon de huit ans fut amené à ma clinique par sa mère qui nous donna les renseignements suivants :

Il était atteint d'un écoulement de l'oreille gauche depuis sa tendre enfance. Cet écoulement était d'une extrême fétidité et avait résisté à tous les traitements. C'est un enfant très-lymphatique, avec des glandes au cou.

L'oreille gauche, examinée avec le spéculum et le réflecteur, était pleine de pus. Ce pus étant enlevé, on trouve une masse blanchâtre occupant tout le conduit auditif. Cette masse est formée par des concrétions épidermiques, ainsi que nous pouvons nous en assurer, en les retirant avec une pince. Il devient dès-lors facile de voir que le tympan a éprouvé une large perte de substance; les osselets sont tombés; et de petits mamelons rougeâtres occupent le fond de la caisse et surtout les côtés, là où la peau du conduit auditif se continue avec la membrane du tympan.

Il n'y a point de douleur, et l'enfant ne se plaint pas de bourdonnements.

La surdité est très-prononcée de ce côté, la montre n'étant entendue qu'au contact de l'oreille.

Un traitement anti-strumeux fut prescrit, huile de morue, sirop ioduré. Puis, le conduit auditif ayant été bien nettoyé et débarrassé des concrétions épidermiques, à la faveur de fumigations et d'injections de feuilles de noyer, on put commencer l'emploi des modificateurs locaux: seulement les injections avec le borate de soude ne paraissant pas donner un résultat satisfaisant, je pratiquai vers le commencement de février les cautérisations avec l'acide azotique. Dans l'espace de deux mois, cinq cautérisations furent pratiquées à des distances convenables, et vers le milieu d'avril le malade était guéri, seulement l'ouïe resta faible. La montre n'était entendue de ce côté qu'à 5 et 6 centimètres.

Obs. LXXI. — *Otorrhée chronique de nature strumeuse. — Concrétions épidermiques. — Traitement. — Guérison.* — Le 16 octobre 1864, un jeune homme de quatorze ans fut présenté à ma clinique par son père, qui nous donna les détails suivants:

Dès son enfance, il avait eu un écoulement par les deux oreilles et à la suite d'une rougeole régulière. L'écoulement de l'oreille droite, après avoir duré quatre à cinq ans, avait fini par disparaître sous l'influence d'un traitement approprié; quant à l'oreille gauche, elle n'a aucunement été modifiée et le flux dure encore.

Le malade est assez grand pour son âge, blond-rouge de cheveux, avec des taches de rousseur au visage, des glandes au cou, et des croûtes d'impétigo à l'entrée des fosses nasales.

L'oreille droite ne présente aucun suintement; seulement la membrane du tympan, qui est entière, est nébuleuse dans presque toute son étendue; vers la circonférence et en avant et en haut, un point blanc, leucomateux, bien manifestement cicatriciel, indique qu'une perforation a existé autrefois en cet endroit. L'ouïe est assez bonne de ce côté.

L'oreille gauche nous offre un écoulement jaune verdâtre, abondant, fétide, mêlé de grumeaux caséeux. Nous l'enlevons à l'aide d'une injection d'eau tiède et nous apercevons nettement au fond du conduit auditif, une masse de concrétions épidermiques stratifiées, d'un gris terne; elles sont tellement dures et adhérentes, qu'il faut employer plusieurs séances pour les ramollir et les détacher (fumigations, injections).

Le 4 novembre, nous pouvons enfin voir le fond du conduit auditif, débarrassé des concrétions épidermiques qui l'obstruaient. La membrane du tympan est presque complétement détruite; il n'en reste plus qu'une sorte de collerette suspendue à l'os tympanal.

De grosses granulations apparaissent sur le pourtour du fond de la caisse et sont bien évidemment constituées par l'hypertrophie mamillaire de la peau qui revêt le fond du conduit auditif.

Un traitement général et local est institué.

Traitement général. — Huile de foie de morue, une cuillerée à bouche, le matin. Sirop d'écorces d'oranges ioduré d'après la formule :

Pr. Sirop d'écorces d'oranges . . .	200 grammes.
Iodure de potassium	4 grammes.

Mêlez. Une cuillerée à bouche, tous les soirs avant le repas, dans une tasse de tisane de houblon.

Cette médication fut continuée avec persévérance, pendant près de deux mois, en même temps que les fumigations acétiques, les injection de feuilles de noyer.

A cette époque, le 20 décembre, je commençai les cautérisations des granulations mamillaires; cinq furent pratiquées dans l'espace de six semaines et à douze jours de distance. Vers le commencement de février, la guérison était complète, la suppuration tarie, la montre entendue à 20 centimètres.

Obs. LXXII. — *Otorrhée strumeuse chronique. — Concrétions épidermiques. — Traitement pendant un an. — Guérison.* — Un lycéen, âgé de dix-sept ans, me fut adressé au mois d'octobre 1864 par un honorable confrère de province; ce jeune homme avait depuis son enfance et par les deux oreilles, un écoulement purulent, fétide et abondant. C'était un grand garçon, très-lymphatique, au teint blancmat; marqué de taches de rousseur; avec quelques glandes au cou.

En examinant l'oreille gauche, je la trouvai remplie d'un pus séreux, fétide; mais ce qui me frappa surtout, c'était une obstruction complète de toute la moitié profonde du conduit, par un amas de concrétions épidermiques stratifiées.

Plusieurs jours furent consacrés à ramollir ces concrétions et à les extraire. Il fut alors possible de voir que la membrane du tympan était détruite, presque complétement; que l'extrémité profonde du bouchon épidermique reposait sur de grosses granulations formées par la peau du conduit hypertrophiée et repliée vers la paroi interne de la caisse, sous la forme d'éminences comme mamillaires.

Les osselets n'existaient plus, ou du moins le marteau et l'enclume étaient tombés depuis longtemps, et comme le malade entendait encore la montre à 4 et 5 centimètres de cette oreille, je crus pouvoir en conclure que l'étrier était encore en place.

Quant à l'oreille droite, elle était également remplie par le même pus, séreux, fétide; mais il n'y avait point d'hypertrophie mamillaire du derme, et point de concrétions épidermiques. Pourtant la cloison était perforée un peu au-dessous du manche du marteau et dans deux points différents. La largeur de ces deux perforations, séparées par une sorte d'éperon, égalait à peu près une petite tête d'épingle.

La montre était entendue à 10 centimètres; point de douleurs, point de bourdonnements.

Évidemment nous avions sous les yeux une otite strumeuse double : à droite, avec perforation du tympan; à gauche, avec destruction de cette cloison, et productions épidermiques considérables.

En conséquence, un traitement général fut institué d'abord : huile de morue; sirop ioduré; bon régime; soleil, exercice; — et comme traitement local, de simples injections de feuilles de noyer.

Ce traitement, continué pendant deux mois, n'avait amené aucun résultat bien décisif.

Je fis faire alors des injections boratées, d'après la formule donnée ci-dessus.

Puis, après une quinzaine, on employa celles avec la teinture d'aloès.

Vinrent ensuite les instillations avec la teinture d'aloès pure. Enfin, je cautérisai trois fois les excroissances mamillaires du fond de l'oreille, avec l'acide azotique; mais l'oreille gauche ne fut définitivement guérie qu'après un an de traitement général et local.

Quant à l'oreille droite, les deux perforations s'étaient cicatrisées dans l'espace de trois semaines, sous l'influence de quatre à cinq pansements avec la teinture de myrrhe.

Comme résultat final, l'oreille droite entendait parfaitement bien.

La gauche, malgré les graves désordres que nous avions constatés, percevait encore les battements de la montre à 8 et 10 centimètres.

CHAPITRE XV.

RÉSUMÉ DES MALADIES DU CONDUIT AUDITIF.

Les maladies du conduit auditif ont été divisées en maladies congénitales et accidentelles.

A. Les maladies congénitales sont : les vices de conformation, tels que : absence, imperforation, étroitesse, dilatation, oblitération, direction anormale.

B. Les maladies accidentelles ou acquises, sont : 1° Le rétrécissement ; 2° l'élargissement du conduit ; 3° les corps étrangers ; 4° les plaies ; 5° les fractures ; 6° les furoncles ; 7° l'otite glanduleuse ; 8° l'otite catarrhale, phlegmoneuse, périostique, scrofuleuse, syphilitique, herpétique ; 9° l'otorrhée ; 10° l'hémorrhagie ; 11° les concrétions cérumineuses ; 12° les concrétions épidermiques ; 13° les granulations ; 14° les polypes, fongus (1) ; 15° la carie, la nécrose ; 16° les exostoses.

A. Maladies congénitales :

1° *Absence du conduit auditif*. — Le conduit auditif peut-il manquer ? Je n'en connais pas d'observation authen-

(1) Les fongus ont été décrits par Toynbee sous le nom de *molluscum*.

tique. — Mais on trouve dans les auteurs quelques exemples d'oreilles rudimentaires ou incomplètes dans lesquelles manquait une partie du conduit auditif et surtout l'entrée ou méat. J. Toynbee en a cité trois exemples dans son catalogue consacré à l'anatomie pathologique de l'oreille.

De son côté, Cassebohm a rapporté l'observation très-détaillée d'un enfant qui vint au monde avec quatre oreilles; deux étaient à la place ordinaire, et les deux autres étaient situées près de la nuque. Chacun des temporaux avait deux portions pierreuses (1).

2° *Imperforation du conduit auditif.* — Deux cas peuvent se présenter dans la pratique : *a.* le conduit existe, mais il est masqué par la peau de la joue qui passe au devant de lui, sans laisser d'ouverture. Dans ce cas, une simple incision cruciale suffit pour guérir cette malformation, à la condition, toutefois, de dilater pendant un temps convenable, à l'aide d'éponge préparée, ou de tentes convenablement disposées, l'entrée du conduit auditif ainsi restaurée.

J'ai observé cinq à six fois ce vice de conformation.

b. Le conduit auditif osseux existe, mais il est imperforé; un cylindre osseux remplit sa cavité, et il ne reste que des fissures latérales insignifiantes.

Ce vice de conformation est fort rare assurément, car je n'en ai rencontré que deux exemples dans ma pratique, déjà longue. — C'était un vice congénital, qui, probablement s'étendait à d'autres parties de l'organe; les enfants étaient sourds-muets.

Assurément, il est facile de comprendre que, dans ce cas, on eût pu croire à la présence d'exostose, si les enfants eussent été examinés à un âge plus avancé.

(1) *Tract.*, V.

3° *Étroitesse.*— Sans être complétement oblitéré, le conduit auditif peut être extrêmement étroit : j'ai eu l'occasion bien rare, en 1855, d'observer une petite fille de cinq ans, chez laquelle le conduit auditif admettait à peine une aiguille, par suite de la malformation congénitale de son tube osseux. J'ai rapporté ce fait dans mon *Traité pratique* (1). Mais la cause la plus commune de l'étroitesse du conduit et du méat, est la présence de tumeurs osseuses développées sur les parois de ce canal. J. Toynbee a rapporté sept observations de ces productions osseuses, rencontrées par lui sur des sujets de tout âge, avec atrésie plus ou moins complète du conduit auditif ; trois seulement ont été améliorées par les pilules bleues et l'iodure potassique.

4° *Dilatation.* — La dilatation du conduit auditif a été observée chez des enfants et causait la surdité. C'est le docteur Morelot de Beaune, qui a rapporté la première observation sur ce sujet ; un enfant, âgé de six ans et qui avait perdu l'ouïe et la parole depuis l'âge de deux ans, présentait pour unique lésion un élargissement du conduit auditif tel, qu'il pouvait admettre le doigt indicateur (2).

En 1858, j'ai moi-même observé deux faits semblables sur deux petites filles âgées de trois à quatre ans ; la dilatation du conduit auditif était telle, que je pouvais y introduire facilement l'extrémité de l'index.

Ces deux enfants étaient extrêmement lymphatiques et affectées d'un écoulement purulent des oreilles, qui durait depuis un an environ. Cet écoulement était survenu à la suite d'une rougeole ; son abondance et sa fétidité avaient toujours été considérables, et rendu nécessaires des soins de propreté, de tous les instants ; mais je ne pus recueillir

(1) *Traité pratique*, obs. XIX, p. 56.

(2) Ancien *Journal de médecine*, t. II.

aucuns renseignements satisfaisants sur la cause de cette dilatation vraiment extraordinaire des conduits auditifs; la mère croyait fermement que ses filles étaient venues au monde avec des oreilles ainsi conformées.

Mais quant à moi, je fus porté à croire que cette dilatation anormale des conduits devait être attribuée très-probablement au mode de pansement employé; ainsi, je constatai plusieurs fois, que malgré mes recommandations, après avoir nettoyé les oreilles, on les bourrait littéralement avec des tampons de coton, gros et durs.

L'écoulement finit par guérir à la faveur d'une médication appropriée; mais la dilatation de l'oreille externe persista, et l'ouïe resta fort dure.

Depuis cette époque, j'ai revu plusieurs fois ces petites malades, maintenant devenues grandes, et l'âge n'a point apporté de changement dans la conformation singulière de leur conduit auditif, non plus que dans la fonction restée paresseuse.

5° *Oblitération.* — Il existe peu d'exemples d'oblitération congénitale du conduit auditif; les deux observations que je vais rapporter sont par cela même fort intéressantes. Un enfant de cinq ans était sourd de l'oreille gauche depuis sa tendre enfance, car aussitôt qu'il avait été en âge de parler, on s'était aperçu qu'il présentait toujours l'oreille droite pour écouter : en examinant comparativement les deux oreilles, je fus frappé du peu de profondeur qu'avait le conduit de l'oreille gauche, et de la disposition de la membrane qui le terminait à 5 millimètres environ de son ouverture. Cette membrane, au lieu d'être unie, translucide et inclinée, comme celle du tympan, offrait dans son milieu un repli qui paraissait résulter de l'union de deux diaphragmes membraneux, placés l'un derrière l'autre, et un peu de côté.

Dans l'espoir très-fondé de rétablir les fonctions de l'oreille, en incisant cette membrane, qui en bouchait le conduit, je proposai l'opération. Je plongeai dans cette cloison membraneuse la pointe d'un bistouri très-délié, et par deux incisions faites en croix et coup sur coup, je la divisai en quatre lambeaux; n'ayant pu les exciser à cause des mouvements involontaires que faisait l'enfant, il fallut se contenter de les cautériser avec le nitrate d'argent. Dès le lendemain, l'enfant entendait plus nettement, et l'audition s'améliora encore les jours suivants ; dix jours suffirent à la cicatrisation, mais l'ouïe ne fut jamais aussi bonne de ce côté.

Dans un autre cas que j'ai observé, il s'agissait encore d'une sorte de cloison ou de barrière qui était placée de champ, vers le tiers externe du conduit auditif gauche, chez une petite fille de trois ans. Les parents s'étant aperçus que leur enfant était sourde de cette oreille, la présentèrent à ma clinique pendant l'été de l'année 1863. L'enfant était bien conformée, assez grande pour son âge et fort intelligente. L'ayant soumise à diverses épreuves, avec la montre, et après avoir pris soin de lui bander les yeux avec un mouchoir, nous pûmes constater sans difficulté que l'oreille gauche n'entendait pas du tout les battements d'une grosse montre appliquée sur le pavillon ; l'oreille droite, au contraire, était excellente.

Armé de mon petit spéculum et de mon réflecteur métallique, j'examinai le conduit auditif gauche, et à 5 ou 6 millimètres de profondeur, je fus arrêté dans l'exploration que j'avais entreprise, par une espèce de peau assez épaisse et qui fermait complétement le canal; elle était tendue, élastique, et se laissait déprimer par le stylet : désirant m'assurer si le conduit auditif existait derrière cette fausse cloison, j'enfonçai à son centre une aiguille à acupuncture, et quand la pointe eut pénétré assez avant dans l'axe présumé du conduit, je pus lui imprimer des mouvements de circumduction, très-facilement et dans tous les sens.

Ayant ainsi acquis la conviction que le conduit auditif existait par delà cette peau, j'en fis l'excision cruciale, comme dans l'observation précédente; puis, après avoir abstergé le sang, je cautérisai les lambeaux rétractés, et j'appliquai un pansement simple. Les jours suivants, quelques cautérisations furent pratiquées avec le crayon de nitrate d'argent, et dans l'espace de quinze jours à peu près la guérison était complète. L'enfant entendait très-bien, et nous pûmes voir la véritable cloison tympanique à la place ordinaire et tout à fait normale. Dans ces deux observations nous avions eu bien certainement affaire à un simple prolongement de la peau, qu'il a suffi d'exciser pour rétablir complétement les fonctions de l'oreille.

J'ai vu plusieurs fois une pellicule épidermique roulée en cornet au milieu du conduit auditif, et qui aurait pu, au premier abord, faire croire à une cloison véritable et anormale, formée par un diverticulum de la peau comme dans les deux faits que je viens de rapporter; mais il suffisait de toucher la pellicule épidermique avec le stylet mousse, pour dissiper l'erreur et rectifier à l'instant le premier jugement.

6° *Direction anormale.* — J'ai rencontré quelquefois le conduit auditif, avec une direction vicieuse ou anormale; ce vice de conformation congénital affectait exclusivement la portion osseuse du conduit, et consistait en un changement de direction dans l'axe qui lui est propre. Ainsi, les axes des portions cartilagineuse et osseuse, au lieu de se continuer en ligne droite, se coupaient obliquement en formant un angle largement ouvert en bas et en avant. La saillie plus ou moins prononcée selon les individus, qui en résulte à l'intérieur du conduit auditif, constitue le point de départ des deux portions de celui-ci, la portion cartilagineuse se portant en dehors vers l'ouverture auditive externe, la portion osseuse en dedans vers le tympan ; chacune d'elles subit dans son trajet une certaine déviation en avant et en bas, de sorte que la cloison tympanique et l'ouverture du conduit auditif se trouvent, dans ce cas, placées toutes deux au même niveau ; ce vice de conformation n'entraînait pas avec lui d'inconvénient sérieux chez les sujets qu'il m'a été donné d'observer.

B. Maladies accidentelles ou acquises :

1° *Rétrécissement*. — A la suite des otites catarrhales, scrofuleuses, herpétiques, qui ont duré un certain temps, les parties molles du conduit auditif restent gonflées et plus ou moins épaissies ; les dimensions du canal sont diminuées et quelquefois l'oblitération peut être complète : l'ouïe est dure et la fonction peut rester compromise malgré un traitement bien dirigé. Ce traitement bien entendu est celui de la cause présumée ou certaine (voyez *De l'otite scrofuleuse, herpétique*) ; mais le plus souvent il est utile d'y joindre la dilatation, soit au moyen de l'éponge préparée, ou de tentes méthodiquement appliquées et enduites d'une pommade appropriée.

Obs. LXXIII. — *Oblitération accidentelle du méat droit, suite d'écoulement purulent.* — Le nommé B..., âgé de trente-trois ans, journalier, d'une constitution lymphatique, a eu des écoulements d'oreille pendant longtemps.

Traitement suivi : injections diverses.

Surdité initiale : la montre est entendue, à droite au contact, à gauche, normale.

Le 30 janvier 1865, ce malade vient à notre clinique et nous raconte ce qui suit :

Il a eu un écoulement à l'oreille droite depuis son enfance ; peu à peu le conduit s'est rétréci et nous constatons aujourd'hui une oblitération par soudure des parois membraneuses du conduit auditif, surtout au méat.

Il y a cependant un pertuis large comme une tête d'épingle, qui laisse suinter du pus.

Le malade a accepté quelques conseils, mais n'est pas revenu.

2° *Élargissement du conduit.* — Il n'est pas très-rare de rencontrer chez les vieillards le conduit auditif considérablement élargi ; mais, dans la plupart des cas, cet élargissement du conduit ne dépassant pas de beaucoup son diamètre naturel, et ne pouvant savoir de ceux en qui je le remarquais, si cette disposition était naturelle ou acquise, je m'étais contenté d'en faire l'observation sans y voir une altération pathologique. Mais ayant rencontré plusieurs cas avec un élargissement tel, que le doigt pouvait facilement pénétrer jusqu'au fond du conduit, je fus ainsi amené à considérer cette dilatation du conduit auditif comme étant la cause plus ou moins complète de la surdité observée en pareil cas. Telle était aussi l'opinion d'Itard, qui l'a consignée dans plusieurs passages de ses écrits.

Mais je dois ajouter qu'il m'a paru plus rationnel d'admettre que cette dilatation était survenue après l'altération de l'ouïe, et comme une conséquence des manœuvres que certains malades ne cessent d'exécuter pour chercher à remédier à leur surdité; par exemple, en s'introduisant continuellement, soit l'extrémité du petit doigt dans l'oreille, soit des plumes, des crayons, des allumettes, et surtout de gros tampons de coton. La pression réitérée et prolongée de ces corps étrangers dans l'oreille finit par dilater le conduit. J'ai pu m'assurer plusieurs fois de la réalité de cette cause, en suivant les progrès de cet élargissement qui augmentait peu à peu, mais bien véritablement à mesure que les malades se bourraient le conduit auditif avec du coton, dans l'espoir d'y maintenir à demeure des huiles, des onguents destinés à améliorer leur surdité.

La première indication à remplir pour tâcher de remédier à cet état est évidemment d'éloigner les causes qui l'ont produit, mais peu de malades y consentent; et dans la plupart des cas, il faut l'avouer, rien ne réussit pour combattre ou même pallier cette infirmité; on me permettra de citer ici une observation intéressante.

Obs. LXXIV. — Un pauvre homme, âgé de soixante ans, n'entendait plus depuis longtemps, qu'en se servant d'un cornet acoustique de grande dimension.

Il vint me consulter pour cette surdité arrivée au dernier degré, car le cornet métallique ne suffisait déjà plus à lui faire percevoir les sons les plus criards de la voix humaine.

En l'examinant, on trouvait le conduit auditif dilaté, des deux côtés, au point de recevoir facilement l'index, qui pouvait aller toucher directement la membrane du tympan. Il n'y avait plus de courbure dans le conduit. La cloison tympanique avait conservé presque sa configuration normale, sans épaississement, ni vaisseaux dans les lames; ni flux de quelque nature que ce fût.

Différents moyens ayant été employés sans succès, je conseillai au malade de tenir à demeure un tube d'argent dans le conduit auditif; mais ce moyen ne lui procura qu'une très-faible amélioration.

3° *Corps étrangers.* — J'ai énuméré déjà dans plusieurs passages de ces leçons les différents corps étrangers que l'on rencontre dans le conduit auditif; ainsi, je vous en ai parlé en traitant de l'hémorrhagie par l'oreille, en appelant votre attention sur le diagnostic des maladies de la membrane du tympan, et aussi à propos de l'anatomie du conduit auditif à la page 40 et suiv.

Je vous ai fait comprendre que les grandes injections d'eau étaient les meilleurs moyens que nous eussions à notre disposition pour extraire ces corps étrangers, et surtout j'ai insisté longuement, en parlant des perforations de la cloison, sur les avantages incontestables de l'injection d'eau, déjà préconisée par Celse et Duverney ; je serai donc bref aujourd'hui sur ce sujet. Vous avez vu cet enfant qui avait un caillou dans l'oreille droite, j'en ai fait l'extraction sous vos yeux, et en lançan dans le conduit auditif deux injections d'eau tiède seulement.

Ici le diagnostic ne présentait aucune difficulté. Les parents affirmaient qu'il y avait un petit caillou dans l'oreille, et l'examen direct avec le spéculum et le réflecteur vint bientôt nous donner la certitude de l'existence de ce corps étranger en nous permettant de le voir ; il était engagé au fond de l'oreille, près de la membrane du tympan. Je me suis bien gardé de le toucher avec le stylet ou un instrument quelconque, dans la crainte de le pousser plus avant et de blesser le tympan, ainsi que cela est arrivé fort souvent, et à des praticiens d'une dextérité bien connue.

A ce sujet, et désirant vous représenter les dangers de manœuvres intempestives et inopportunes pratiquées sur l'oreille, vous m'avez souvent entendu citer l'histoire lamentable empruntée à Sabatier (1) ; il s'agit d'un collégien qui, en jouant avec ses camarades, avait reçu une petite flèche de papier dans le conduit auditif gauche ; lorsqu'on voulut la retirer avec des pinces, on ne put y parvenir à cause des douleurs atroces que ces tentatives occasionnaient chez le jeune malade. Les chirurgiens qui lui donnèrent les premiers soins brisèrent la flèche avec les pinces dont ils se servaient ; de plus, ils crevèrent le tympan ; le reste de la flèche demeura caché, dans la caisse, au milieu des caillots de sang. D'autres furent appelés et augmentèrent le dégât déjà trop considérable.

(1) *Médecine opératoire.*

Enfin, l'enfant fut pris de méningo-encéphalite, et ne tarda pas à succomber. A l'autopsie, on put constater une destruction complète de la membrane du tympan, des osselets; le rocher lui-même était fissuré, et la pointe de la flèche poussée à travers cette fissure avait pénétré dans le cerveau devenu le siége d'une méningite. Dans un cas observé par MM. Larrey et Champouillon, qui l'ont rapporté dans la *Gazette des hôpitaux* de 1854, p. 353, un caillou introduit dans l'oreille a causé la mort.

OBS. LXXV. — *Caillou introduit dans l'oreille ayant causé la mort.* — Un jeune homme s'introduisit un caillou dans l'oreille droite, croyant par ce moyen se faire exempter du service militaire. Le corps étranger reconnu fut extrait. Le lendemain, une hémiplégie faciale se montre à droite; des symptômes locaux et généraux très-graves se manifestent, et la mort survient au bout de peu de jours. A l'autopsie, on trouva du pus dans le conduit auditif, la caisse, les cellules mastoïdiennes; le rocher n'était pas perforé, mais à la base du cerveau il existait une collection séro-purulente due au développement d'une méningite symptomatique.

En présence de faits aussi déplorables tout commentaire devient inutile, et si je suis parvenu à les graver dans votre mémoire, je suis bien sûr que vous n'emploierez que le plus rarement possible les pinces, tire-fonds et autres engins de destruction vantés par les auteurs pour pratiquer l'extraction des corps étrangers. Pourtant il y a certains corps étrangers qu'on ne peut tirer de l'oreille qu'en se servant de pinces très-fines et avec la plus grande douceur, par exemple, les épingles, les aiguilles : ici l'opération n'offre que peu ou point de difficultés ou de dangers; l'épingle ou l'aiguille présentant un corps toujours plus ou moins long, et que l'instrument pourra toujours saisir sans hésitation, ni tâtonnements, surtout si vous prenez la précaution indispensable de bien éclairer le conduit auditif, soit avec le soleil, quand vous le pouvez, soit avec un éclairage artificiel convenablement disposé.

Une expérience déjà longue m'engage à vous recommander d'une manière toute particulière celui que vous me voyez employer tous les jours, et qui se trouve décrit précédemment dans la leçon relative à l'exploration de l'oreille.

D'ailleurs, je dois l'avouer franchement, il est des cas où l'extraction de ces mêmes corps étrangers présente souvent les plus grandes difficultés : ces difficultés, jointes aux accidents et aux insuccès qui les accompagnent, sont très-souvent occasionnées par la forme droite des instruments que l'on emploie habituellement. Désirant, à cet égard, acquérir une conviction, j'ai répété ici même les expériences de Fabrizzi, sur la marche des instruments *rigides* introduits dans l'oreille.

Ayant coupé la caisse du tympan à une ligne au delà de la cloison tympanique, et ayant introduit dans le méat auditif interne une pince droite de manière qu'une branche fût placée supérieurement et l'autre inférieurement, il a observé que, lorsque les pointes arrivaient à toucher la membrane du tympan, si le conduit était étroit, les deux branches étaient comprimées par l'orifice extérieur du conduit, et l'instrument était fermé ou presque fermé. Si l'ouverture du conduit était plus large, la branche supérieure pouvait s'éloigner de l'autre ; mais elle perforait la membrane, et pénétrait de deux à trois lignes dans la caisse du tympan.

L'étude de la direction du conduit auditif et de celle de la membrane du tympan donne l'explication de ce résultat.

Si l'on répète l'expérience avec une pince recourbée sur son plat, et sur le côté qui correspond à la partie antérieure du conduit, et qu'on porte cette pince jusqu'à la membrane du tympan, en dirigeant les branches ainsi qu'on l'a fait pour les pinces droites, on voit que l'écartement des pointes de cette pince décrit une ligne parallèle à la membrane du tympan, qui n'est plus atteinte dans la manœuvre.

On peut conclure de ces expériences que, dans plusieurs cas, on n'est pas parvenu à extraire les corps étrangers avec les pinces droites, parce que leurs branches ne pouvaient pas s'ouvrir suffisamment ; et dans d'autres où l'extraction fut suivie d'accidents alarmants, on déchira sans doute la membrane et les parties délicates qui lui sont voisines ou adhérentes.

Ces remarques suffiront pour engager les praticiens à ne se servir des pinces droites que lorsque les corps sont engagés peu profondément : dans le cas contraire, il faut employer les pinces recourbées de la manière qui vient d'être indiquée.

On a rapporté ailleurs l'observation d'un jeune homme qui, en jouant avec ses camarades, s'introduisit dans l'oreille gauche un petit caillou : cet accident fut suivi de la perforation du tympan, de l'inflammation aiguë de la caisse du tambour, et de la paralysie des muscles de la face du même côté. Tel était l'état de ce jeune homme lorsqu'il vint à Paris et fut soumis à l'examen des médecins. On voyait la pierre, qui était entièrement tombée dans la caisse. Une de ses faces, la seule que l'on aperçût, était sur le même plan que la face externe de la membrane tympanique, déchirée dans toute sa moitié inférieure. L'emploi d'un levier aplati et légèrement recourbé fut regardé comme impraticable, à cause de l'impossibilité de donner à cet instrument d'autre point d'appui que la chaîne des osselets. Une pince à deux branches ne pouvait être également portée dans la caisse sans froisser les bords enflammés de la plaie : toutefois on en confectionna une avec trois longues aiguilles montées sur un seul manche, et légèrement recourbées vers le centre de l'instrument qu'elles formaient ; mais le malade déclara qu'il ne le laisserait pas introduire, et l'on ne put vaincre sa résistance. Enfin, on imagina de placer une sonde de gomme élastique dans la trompe d'Eustachi. Son extrémité, poussée à dessein le plus profondément possible, ne laissait ni à l'air ni à l'eau la facilité de passer entre la face externe et les parois de la trompe : il fallait donc que ces fluides vinssent frapper le corps étranger. La troisième douche projeta la pierre dans la conque du pavillon de l'oreille. La paralysie disparut avec la lésion traumatique de l'oreille moyenne, convenablement traitée.

On a encore cité l'observation d'une jeune fille, âgée de huit ans, qui s'était introduit un pois de Guinée dans l'oreille droite. Les tentatives d'extraction avaient eu pour résultats la destruction de la partie inférieure de la membrane du tympan, et la chute de ce corps dans la caisse du tambour. Bientôt apparurent le strabisme de l'œil droit, le spasme des muscles de la face du même côté, l'insomnie, et une excitation insolite du cerveau. Un stylet délié et légèrement recourbé ne put pénétrer entre le corps et les bords de la déchirure faite à la cloison tympanique ; l'air et l'eau injectés par la trompe sortirent par le conduit auditif, mais sans déranger le pois, qui avait augmenté de volume. Toute espèce de manœuvre étant devenue excessivement douloureuse, il fallut agir exclusivement sur le corps étranger, sans lui communiquer de mouvements, dont les effets dans la caisse malade étaient si sensibles. Pour atteindre ce but, on évida le pois à l'aide d'un petit instrument semblable à ceux dont se servent les tourneurs pour fabriquer les jouets d'enfant que l'on nomme *diables*. Tous les débris du pois réunis avaient deux fois la grosseur de graines semblables à l'état sec. Cette opération fit cesser les accidents, et fut suivie de la guérison de la malade.

Notons encore une fois ici que, dans des recherches faites sur les différentes parties de l'oreille des cadavres de personnes affectées de surdité accidentelle, Ribes (1) a fréquemment trouvé la perforation du tympan, suite de l'usure de cette partie. Cette usure est produite par la présence du cérumen épaissi dans le conduit auditif externe, et se rencontre chez les personnes avancées en âge, et qui négligent de nettoyer leurs oreilles : non-seulement le cérumen devient très-dur, bouche exactement le conduit auditif, et donne lieu à la surdité, mais encore il s'applique sur toute l'étendue des parois du conduit auditif, et, par la pression qu'il exerce, il s'empare des feuillets les plus superficiels de l'épiderme ; ces feuillets l'enveloppent dans presque toute son étendue, et lui composent une espèce de gaîne, qui a extérieurement l'aspect villeux et l'apparence d'une sorte du duvet : ce corps ainsi disposé donne lieu à la longue, chez quelques sujets, à une irritation et à une douleur très-incommodes. Ce qui arrive constamment, c'est que l'extrémité du bouchon qui répond au tympan s'empare également, d'abord de la première lame de cette membrane, ensuite, peu à peu, de la seconde ; et si ce bouchon persiste, la troisième lame est entamée. Cette destruction s'étend du centre à la circonférence, de manière que le milieu est plus usé que les bords ; bientôt la lame la plus interne est atteinte, et le tympan enfin perforé.

L'ouverture, d'abord très-petite, augmente à mesure que la maladie devient ancienne, jusqu'à ce que la membrane soit presque entièrement détruite. M. Ribes l'a vue usée à

(1) *Mémoires d'anatomie*, t. I.

tous les degrés ; il l'a trouvée quelquefois détruite au tiers, à la moitié, aux trois quarts ; de manière qu'il ne restait à la circonférence qu'un cercle membraneux, frangé, flottant à l'extrémité interne du conduit, et usé obliquement à l'extérieur, du centre à la circonférence, comme les os le sont quelquefois par les anévrysmes, les tumeurs fongueuses et enkystées. Mais lorsque la membrane a totalement ou presque entièrement disparu, le corps étranger est poussé, par son propre poids, ou de toute autre manière, du côté de la caisse, et il pénètre en partie dans cette cavité. Alors, les osselets de l'ouïe s'enchâssent dans cette matière, d'abord le marteau, et successivement les autres parties. Ces désordres ont lieu sans causer le plus souvent ni suppuration abondante, ni un flux quelconque ; seulement pour les prévenir il est nécessaire de pratiquer le plus tôt possible l'ablation du corps étranger, retenu à l'intérieur de l'oreille.

Dans cette circonstance, le chirurgien donnera encore la préférence aux injections d'eau tiède ; on pourra ajouter à cette eau, soit une petite quantité de savon, de soude, ou d'alcool rectifié ; ces substances augmenteront l'action dissolvante de l'eau, et ne manqueront pas d'opérer dans un bref délai la dissolution de la matière cérumineuse durcie. D'ailleurs, ce moyen simple, innocent, et d'un effet certain, est chaque jour mis en usage, ici même, sous vos yeux. Les matières durcies que vous trouverez dans l'oreille seront quelquefois l'objet d'étranges découvertes.

Il y a quelques années, M. Desmarres adressait à ma clinique une vieille femme très-sourde de l'oreille droite, et me demandait mon avis sur cette surdité. Après avoir examiné le conduit auditif, à la faveur du spéculum et d'un réflecteur, je le trouvai rempli de matière noire ; cette matière noire, au premier abord, ne me parut être que du cérumen durci; et en la touchant avec le stylet mousse, je vis la pointe de l'instrument s'y enfoncer mollement. Ayant pratiqué plusieurs injections d'eau tiède, je fus fort étonné de ne voir sortir que des parcelles de cire noire, dure, mais en très-petite quantité ; j'examinai de nouveau avec le spéculum, le réflecteur et le stylet, j'acquis alors la conviction que j'avais sous les yeux un corps étranger.

Je le touchai doucement avec un petit crochet; et la pointe mousse de l'extrémité s'étant engagée dans une fissure du corps étranger, il fut possible de le ramener au dehors; c'était un grain de chapelet noir, rugueux, ramolli par places.

La malade, en consultant ses souvenirs, eut grand'peine à se rappeler comment elle avait introduit ce grain de chapelet dans son oreille; toutefois, elle finit par nous dire qu'il y avait au moins vingt ans qu'elle l'avait laissé tomber dans son oreille, une nuit qu'en tenant ces grains de chapelet dans la main droite elle avait porté sa main à son oreille pour se gratter.

Quoi qu'il en soit de cette explication, l'ouïe redevint bonne à l'instant; la membrane du tympan était intacte ainsi que les membranes du conduit auditif.

Ainsi, un grain de chapelet a pu rester vingt ans dans une oreille, sans causer d'accidents inflammatoires ou autres.

Vous me permettrez d'ajouter que l'extraction des corps étrangers animés se fera de la même manière : une fois l'insecte reconnu, mouche, grillon, perce-oreille, puce, punaise, fourmi, etc. Deux cas cependant peuvent se présenter au praticien et le rendre perplexe :

1° A-t-on bien affaire à un insecte ?

2° Cet insecte est-il vivant ou mort ?

Examinons ces deux points.

Les renseignements commémoratifs ont ici une grande valeur : dans toutes les observations que l'on connaît, et pour ma part, j'en ai rapporté un grand nombre, le malade habitait la campagne pendant l'été; il s'était endormi au milieu des champs; souvent une des oreilles quelquefois les deux étaient affectées d'écoulement purulent. Or, dans ces conditions l'expérience a appris que les insectes attirés par l'odeur de la cire naturelle de l'oreille, et mieux encore par celle qui s'exhale des oreilles fluentes, ont une grande tendance à s'introduire dans le conduit auditif. Une fois entrés, ils s'y engluent, soit dans le cérumen, soit dans le pus ou les mucosités ; ils font mille efforts pour se débarrasser, n'y parviennent que très-incomplétement, et alors ils piquent avec leurs suçoirs, leurs tarières, leurs pinces, la membrane du tympan ou les parois du conduit auditif. De là, deux symptômes importants à noter et qui, réunis aux commémoratifs, mettent le praticien sur la voie du diagnostic : 1° la douleur ; 2° l'écoulement de sang.

La douleur est toujours le premier symptôme, celui qui éveille l'attention du malade ; elle peut être légère, mais fort incommode, donnant lieu dans l'oreille à une démangeaison incoercible et insupportable; mais d'autres fois la douleur est poignante, elle arrache des cris non-seulement aux enfants, mais à des hommes courageux; j'ai même observé des accidents cérébraux graves, du délire, du coma (1).

L'écoulement de sang n'est jamais très-abondant, même il peut manquer. Cependant une ou deux gouttelettes de sang apparaissent le plus souvent sur les bords du méat, et plus d'une fois le malade lui-même a dû induire en erreur le praticien sur la cause de l'écoulement de sang; par exemple,

(1) Voyez obs. XXIV-LXXVI.

quand il s'obstine à lui répéter que c'est à la suite des grattages qu'il a exercés sur son oreille que les macules rougeâtres se sont montrées sur les bords du conduit. D'autres fois, l'écoulement de sang passe inaperçu, quand il est mêlé au pus de l'otorrhée.

Ici doit trouver place une observation des plus curieuses; elle est rapportée par M. de Saint-Laurent, médecin de l'hôpital Cochin. Il s'agit d'un enfant de quatre mois, chez lequel un insecte introduit dans l'oreille causa des symptômes qui firent croire pendant longtemps à une méningite.

Obs. LXXVI. — *Insecte dans le conduit auditif droit. — Accidents convulsifs, épileptiformes. — Hémiplégie* (1). — L... (Georges), âgé de quatre mois, d'une belle constitution, non amaigri, entre à l'hôpital le 20 juin 1860.

La mère nous raconte que depuis un mois son enfant vomit continuellement, qu'il est pris en même temps de convulsions qui se répètent plusieurs fois pendant la journée et pendant la nuit. Dès le lendemain, nous pouvons assister, en effet, à une attaque convulsive que nous allons décrire. Tout à coup l'enfant pousse un cri, perd connaissance, se renverse sur le bras de sa mère, la face bouffie, congestionnée, la respiration accélérée, les membres du côté droit contracturés, contournés dans une pronation qui atteint les dernières limites, complétement insensibles; le pouce fortement fléchi dans la paume de la main, recouvert par les autres doigts. Au bout de quelques minutes, des mouvements convulsifs cloniques apparaissent, qui font bientôt place à une résolution complète. En même temps, la tête est inclinée à gauche; les deux yeux, ne présentant aucune injection, sont constamment dirigés de ce côté; ils ne peuvent être ramenés à droite, quoi qu'on fasse pour leur faire abandonner leur position. La moitié gauche de la face est agitée de mouvements convulsifs; la commissure labiale fortement tirée en haut de ce côté; les paupières gauches s'abaissent et se relèvent vivement; l'œil droit reste constamment ouvert. Les pupilles sont peu dilatées, égales; la moitié droite de la

(1) *Gazette des hôpitaux*, octobre 1860.

face offre un contraste singulier par son immobilité. Après un quart d'heure, toute trace de convulsion avait disparu.

Depuis sa naissance, cet enfant a la diarrhée, bien que nourri par sa mère, qui paraît bonne nourrice. Il tousse, éternue très-souvent; il a le ventre gros, développé. Nous ne trouvons aucun râle dans la poitrine.

Pendant la journée, plusieurs attaques semblables se sont reproduites; elles ont été moins longues cependant. Dans la soirée, quelques mouvements convulsifs se sont montrés à gauche; la cuisse droite était fortement fléchie sur le bassin. Pendant l'intervalle de ces attaques, la sensibilité et la motilité paraissent également bien conservées des deux côtés. Le pouls, qui s'était accéléré pendant leur durée, retombe bientôt à son rhythme normal, sans offrir aucun caractère particulier. La peau est humide, sans chaleur.

La mère nous assure qu'il y a dix à douze jours, son enfant portait sur le corps, mais surtout sur la face et le cou, des plaques rouges, irrégulières, inégalement découpées; cependant nous ne trouvons aucune trace de desquamation. Bien qu'aucun phénomène d'auscultation ne se montrât du côté de la poitrine, la toux et la diarrhée déjà anciennes, les vomissements, devaient faire penser au début d'une méningite tuberculeuse; aussi est-ce dans ce sens que le traitement fut d'abord institué. — 15 centigrammes d'oxyde de zinc, 5 centigrammes de poudre de belladone mélangés avec 1 gramme de sucre en poudre, seront pris par heure dans la journée.

Ce traitement parut tout de suite avoir sensiblement modifié l'état convulsif.

Le 24 juin, nous constations l'état suivant: Les pupilles sont très-dilatées, égales; le côté droit est peu mobile; l'enfant saisit de la main gauche, mais non de la droite, les objets qu'on lui présente. Nous constatons, de plus, qu'il se fait par l'oreille droite un écoulement abondant de matières séro-purulentes, sanguinolentes, écoulement dont la mère ne nous avait point fait part dans les premiers jours, et qui dure depuis un mois environ. Des injections émollientes seront pratiquées plusieurs fois par jour dans l'oreille malade. Même traitement d'ailleurs. L'écoulement de l'oreille avait fait penser à une altération osseuse due à la présence de tubercules dans le rocher.

Le 26, deux attaques convulsives ont eu lieu hier. Ce matin, tout le côté droit est paralysé; sensibilité et mouvements ont complétement disparu, aussi bien à la face qu'aux membres. Nous les avons vus conservés pendant l'intervalle des attaques seulement le premier jour; à gauche, la motilité est intacte.

L'opinion précédemment adoptée d'une méningite tuberculeuse semblait perdre beaucoup de sa probabilité en présence de la diminution de fréquence et de durée des accidents, qui pendant plusieurs jours se montrèrent sans suivre la marche progressive bien connue des accidents méningitiques.

Le 29, ce que nous observons de singulier, c'est que les convulsions disparurent complétement pendant vingt-quatre heures.

Le 30, les vomissements ayant reparu avec intensité, un vésicatoire volant fut appliqué au creux de l'estomac; puis les convulsions ayant paru s'amender dans les premiers jours de juillet, on cessa la belladone, et l'enfant prit tous les jours un bain de tilleul. En même temps, la diarrhée était combattue par des lavements d'amidon additionnés de trois gouttes de laudanum de Sydenham.

Le 5 juillet, l'enfant, entre ses attaques, semblait moins éveillé, plus abattu que tous les jours précédents; toutefois, les yeux, qui antérieurement ne reprenaient pas leur mobilité complète dans ces intervalles, paraissaient revenir vers la ligne médiane. Il était aussi remarquable que la convulsion tonique observée pendant les attaques semblait laisser après elle une contracture moins prononcée; les vomissements, modérés un moment, avaient repris leur ancienne intensité. Cet état, du reste, ne subit jusqu'au 19 juillet que peu de modifications. Ce jour même, la mère, après avoir fait dans l'oreille droite une injection, vit paraître un point noir qu'elle prit pour de la crasse accumulée. S'armant d'une épingle, elle chercha à l'enlever; mais, à son grand étonnement, elle retira un insecte long de $0^m,02$ à $0^m,25$, qu'elle soumit à notre observation.

Cet insecte, complétement privé de vie, présentait un corps allongé, formé par quinze articles garnis sur les côtés de plusieurs paires de pattes, chaque article paraissant en porter deux paires. La tête, parfaitement distincte, nous présente deux mandibules formées de deux pièces séparées; au-dessous d'elles est une sorte de lèvre divisée en quatre pièces également articulées. En avant, sont deux antennes parfaitement visibles, courtes, plus renflées à leur extrémité, composées de sept articles. La partie postérieure manque. Tous ces caractères nous ont permis de le rapporter au genre *Iule* (mille-pattes), appartenant à la classe des Myriapodes.

En présence de ce fait nouveau, le traitement interne est interrompu.

A partir de ce moment, l'amélioration survient; les vomissements cessent brusquement; chaque jour les attaques convulsives deviennent moins fréquentes et moins longues; mais l'hémiplégie ne diminue que très-faiblement à droite; l'enfant est complétement sourd de l'oreille de ce côté.

Le 10 août, les membres du côté droit, un peu plus sensibles, ont recouvré une partie de leurs mouvements de flexion et d'extension; la déviation de la face est à peine notable. L'écoulement par l'oreille diminue, les injections sont continuées, et l'on se contente d'entretenir à la nuque un vésicatoire précédemment appliqué.

Le 20, l'enfant exécute tous les mouvements aussi bien du côté droit que du côté gauche; la sensibilité est revenue, les traits de la face n'offrent plus aucune déviation. On aurait pu craindre que la fixité des yeux à gauche persistât après la guérison complète de l'affection, cependant il n'en a rien été. L'examen le plus attentif ne peut faire constater aucune altération de la membrane du tympan.

Nous pouvions regarder la guérison comme assurée, lorsque le 25 août, l'enfant est repris de vomissements opiniâtres et de convulsions de tous les membres; cependant les mouvements du côté droit sont moins vifs, moins brusques, moins étendus; la face est pâle, altérée. Ces accidents étaient-ils dus à la présence de la queue de l'insecte, que nous avons dit manquer? C'était à craindre, quoique tout écoulement par l'oreille ait cessé depuis plusieurs jours. La disparition seule de cet écoulement devait nous éloigner de cette idée; de plus, l'apparition d'une incisive médiane et inférieure, suivie bientôt d'une seconde, vint nous mettre sur la voie et éclairer le diagnostic.

En effet, aussitôt que ces deux dents eurent complétement percé la gencive, les convulsions et les vomissements cessèrent pour ne plus reparaître. Aujourd'hui, cet enfant est très-gai, remue également bien bras et jambes des deux côtés, entend très-bien de l'oreille droite, ne conserve plus, en un mot, aucune trace des graves accidents qu'il vient de traverser.

En résumé, on a observé pendant une période de trois mois, chez cet enfant, les accidents suivants :

Un écoulement purulent de l'oreille droite, et en même temps des troubles nerveux ainsi caractérisés : Attaques convulsives portant spécialement, mais non exclusivement sur le côté droit du corps, s'accompagnant de perte de connaissance, d'insensibilité hémiplégique de ce côté, d'abolition des mouvements volontaires pendant la durée de ces attaques, et d'une grande diminution de la sensibilité et de la motilité dans les intervalles. Le tout résultant évidemment de l'irritation développée dans le conduit auditif externe, par la présence d'un insecte, chez un enfant prédisposé aux accidents convulsifs, et disparaissant rapidement par l'éloignement de la cause.

Cette cause pouvait-elle être soupçonnée dès le début? Les convulsions sont fréquentes à cet âge ; elles peuvent être idiopathiques ou symptomatiques. — Les premières ne se distinguent que par leur durée moins longue en général, leur intensité moins grande, leur terminaison favorable dans le plus grand nombre des cas, et par l'absence de toute cause morbide appréciable. — Les secondes peuvent être dues à une méningite, à une encéphalite, à une fièvre éruptive, à une pneumonie, à la dentition, à une indigestion, à des vers intestinaux.

L'encéphalite simple est très-rare chez les enfants ; elle développe d'ailleurs des accidents continus. Les tubercules cérébraux restent quelquefois longtemps à l'état latent, puis donnent lieu tout à coup à des accidents épileptiformes que la mort vient terminer rapidement.

L'hydrencéphalie aiguë s'accompagne de coma qui n'a pas été observé ici. L'épilepsie avec des retours aussi rapides n'était pas non plus probable.

Aucun symptôme ne pouvait faire croire à la prochaine

apparition d'une fièvre éruptive, la présence sur les bras de belles cicatrices de vaccine devant faire mettre la variole de côté. Il n'y avait aucune rougeur du fond de la gorge, de la langue, qui dût faire penser à une scarlatine; l'enfant avait eu la rougeole, au dire de la mère.

La dentition ne pouvait guère être mise en cause, à cet âge. L'examen le plus complet de l'enfant ne faisait constater aucune altération abdominale ou pulmonaire. L'absence d'exagération ou de diminution dans la rapidité du pouls, la marche lente des accidents, devaient faire rejeter la méningite aiguë simple.

Mais tout portait à penser à une affection méningitique due à la présence de granulations tuberculeuses et débutant insidieusement. L'écoulement de l'oreille n'était pas un obstacle à cette interprétation.

Rien ne pouvait faire soupçonner, au début, que l'affection que l'on avait sous les yeux était due à la présence d'un insecte dans le conduit auditif. En présence de l'extrême rareté des accidents de cette espèce, l'écoulement purulent de l'oreille fut naturellement rattaché à une toute autre cause.

On sait, en effet, que sans être fréquente dans les premiers temps de la vie, l'otorrhée est loin d'être sans exemple, soit qu'elle résulte d'une inflammation suppurative du conduit auditif externe, soit que, plus profonde, elle résulte de l'inflammation de la caisse du tympan, comme cela arrive à la suite des rougeoles. Elle peut encore résulter d'une suppuration de l'oreille interne et d'une altération du rocher, et être alors la cause d'une véritable méningite.

La présence de l'insecte reconnue, était-il cause des accidents observés, on n'en peut douter; car les vomissements et les convulsions ont cessé après la sortie du mille-pattes.

Comment a-t-il produit ces accidents ? Nous devons dès l'abord éliminer tout état inflammatoire du cerveau, et considérer l'état convulsif produit chez l'enfant comme tout à fait analogue à celui qui se manifeste à la suite des indigestions, des douleurs vives, de la dentition, ou bien de la présence de vers intestinaux dans le tube digestif, état qui résulte probablement d'une action réflexe, ou de ce que les anciens considéraient comme une action sympathique.

Le diagnostic, on le voit, était donc entouré des plus grandes difficultés. Mais ces difficultés auraient pu être levées par un examen au spéculum ; cet examen, très-difficile chez les enfants très-jeunes, n'a pas été pratiqué. Mais ce fait exceptionnel doit fixer l'attention par son importance.

On trouve dans la *Gazette médicale* de 1850, p. 31, qu'une mouche qui avait pénétré dans l'oreille fut retirée peu d'instants après : la douleur n'en continua pas moins, et quarante-huit heures après survint une crise violente, avec convulsions qui se terminèrent par l'extraction d'un ver ; les jours suivants, deux crises semblables se terminèrent de même. On suppose que la mouche avait eu le temps d'y déposer ses œufs.

Mais, si, bien pénétré de la valeur de ces trois signes, l'habitation à la campagne pendant l'été, la douleur subite, l'écoulement de sang de l'oreille, le praticien vient à procéder à l'examen méthodique du conduit auditif qui est le siége de ces phénomènes morbides, il lui est possible d'apercevoir l'insecte ; surtout en s'aidant convenablement du petit spéculum à deux branches (1) et d'un éclairage approprié. Le réflecteur métallique (2) que j'ai décrit et figuré

(1) *De l'exploration de l'oreille*, p. 82.

(2) *Ibid.*

il y a déjà longtemps dans mon *Traité des maladies de l'oreille* (1) est encore celui auquel je donne la préférence, et sauf de légères modifications relatives à sa construction, il est le même au fond, et me rend les plus grands services pour les explorations difficiles de l'oreille; et dans les cas où les autres réflecteurs ne donnent aucune assurance, aucune certitude, et le plus souvent même laissent dans le doute l'esprit d'un praticien attentif et expérimenté.

Grâce à ces deux instruments bien appliqués, nous voyons l'insecte, et vous en avez eu un exemple curieux et tout à fait démonstratif; dernièrement, sur cette petite fille qui avait une punaise dans l'oreille droite; l'insecte vivait encore, et ses mouvements tumultueux au milieu du pus qui obstruait l'oreille ne vous ont certainement pas échappé.

La douleur, un léger suintement sanguinolent existaient.

Vous m'avez vu tuer l'insecte sur place en instillant quelques gouttes de mucilage, tenant en suspension deux grains de calomel.

Puis, nous l'avons chassé du conduit à la faveur d'une injection d'eau tiède.

Si à l'inspection vous reconnaissiez tout d'abord que l'insecte est mort, il n'y aurait qu'à lancer dans l'oreille une ou deux injections d'eau ou de lait, pour la débarrasser de l'insecte inanimé. C'est ce que j'ai fait, il y a quelque temps, pour extraire une puce qui, pendant la nuit, s'était introduite dans l'oreille d'un enfant. Voici cette curieuse histoire :

Obs. LXXVII. — Une petite fille de sept ans, demeurant avec ses parents rue Sainte-Marguerite-Saint-Antoine, dans un garni mal-

(1) *Traité pratique des maladies de l'oreille*, 1857.

propre, fut réveillée en sursaut, une nuit du mois de décembre dernier, par une violente douleur dans l'oreille droite.

Tout d'abord les parents ne firent pas grande attention à cette douleur et aux plaintes de l'enfant. Comme la petite fille avait joué la veille dans la rue avec d'autres camarades de son âge, on pensa, non sans quelque raison, qu'elle avait été exposée au froid et au vent, et que telle était la cause de la douleur ressentie à l'oreille.

Un confrère consulté abonda dans ce sens, et des cataplasmes furent prescrits, pour être tenus appliqués sur l'endroit douloureux.

Dans la journée et pendant qu'on changeait les cataplasmes, la mère, ayant eu la curiosité de regarder dans l'oreille, en vit sortir, non sans quelque surprise, une humeur roussâtre qui ressemblait à du sang.

Le lendemain, quoique la douleur fût diminuée, le suintement sanguin persistait encore, et l'enfant fut amenée par sa mère à ma clinique.

Dès la première inspection, nous vîmes parfaitement bien, au fond du conduit auditif et encore accroché au tympan, un petit corps noir, immobile, et qu'on eût pu prendre pour une paillette de cérumen durci. Cependant, instruit par l'expérience de ces sortes de cas, et surtout par les symptômes que la petite malade avait éprouvés, je n'hésitai pas un instant à annoncer que nous avions affaire à une puce morte et appliquée sur la cloison tympanique.

En conséquence, nous fîmes une injection avec du lait tiède, que nous projetâmes avec force dans le conduit auditif, et l'on en vit sortir, dès la deuxième injection, une grosse puce morte, qu'il nous fut possible d'examiner à loisir.

Les parois du conduit auditif étaient intactes, mais trois petites morsures, bleuâtres, apparaissaient sur le segment antérieur de la membrane. — Je recommandai quelques instillations tièdes, et trois jours après, la guérison était complète.

On me permettra de rapporter encore ici quelques observations curieuses de corps étrangers dans l'oreille.

Obs. LXXVI. — *Caillou introduit dans l'oreille. — Douleur. — Extraction. — Guérison.* — Un petit garçon de six ans s'était introduit un caillou dans l'oreille, assez profondément pour qu'il fût complétement impossible de le voir. Le père de l'enfant, effrayé des douleurs que son fils paraissait ressentir (car il poussait des cris), le conduisit chez son médecin ordinaire, M. le docteur Fiévé. Celui-ci eut la bonté de me l'adresser.

Je constatai tout d'abord, à l'aide du spéculum et du réflecteur, qu'il y avait bien positivement un caillou dans l'oreille droite, et je me mis aussitôt en mesure de l'en déloger. Une grande seringue fut chargée d'eau froide (nous étions au mois de juin); et le jet en fut dirigé avec force dans le conduit auditif, préalablement dilaté; à la deuxième injection, un silex rouge tomba dans le vase en cuivre, placé au-dessous de l'oreille. Le tympan était intact.

Il n'y avait non plus aucune déchirure des parois du conduit. Le caillou, que je conserve, avait 13 millimètres de long, 6 de large, dans sa portion évasée; de plus il était polyédrique et couvert d'aspérités.

Aucun traitement consécutif ne fut utile, l'enfant n'ayant plus ressenti de douleurs.

Obs. LXXVIII. — *Caillou introduit dans l'oreille. — Tentatives malheureuses d'extraction. — Hémorrhagie abondante. — Douleur et inflammation. — Temporisation. — Le silex est entraîné au dehors par la suppuration.* — En 1864, un jeune garçon me fut amené du Brabant, par un honorable confrère dont le nom m'échappe. Il était accompagné par toute une famille désolée. Huit jours auparavant, l'enfant, en jouant avec ses camarades, s'était introduit un caillou dans l'oreille droite : pendant quelques jours le petit garçon cacha son étourderie à ses parents, mais, vaincu par la douleur, il finit par la confesser.

Le médecin de la famille appelé reconnut le corps étranger et fit tous ses efforts pour l'extraire avec des pinces de trousse, mais l'enfant mal contenu, d'ailleurs fort indocile, ne se prêta que d'assez mauvaise grâce aux tentatives d'extraction ; un peu de sang s'écoule de l'oreille, les parents se mettent à pleurer, l'enfant redouble ses cris et le corps étranger reste dans l'oreille.

Le lendemain, une inflammation assez douloureuse s'étant manifestée, on se mit en route pour Paris et l'enfant me fut présenté :

il était grand, fort, âgé de huit à neuf ans et poussait des cris féroces, avant même qu'on eût tenté de l'examiner.

L'oreille était rouge, gonflée, luisante, un pus abondant et rougeâtre recouvrait la conque ; le méat était presque entièrement oblitéré par l'inflammation et la tuméfaction des tissus. Je conseillai tout simplement d'appliquer quelques sangsues, au devant du tragus ; et je donnai de petites doses de calomel. Huit jours ne s'étaient pas écoulés, que le conduit auditif n'étant plus gonflé, le pus s'écoulait librement et entraînait le caillou au dehors. Je n'ai pas revu l'enfant et n'en ai point eu de nouvelles.

Obs. LXXIX. — *Grain de chapelet introduit dans l'oreille. — Il y séjourne près de quinze ans. — Surdité. — Extraction. — Guérison.* — Dans l'hiver de 1861, une malade me fut adressée à ma clinique par M. le docteur Desmarres afin de visiter l'oreille gauche restée sourde depuis près de quinze ans. Cette pauvre femme âgée de quarante-cinq ans, croyait se rappeler qu'autrefois elle avait laissé tomber un grain de chapelet dans son oreille droite.

A la faveur du spéculum et d'un éclairage convenable, nous examinons le conduit auditif et nous le voyons obstrué, vers sa partie moyenne, par une masse noire; touchée avec le stylet mousse, elle donne la sensation d'un corps dur ; nous remplaçons le stylet par un petit crochet monté sur un manche, et nous parvenons de suite à extraire, sans peine, ni douleur pour la malade, une grosse concrétion de cérumen au centre de laquelle on trouva un grain de chapelet ; à l'instant l'ouïe reprit toute sa finesse. Le tympan était parfaitement conservé.

Obs. LXXX. — *Fragment d'allumette laissé dans l'oreille. — Calcul cérumineux. — Extraction. — Guérison.* — Un monsieur me fut adressé de province pour être traité d'une surdité de l'oreille gauche ; en l'examinant, je trouvai une masse noirâtre qui obstruait tout le fond du conduit auditif et dérobait à ma vue la membrane du tympan.

La première pensée qui s'offrit à mon esprit fut que j'avais affaire à une concrétion cérumineuse vieille et durcie, et je résolus de la ramollir tout d'abord à la faveur de quelques fumigations, avant d'en pratiquer l'extraction. Quand je jugeai que la préparation était suffisante, j'essayai de la morceler avec une petite curette recourbée dont je me sers à cet effet; mais à mon grand étonnement, je rencontrai un corps solide, que je pus saisir de suite. C'était un bout d'allumette, long de 11 millimètres, large de 4, et incrusté de cérumen.

Le malade fut ainsi guéri en peu d'instants.

Enfin, je terminerai par une observation importante, qu'il faut toujours avoir présente à l'esprit quand il s'agit de retirer de l'oreille un corps très-fragile; dans ce cas, il faut tout en cherchant à l'extraire prendre garde de le briser. Les pinces, les curettes sont insuffisantes et dangereuses; elle ne conviennent point ici. On doit d'abord employer l'injection d'eau, mais quand ce corps étranger obstrue complétement le fond du conduit, cette injection devient insuffisante, et il faut alors se servir d'un pinceau à barbes courtes et invisquées d'une substance gluante, la poix, la térébenthine, le goudron, par exemple, avec laquelle on agglutine le corps étranger.

C'est ainsi que j'ai procédé dans le cas suivant :

OBS. LXXXI. — Un jeune enfant avait laissé tomber en jouant une perle de verre dans l'oreille droite. Différentes tentatives d'extraction étant restées sans résultat, je dilatai l'oreille au moyen du spéculum, et la perle, qui avait été brisée, ayant été bien exposée à la vue, au moyen du réflecteur, je portai à sa surface un pinceau imbibé de goudron et je pus la retirer facilement.

4° *Plaies du conduit auditif.* — Les corps piquants, tranchants, contondants, peuvent blesser les parois du conduit auditif; par exemple, des épingles, des aiguilles, l'extrémité plus ou moins pointue d'un cure-oreille; des fragments de vers, de cailloux, peuvent aussi couper et dilacérer les membranes qui entrent dans la composition de cet appareil délicat; et aussi des corps contondants : un fragment de pipe, un bout d'allumette, etc...

La manière de reconnaître les corps étrangers a été exposée ailleurs, avec tous les détails nécessaires, avec les différents procédés mis en usage pour les retirer de l'oreille.

Quant aux accidents qui appartiennent en propre à ces différents corps, comme la piqûre, la déchirure, les contusions des tissus et des membranes; en général, ils se dissipent d'eux-mêmes, ou sous l'influence de moyens simples et doux, une fois que le corps étranger qui les avait occasionnés a pu être extrait du conduit; ainsi, s'il y a de la douleur, une ou deux sangsues seront appliquées au niveau du tragus; quelques fumigations émollientes viendront après les sangsues; puis des cataplasmes chauds, que l'on tiendra appliqués sur l'oreille; enfin, des injections légèrement astringentes, soit avec le sucre de saturne, l'eau de roses, etc.

Faisons remarquer encore que certaines contusions appliquées directement sur l'oreille, par exemple, celles déterminées par un coup de poing chez les boxeurs, peuvent souvent causer des blessures graves et profondes; ainsi, le décollement de la peau du conduit, la rupture de la membrane du tympan, une hémorrhagie inquiétante, la commotion du nerf auditif, tous accidents dont il a été déjà question ailleurs, et que je ne puis que rappeler ici, sans m'arrêter plus longtemps sur ce sujet.

5° *Fractures.* — Les fractures du conduit auditif sont directes, ou indirectes, c'est-à-dire qu'elles peuvent être produites directement par un coup asséné violemment sur l'oreille, ou bien par une violence quelconque agissant à une certaine distance de l'oreille, par exemple, une chute sur le menton, un coup de poing appliqué au même endroit.

J'ai rapporté plusieurs observations de ce genre de

lésions, au chapitre de l'hémorrhagie par l'oreille, et c'est là que l'on trouvera tout ce qu'il est nécessaire de savoir sur ce sujet en ce qui concerne les causes, les symptômes, le diagnostic et le traitement.

Une des complications les plus communes des fractures du conduit auditif est la déchirure de la membrane du tympan, qui souvent se trouve divisée par le trait de la fracture.

J'ai longuement insisté ailleurs sur ce point important (1).

Nous arrivons maintenant aux lésions vitales :

6° *Furoncles du conduit auditif.* — Le furoncle qui se développe dans le conduit auditif débute en général par une légère tuméfaction de couleur plus ou moins rouge, et même violacée. — Le malade ressent des douleurs aiguës, presque déchirantes et la partie affectée devient le siége d'une chaleur brûlante.

Le plus souvent le furoncle est petit, de la grosseur d'un petit pois rond, acuminé à son sommet : il arrive très-vite à maturité et s'ouvre spontanément à la faveur de quelques fumigations chaudes de sureau ou de mélilot. D'autres fois le furoncle du conduit auditif a une forme allongée comparable à une aveline, ou une amande, et toute la lumière du conduit se trouve ainsi obstruée. Le gonflement s'étend jusqu'au pavillon, qui peut devenir livide et œdémateux. Il y a réaction violente, état saburral des premières voies : fièvre, douleur atroce, insomnie, etc.

Les antiphlogistiques doivent être employés dès le début, conjointement avec les éméto-cathartiques; les cataplasmes, le repos, la diète.

Une ou deux ponctions à la surface du furoncle est par-

(1) *De l'hémorrhagie par l'oreille*, p. 43-129-130.

fois le meilleur moyen à employer pour en obtenir la résolution.

A la suite des gros furoncles, il reste souvent une saillie dure, irrégulière, comme tuberculeuse, signe évident de la diathèse qui persiste et qu'il importe de combattre, car le plus souvent le furoncle n'est qu'une des formes par lesquelles la dartre se manifeste (1).

D'autres causes ont pourtant été assignées au furoncle de l'oreille; Bird l'attribue aux passions tristes, qui engendrent la bile.

D'autres auteurs lui donnent pour cause déterminante les refroidissements, les changements brusques de température, etc., et à ce dernier point de vue, son étiologie se rapproche singulièrement de l'otite glanduleuse qui va nous occuper maintenant.

7° *Otite glanduleuse.* — A côté du furoncle vient se placer naturellement l'inflammation du conduit auditif, que j'appelle *otite glanduleuse.* Le siége anatomique de cette inflammation n'est autre que le tissu propre des petites glandes si nombreuses à l'entrée du conduit auditif et qui occupent la plus grande surface de la couche cutanée des parois inférieure, supérieure et latérale, dans les deux tiers externes de ce canal.

Cette disposition nous explique de suite pourquoi dans cette variété d'otite la tuméfaction n'est pas générale et diffuse, mais partielle et limitée à un ou plusieurs points du conduit; on voit alors de petites élévations rougeâtres, tendues, luisantes, comme papillaires de la grosseur d'une tête d'épingle, en général disséminées et solitaires; cette maladie est très-douloureuse et prive les malades de tout repos. Mais cependant elle s'accompagne rarement de

(1) Voyez *Des affections herpétiques de l'oreille*, p. 21.

symptômes généraux, tels que fièvre, etc.; un des signes extérieurs les plus importants est l'empâtement de la région du tragus; cet empâtement est très-marqué dans certains cas, et peut aller jusqu'à oblitérer plus ou moins complétement l'entrée du conduit auditif.

Cette otite glanduleuse, née le plus souvent sous l'influence d'un coup d'air ou d'un refroidissement, dure en général un septénaire; les glandules tuméfiées blanchissent à leur sommet qui devient acuminé, comme dans le furoncle.

Une petite ouverture a lieu spontanément ou par les secours de l'art; il en sort une ou deux gouttelettes de pus jaune, phlegmoneux, inodore, et quelquefois un petit bourbillon; puis la petite tumeur s'affaisse, blanchit à sa surface, une croûte jaunâtre ou brunâtre la recouvre, et dans un très-grand nombre de cas, principalement chez les sujets herpétiques, la base reste indurée pendant longtemps, et cette induration ne cède qu'à un traitement général approprié.

Comme on le voit par cette description prise dans les notes recueillies à ma clinique, l'*otite glanduleuse* ressemble beaucoup à l'*otite furonculeuse*, ou au furoncle du conduit auditif, et n'en diffère que par l'exiguïté de ses dimensions et le peu de réaction qu'elle occasionne; les causes, les symptômes, le traitement, ont la plus grande ressemblance, mais le trait d'union le plus frappant est l'influence qu'exerce bien manifestement la diathèse herpétique sur la production de ces deux maladies.

Je vais rapporter quelques observations intéressantes :

Obs. LXXXII. — *Otite externe glanduleuse.* — Le 26 juillet 1860, une femme de trente ans vient à ma clinique; elle est atteinte d'un gonflement de l'oreille externe à droite (otite externe), il y a trois jours que la douleur a commencé, et c'est la troisième ou la quatrième fois depuis un an.

Signes anatomiques. — Le tragus est gonflé, douleur, élancements.

Le conduit auditif externe offre aussi un peu de gonflement ; il est très-sensible au toucher, il y a même deux petites élévations, grosses comme une tête d'épingle, à l'entrée du méat.

État général. — État saburral de la langue. Un peu de fièvre.

Comme *signes physiologiques*, nous trouvons de la douleur, des élancements et une dureté d'oreille très-prononcée de ce côté.

Traitement. — 3 sangsues au tragus, fumigations, cataplasmes après les sangsues. Prendre les paquets suivants :

Pr. Scammonée . . . . 1 gramme.
Calomélas . . . . 10 centigr.

Mêlez. Faites 6 paquets ; en prendre un toutes les heures ; bouillons et potages.

Le 29 juillet, le gonflement et la douleur persistent, l'amélioration est cependant remarquable. Les deux petits points rougeâtres et saillants sont devenus blancs à leur sommet.

1er août. — Il en sort un peu de pus et un petit bourbillon. Cataplasmes, fumigations.

3. — Une petite croûte noirâtre paraît à la surface.

8. — L'induration persiste dans les points qui ont été malades, et pour assurer la guérison, nous conseillons une pastille de soufre, à prendre tous les jours, matin et soir, à jeun, pendant un mois.

Obs. LXXXIII. — *Otite externe glanduleuse.* — Le 13 mai 1863, une malade âgée de quarante-neuf ans vient à notre clinique pour une douleur à l'oreille gauche ; cette douleur s'est fait sentir il y a quatre jours.

Le tragus est gonflé, douloureux et un petit abcès glandulaire prêt à s'ouvrir apparaît à l'entrée du conduit auditif ; on y voit aussi des croûtes jaunâtres disséminées, signe non équivoque d'un ancien eczéma.

Cataplasmes, fumigations.

Le 17, l'abcès s'ouvre de lui-même ; il en sort un peu de pus mêlé de sang.

20. — *Guérison.* — Un traitement antiherpétique est prescrit pour assurer la guérison et prévenir les récidives.

OBS. LXXXIV. — *Abcès glandulaire du conduit auditif à droite.* — Le 30 janvier 1864, mademoiselle G... vient à notre clinique et nous raconte qu'il y a treize ans, elle fut prise d'une douleur d'oreille du côté droit. Cette douleur fut violente et dura six semaines, *sans écoulement aucun.*

Aucun traitement ne fut fait, et aujourd'hui voici ce que nous trouvons.

État actuel. — Grande jeune fille, blond châtain, colorée, bien réglée. Dernièrement à la suite de fatigues et de froid, elle fut prise d'une douleur dans l'oreille droite. Après trois jours, un peu de pus sortit et la malade fut soulagée.

Le pavillon est bien conformé, le méat est obstrué par une petite tumeur rougeâtre, grosse comme un pois, percée de deux petits orifices, par lesquels suinte un peu d'humeur jaunâtre. Peu ou point de douleur. Ouïe normale.

Injections de thé noir.

Le 9 février 1864, friction à l'huile de croton tiglium derrière l'oreille. Éruption vésico-pustuleuse qui fait disparaître la douleur. Guérison.

OBS. LXXXV. — *Abcès folliculaire du conduit auditif avec phlegmasie du fond du méat.* — Le 18 octobre 1863, un garçon de vingt-trois ans vient à notre clinique ; il présente un abcès folliculaire qui occupe la partie moyenne et inférieure du méat ; le fond du conduit est aussi enflammé.

On ouvre l'abcès et l'on ordonne des injections d'eau tiède pour nettoyer l'oreille et en outre des injections avec le sucre de saturne. Un verre d'eau de Sedlitz le matin, des fumigations d'eau de sureau. Guérison en huit jours.

OBS. LXXXVI. — *Otite glanduleuse externe à droite.* — Le 24 septembre 1863, mademoiselle E... vient à notre clinique et nous raconte ce qui suit :

Il y a un an que les démangeaisons ont commencé à se faire sentir dans les deux oreilles ; nous ne trouvons pourtant aucune trace d'herpétisme.

Oreille droite. — Pavillon bien conformé. L'entrée du méat est presque complétement oblitérée par un gonflement inflammatoire, sur lequel se dessinent quatre grosses pustules développées dans les glandes de la membrane. En un mot, nous avons là une phlegmasie glandulaire circonscrite.

Chacune de ces pustules est ulcérée à son sommet et recouverte d'une croûte jaunâtre. En la pressant un peu à sa base, on en fait sourdre du pus phlegmoneux en petite quantité. La pression est très-douloureuse, le tragus très-gonflé, mais le reste de l'oreille est sain.

Cataplasmes de fécule. Fumigations et lotions d'eau de son. Demain matin prendre 30 grammes de sel d'Epsom dans une tasse de bouillon aux herbes. Bain de pieds le soir.

26. — Les abcès sont affaissés, recouverts d'une croûte brune; leur base est légèrement indurée. Pour assurer la guérison nous prescrivons des pastilles de soufre à prendre une matin et soir.

Obs. LXXXVII. — *Abcès folliculaire du méat gauche.* — Un garçon de quinze ans vient à notre clinique et dit, qu'il y a trois jours, ayant eu froid, il fut pris de mal d'oreille à gauche; aujourd'hui on constate un abcès folliculaire à l'entrée du méat gauche; il est rouge, luisant, acuminé, gros comme un pois.

On l'ouvre immédiatement. Il en sort deux ou trois gouttes de pus mêlé de sang.

Traitement. — Eau de sureau en injections et fumigations, un purgatif salin. Guérison en quatre jours.

Obs. LXXXVIII. — *Otite glandulaire avec abcès furonculaire à l'entrée du méat gauche. — Otorrhée chronique du même côté avec destruction de la membrane du tympan et chute des osselets.* — La nommée P..., âgée de vingt-sept ans, profession de cuisinière, constitution un peu lymphatique. Malade depuis deux ou trois jours, elle a eu un écoulement d'oreille qui a commencé il y a plus d'un an et qui dure encore.

Traitement suivi : nul.

Surdité initiale : la montre est entendue, à droite, à 0,20 et à gauche, à 0,02 centimètres.

Le 21 avril 1865, cette femme vient à notre clinique et nous raconte ce qui suit :

Il y a deux ans, un écoulement s'est montré à l'oreille gauche, qui dure encore.

L'oreille droite qui n'a pas été atteinte d'écoulement, présente un épaississement du tympan.

Cataplasmes sur l'oreille gauche, fumigations de mélilot.

Un purgatif salin.

23. — Les abcès glandulaires sont guéris, du côté gauche, seul malade.

On peut voir bien manifestement, que le tympan est détruit et les osselets tombés, il y a eu là évidemment une otite strumeuse il y a deux ans, laquelle otite a détruit le tympan et les osselets, à gauche, et seulement causé l'épaississement du tympan droit. — N'est pas revenue.

8° *Otite catarrhale*, *phlegmoneuse* et *périostique*. — Bien que ces trois affections du conduit auditif, fort communes, aient été décrites dans mon *Traité pratique* avec tout le soin qu'elles méritent, je crois devoir cependant en parler succinctement ici, surtout afin d'en préciser le diagnostic.

L'otite catarrhale est une phlegmasie superficielle de la membrane qui revêt l'intérieur du conduit auditif : elle est surtout caractérisée par un écoulement d'humeur jaune-verdâtre, plus ou moins abondante, âcre et fétide ; l'épithélium du conduit ne tarde pas à se détacher et le corps papillaire du derme apparaît à nu.

L'otite phlegmoneuse présente deux formes : la forme circonscrite et la forme diffuse. L'otite phlegmoneuse circonscrite n'est autre que le furoncle dont nous avons déjà donné la description. On voit sur une des parois du conduit auditif une tumeur rougeâtre violacée, large, arrondie, dont le sommet est acuminé, et qui dépasse rarement le volume d'un petit pois rond.

Dans l'otite phlegmoneuse, l'inflammation peut envahir le tissu cellulaire du conduit auditif, dans toute son étendue : et au lieu d'un abcès limité, comme dans le phlegmon circonscrit, nous trouvons un vaste abcès, avec décollement de la peau, dans une étendue variable. Dans ces deux cas, le pus ne présente jamais la fétidité qui caractérise pour ainsi dire l'écoulement de l'otite catarrhale; de plus, l'abcès une fois ouvert, la guérison est prompte, tandis que le flux de l'otite catarrhale est souvent d'une durée interminable.

Quant à l'otite périostique, l'inflammation peut débuter d'emblée, en attaquant le périoste du conduit chez les sujets scrofuleux, ou syphilitiques; ou bien elle succède à l'otite scrofulo-catarrhale négligée ou mal traitée, soit à un phlegmon diffus et même circonscrit qui a détruit le périoste dans le cours de son évolution. — Le pus de l'otite périostique diffère complétement par ses caractères du liquide sécrété dans le catarrhe du conduit, ou dans la cavité du phlegmon; ici, nous le trouvons sanieux, d'un brun noirâtre, plutôt séreux qu'épais, mélangé de grumeaux de sang et même sanguinolent chez les sujets lymphatiques, scrofuleux, ou convalescents d'une fièvre grave, exanthématique, par exemple la fièvre typhoïde, ou la scarlatine (1).

Dans cette otite, l'ouverture de l'abcès reste fistuleuse et l'exploration de l'os malade avec le stylet sera toujours nécessaire pour compléter le diagnostic.

J'ai vu souvent des séquestres considérables du conduit auditif, se détacher après un et plusieurs mois de suppuration, et c'est à favoriser ce travail d'élimination que le praticien devra surtout appliquer ses soins. Les teintures de myrrhe, d'arnica, les injections avec les feuilles de noyer trouveront ici, tour à tour, leur utile emploi, ainsi que le traitement général approprié aux indications de chaque cas particulier.

En ce qui concerne le diagnostic différentiel des otites

(1) Voyez *Traité pratique*, p. 185 et suiv.

précédentes et des otites scrofuleuses, syphilitiques, herpétiques ou dartreuses, il a été exposé ailleurs, t. I, p. 50 et 95, et p. 18, au chapitre des affections herpétiques de l'oreille.

9° *De l'otorrhée.* — On appelle otorrhée l'écoulement purulent chronique du conduit auditif. C'est une maladie extrêmement fréquente, on la rencontre à tous les âges de la vie, depuis la plus tendre enfance jusque dans la vieillesse : le plus souvent elle n'est qu'un symptôme de catarrhe, de scrofule, de syphilis, ou d'herpétisme. Ce serait une grave erreur que de considérer l'otorrhée comme un simple flux, conséquence d'une otite. Par delà le symptôme anatomique, l'écoulement purulent, il y a surtout à rechercher la connaissance de la cause qui l'a fait naître sans doute, qui l'entretient assurément. Présumée ou certaine, cette cause en général diathésique est la clef du diagnostic et du traitement. C'est donc à bien la connaître que vous apporterez toute votre attention; et dans les cas douteux, vous redoublerez de persévérance pour acquérir une certitude dont vous avez un besoin indispensable, pour formuler un traitement rationnel : sachez bien que vos succès dans la pratique dépendront de la sollicitude plus ou moins grande que vous apporterez dans la recherche de l'étiologie, et je me suis efforcé dans le cours de ces leçons, de bien vous montrer l'importance que j'attache à cette étude. Les leçons sur l'otite scrofuleuse, syphilitique, herpétique, rhumatismale, goutteuse, catarrhale, enfin, ont dû mettre en évidence toute ma pensée sur ce sujet (1).

10° *De l'hémorrhagie.* — L'hémorrhagie par l'oreille, ainsi qu'on l'a vu plus haut au chapitre X, est un symptôme des plus importants au point de vue du diagnostic, et dans certains cas que j'ai énumérés, il est d'une extrême

(1) *Leçons cliniques*, 1re partie : *Des otites en général.*

gravité. Plus ou moins abondant, l'écoulement de sang par le conduit auditif se rencontre dans un grand nombre de maladies de l'oreille ; les plaies, les fractures, les corps étrangers du conduit auditif; les blessures, déchirures, ruptures de la cloison tympanique, soit pendant les quintes de toux, le vomissement, le cathétérisme des trompes, les ponctions de la membrane; soit comme symptôme de granulations, de polypes, de fongus, siégeant sur un point quelconque de l'oreille, soit externe, soit interne : comme complication des fièvres graves, l'otorrhagie apparaît encore souvent, comme symptôme de fâcheux augure, et aussi dans la carie, la nécrose du squelette osseux de l'organe. C'est dans ces derniers cas, que l'on observe ces hémorrhagies foudroyantes et souvent mortelles dont je vous ai entretenus bien des fois, par exemple, et qui ont lieu quand la carotide interne a été ulcérée par un séquestre du rocher (1).

Mais pour poser le diagnostic différentiel et souvent difficile de ces cas particuliers, il faut employer avec grand soin les moyens variés d'exploration dont il a été question si souvent dans le cours de ces leçons.

11° et 12°. *Concrétions cérumineuses et épidermiques.* — Je ne parlerai ici des concrétions cérumineuses et épidermiques que pour mémoire, et au point de vue du diagnostic : Les concrétions cérumineuses sont des amas de matière jaune-ambré ou noirâtre, dont le volume varie depuis la grosseur d'un petit pois jusqu'à celle d'une noisette ; chez certains sujets elles remplissent entièrement le conduit auditif jusqu'à son orifice. Ces amas de cérumen se rencontrent dans trois circonstances différentes : 1° c'est une simple accumulation de cérumen due à l'oubli des plus

(1) *De l'hémorrhagie par l'oreille*, p. 137 et suiv.

simples soins de propreté ; 2° la concrétion cérumineuse est symptomatique d'une vieille phlegmasie catarrhale, ou catarrho-strumeuse du conduit auditif, et notamment des follicules cérumineux ; 3° elle est encore un symptôme de surdité nerveuse, d'ankylose incomplète ou complète des osselets, d'un épaississement de la tunique muqueuse de la cavité tympanique, de granulations.

La manière de reconnaître les amas de cire consiste à bien examiner le conduit auditif, soit à la faveur d'un rayon de soleil, soit avec un éclairage approprié ; le diagnostic est donc des plus faciles, car aucune des maladies du conduit auditif ne ressemble à celle-ci. Pourtant, les concrétions cérumineuses donnent lieu à bien des méprises ; mais vous les éviterez toujours et sûrement, si vous voulez bien vous rappeler les principes que vous m'avez sans cesse entendu répéter, c'est-à-dire que jamais, dans aucune circonstance et pour aucun motif, il ne faut reculer devant un examen complet et méthodique de l'oreille.

C'est, en effet, et bien positivement pour avoir négligé ce précepte de la plus haute importance, que des erreurs ont été si souvent commises, et que certains remèdes merveilleux, comme l'éther, par exemple, ont pu jouir de la faveur éphémère que le public accorde volontiers aux choses qu'on lui présente comme nouvelles et douées de vertus merveilleuses. Mais je me suis longuement étendu sur ce sujet en parlant de l'éther, ici-même, et au moment de sa plus grande renommée (1).

13° *Granulations.* — Les granulations du conduit auditif seront décrites plus loin, au chapitre des granulations de l'oreille en général. C'est là qu'on trouvera tous les détails relatifs à cette importante question, ainsi que le diagnostic différentiel et le traitement.

(1) *Leçons cliniques*, 1re partie, 1863.

Qu'il me suffise de dire que les granulations du conduit auditif sont facilement reconnaissables aux caractères suivants : petites excroissances charnues, rougeâtres, luisantes, rarement solitaires, en général agminées, à peine grosses comme une tête d'épingle dans le plus grand nombre de cas, et quand elles sont limitées au conduit auditif ; mais elles peuvent être plus volumineuses, comme un pois, par exemple, quand les parties profondes malades de l'oreille leur ont donné naissance. D'ailleurs, elles peuvent occuper tous les points du conduit auditif ; elles saignent facilement, spontanément pendant les cris, la toux, la colère, les exercices violents, ou sous l'influence du moindre attouchement ; elles sont sessiles, sans pédicule, arrondies en général, et donnent à la membrane qui les supporte l'apparence d'une peau de chagrin.

14° *Polypes, fongus.* — Les polypes, les fongus, se voient dans le conduit auditif, à une certaine période de leur évolution. Nés le plus souvent sur la paroi interne de la caisse et de la membrane muqueuse, parfois aussi des os qui la supportent, des cellules mastoïdiennes, ces productions charnues se présentent sous deux aspects bien différents : tantôt c'est une excroissance pédiculée à un ou plusieurs pédicules, et revêtue dans toute son étendue d'une membrane cuticulaire, en général longue de plusieurs centimètres et renflée à son extrémité externe, de façon à représenter un clou, un champignon, quand elle vient à s'étaler librement dans la fosse naviculaire (1) ; tantôt ce sont de petites masses charnues arrondies, sans pédicule, fortement implantées sur les os de l'oreille, soit externe, soit interne, et provenant bien manifestement d'une ostéite, d'une carie ou nécrose du squelette de

(1) Voyez *Leçons cliniques*, 1re partie, et *Traité pratique*.

l'oreille. Le stylet explorateur, bien conduit, peut toujours donner au praticien la certitude dont il a besoin, pour formuler un diagnostic exact, et l'examen approfondi de la constitution du malade lui permettra également de reconnaître la nature du fongus, scrofuleux, syphilitique, herpétique, etc. Les deux observations suivantes viendront corroborer ces propositions démontrées au chapitre des granulations.

Obs. LXXXIX. — *Polype de l'oreille gauche cellulo-fibreux.* — Le nommé C..., âgé de quarante-huit ans, profession d'employé, d'une constitution lymphatico-sanguine, a des écoulements d'oreille depuis l'âge de dix-neuf ans.

Maladies antérieures : nulles.

Traitement suivi : vésicatoires.

Surdité initiale : la montre est entendue, à droite, normale; à gauche, nullement.

Le 7 mai 1865, ce malade est envoyé à la clinique pour être traité d'un écoulement de l'oreille gauche qui date de trente ans. Cet écoulement était devenu sanguinolent depuis quelque temps; il y avait en outre des maux de tête et des vertiges; une surdité complète de ce côté.

L'oreille est pleine de pus; un gros polype cellulo-fibreux apparaît au milieu du conduit auditif.

Il est dur et résistant et prend bien manifestement sa racine dans la caisse.

Prescription. — Injections avec une décoction de feuille de noyer.

Le 14 mai, le polype est arraché et nous lui trouvons trois petites racines granuleuses.

L'analyse histologique faite par M. le professeur Robin a démontré la présence au sein du tissu morbide, de corps fusiformes embryo-plastiques et fibro-plastiques en petite quantité.

Suites de l'opération. — Peu d'écoulement de sang. Instillations de solution cuprique dans l'oreille, tous les jours.

Le 22, nous constatons que le tympan est détruit en grande partie et nous voyons les trois points de la caisse qui donnaient naissance au polype; ils sont situés à la partie moyenne du promontoire; peu de suppuration.

La montre est à peine entendue au contact de l'oreille.

Instillations de sulfate de cuivre en solution au 30me.

Guérison le 16 juin ; entend la montre à 12 centimètres.

Obs. XC. — *Fongus de l'oreille moyenne. — Nécrose de la partie osseuse qui supportait le fongus. — Guérison.* — M. B..., boulevard du Temple, 23, vint à la clinique des maladies de l'oreille au mois de septembre 1865; il était atteint d'un écoulement abondant et fétide de l'oreille droite, qui durait depuis son enfance; cet écoulement purulent était souvent mêlé de sang.

C'est un homme grand, blond, lymphatique, âgé de quarante-cinq ans; en examinant le conduit auditif, je fus frappé de la quantité de pus sanguinolent et fétide qui s'y trouvait renfermé; quelques injections d'eau tiède ayant vidé cette sorte de cloaque sanieux, on put apercevoir à l'aide du spéculum et du réflecteur, profondément, au fond de la caisse, une excroissance de chair rougeâtre, du volume d'une petite noisette. L'exploration avec le stylet permit de constater trois choses : 1° que l'excroissance était très molle, fongueuse, saignant facilement; 2° qu'elle reposait sur la paroi postérieure de la caisse cariée; 3° on ne trouvait aucune trace de la membrane tympanique.

Traitement. — Trois cautères derrière l'oreille. Traitement ioduré antistrumeux pendant un mois.

Vers le milieu d'octobre, je commençai le traitement local qui consista en cautérisations répétées avec le chlorure de zinc. Enfin un séquestre de la grosseur d'un petit pois se détacha et la guérison fut définitive, mais l'ouïe resta fort mauvaise.

15° *Carie. — Nécrose.* — La carie, la nécrose se rencontrent dans plusieurs maladies de l'oreille et comme affections secondaires; ainsi, dans l'otite scrofuleuse, morbilleuse, syphilitique.

Dans l'otite phlegmoneuse ou périostique, lorsque les lamelles superficielles de l'étui osseux qui forme le conduit auditif ont été mises à nu par la suppuration ou que leur périoste se trouve détruit par l'inflammation, les principaux symptômes sont un écoulement purulent, interminable, souvent mêlé de sang; puis les abcès mastoïdiens et cervicaux, et comme complications graves, la paralysie faciale, les fongus, l'érosion des gros vaisseaux situés dans le voisinage; par exemple, l'érosion de la carotide interne dans la carie ou la nécrose de la paroi interne et antérieure de la caisse; l'érosion du golfe de la veine jugulaire dans la carie du plancher de l'oreille moyenne.

Le diagnostic de la carie et de la nécrose n'offre réellement pas de difficultés, et l'exploration prudente et très-modérée avec le stylet permettra de lever tous les doutes; quant au diagnostic des complications telles que l'hémorrhagie par le conduit auditif, nous en avons parlé amplement en traitant de l'otorrhagie (p. 136). Quant à savoir si l'écoulement de sang est dû à l'érosion de la carotide ou de la jugulaire interne, la compression fournira les données les plus certaines; ainsi la compression de la carotide suspendra, pour quelques instants, l'effusion du sang, qui est toujours très-rouge et même rutilant dans ce cas; si, au contraire, c'est la veine jugulaire qui est ulcérée, la compression augmentera l'hémorrhagie.

Ces raisons théoriques et pratiques et qui ne sont autres que celles empruntées aux signes des blessures artérielles et veineuses en général, paraîtront, je le sais, bien plus spécieuses que solides au praticien. Car, la carotide interne étant intimement accolée à la veine jugulaire, il n'est guère permis de concevoir que l'une puisse être comprimée efficacement, sans que l'autre participe à la même compression, même quand on l'exerce avec les doigts, et c'est précisement cette difficulté, d'établir le diagnostic différentiel de la blessure de ces deux vaisseaux qui a jeté dans le doute et la confusion des chirurgiens du plus grand mérite. Ainsi, on a lié la carotide, quand la veine seule était blessée, etc., et j'en ai rapporté plusieurs exemples (1).

J'ajouterai que dans les cas où l'artère est ulcérée, le jet du sang doit être plus vif, plus abondant; mais ces détails n'ont point été notés avec exactitude dans les observations que l'on connaît et pour ma part, ayant été assez heureux pour n'en point rencontrer, je ne puis en parler avec une autorité suffisante.

Au demeurant, la mort a été jusqu'à présent la terminaison de ces graves complications et c'est surtout à en prévenir la cause première que le chirurgien prudent et attentif devra surtout apporter ses soins. Ainsi, combattre dès le début tout écoulement d'oreille, même léger, redoubler de précautions, s'il tend à devenir chronique, chercher dans l'état diathésique du sujet et avec la plus scrupuleuse méthode les causes présumées ou certaines qui l'ont fait naître, qui l'entretiennent, et parmi les dernières la scrofule et la syphilis occupent le premier rang. Car, sachez-le bien, c'est toujours à la suite des écoulements chroniques de l'oreille que ces terribles complications (carie, nécrose, hémorrhagies mortelles), se sont manifestées.

16° *Tumeurs osseuses.* — Le conduit auditif est quelquefois affecté d'exostoses. Je n'en ai pas rencontré plus de deux ou trois exemples dans une pratique de plus de vingt ans à Paris, y compris les dix années que j'ai passées dans les hôpitaux.

Peut-être ce fait singulier tient-il à ce que les exostoses, en général et en particulier celles du conduit auditif, étant un symptôme de syphilis tertiaire et coïncidant le plus souvent avec d'autres accidents syphilitiques, les malades

(1) *De l'hémorrhagie par l'oreille*, chap. X.

se dirigent d'eux-mêmes vers les chirurgiens spéciaux en fait de maladies vénériennes.

Quoi qu'il en soit, les exostoses de l'oreille paraissent beaucoup plus fréquentes en Angleterre, car le catalogue et le traité des maladies de l'oreille de J. Toynbee en présentent un grand nombre d'échantillons fort intéressants. Il est vrai que, d'après cet auteur, la cause la plus fréquente de ces tumeurs osseuses est la goutte et le rhumatisme, et j'ai compté, dans l'ouvrage cité, sept figures représentant les principales dispositions de ces productions osseuses, sur les parois et à l'entrée du conduit auditif. Ce sont là des détails plus curieux que vraiment pratiques, et nous nous bornerons à dire que si le diagnostic établissait que les tumeurs sont d'origine syphilitique, il faudrait les traiter comme telles et dans le plus bref délai.

CHAPITRE XVI.

RÉSUMÉ DES MALADIES DE LA MEMBRANE DU TYMPAN.

Vous avez pu, messieurs, constater depuis quelque temps un grand nombre d'altérations de la membrane du tympan sur les malades de notre clinique; afin de vous guider dans cette étude qui est la clef du diagnostic, je vais passer en revue, devant vous, les divers états morbides que cette membrane peut présenter; de cette manière l'examen sera plus facile et vous n'aurez qu'à faire l'application des notions suivantes:

Les maladies de la membrane du tympan ont été divisées en maladies congénitales et maladies acquises.

A. Les maladies appelées congénitales sont :

1° L'absence de la membrane du tympan ;

2° La perforation centrale de cette membrane ;

3° L'étroitesse de sa surface ;

4° La brièveté de ses diamètres ;

5° La diminution de la courbure ;

B. Les maladies accidentelles sont :

1° Les blessures de la membrane du tympan ;

2° Le relâchement et la tension exagérés de la cloison ;

3° L'inflammation du tympan et ses perforations.

a. Inflammations : simples (myringite aigüe et chronique).

b. Myringite spécifique : scrofuleuse, syphilitique, herpétique, arthritique (goutte et rhumatisme).

4° L'épaississement des lames de la cloison (opacité, nuages, leucome) ;

5° Les granulations et les polypes ;

6° Ulcération, usure du tympan ;

7° La chute des osselets ;

8° Les fistules du tympan ;

9° La destruction plus ou moins complète de la cloison ;

10° Les adhérences morbides.

Pour répondre à chacune de ces questions nous avons ainsi à résoudre le problème suivant :

Un malade étant donné, 1° reconnaître si la membrane du tympan existe ; 2° si elle est entière, saine ou malade ; et 3° dans ce dernier cas, quel genre d'affection elle présente.

Ce problème est difficile à résoudre dans un grand nombre de cas, et je vous engage à bien vous pénétrer des considérations suivantes :

1° *Absence de la membrane du tympan.* — La membrane du tympan peut-elle manquer en totalité ou en partie ? — On n'en connaît aucun exemple avéré et prouvé. Même depuis la remarque faite par nous, à cet égard, dans la première édition de notre *Traité des maladies de l'oreille* en 1857 (1), il n'a plus été question dans aucun ouvrage, de cette absence de la membrane du tympan. Jamais, dans mes recherches multipliées sur l'embryon ou le fœtus, je ne l'ai vue manquer. Cassebohm (2) lui-même, qui, dans un traité vraiment curieux, a étudié le développement de l'oreille humaine, à dater du deuxième mois de la vie embryonnaire, n'a jamais remarqué non plus cette défaillance du *nisus formativus*, à l'endroit de la cloison tympanique.

J'ajouterai que, comme dépendance du feuillet séreux du blastoderme, la membrane du tympan se montre de très-bonne heure et en même temps que le conduit auditif, la caisse, la trompe; tous ces organes dérivent de la deuxième fente branchiale, et l'on commence à les distinguer nettement vers la fin du troisième mois de l'embryon (3).

Sur le fœtus à terme, j'ai aussi constamment trouvé la membrane entière; mais dès les premiers temps de la vie extra-utérine et dans la première enfance, elle peut déjà être détruite par les maladies du nouveau-né: par les fièvres éruptives, surtout, et un peu plus tard par la coqueluche, la fièvre typhoïde et aussi les otites scrofuleuse, morbilleuse et syphilitique, les gourmes de la première et deuxième enfance, etc.

Concluons donc que l'absence congénitale de la membrane du tympan ne repose que sur des hypothèses dénuées de fondement.

Mais quand une de ces graves maladies vient à la dé-

(1) *Traité pratique*, chez J.-B. Baillière.

(2) *De aure humanâ Tract.* Halle, 1734.

(3) Cassebohm, *loc. cit.*

truire pendant les premières années, l'enfant sera sourd et fatalement muet.

2° *Perforation centrale de la membrane du tympan. — Existe-t-il une perforation centrale et congénitale de la membrane du tympan?* — Non, il n'existe pas de perforation congénitale de la membrane du tympan, centrale ou autre.

Cette erreur anatomique qui remonte jusqu'à Aristote, n'est guère plus fondée que l'assertion précédente, bien qu'elle ait été soutenue par des hommes du plus grand mérite.

Aristote (1) dit, en effet, qu'Alcméon a vu des chèvres respirer par les oreilles, preuve évidente selon lui, « que l'oreille est percée naturellement dans son fond. » Cette opinion était tombée dans l'oubli, et Duverney l'avait victorieusement réfutée dans son bel ouvrage (qui pourrait encore servir de modèle aux anatomistes contemporains) (2) lorsqu'en 1652 Marchettis (3), et en 1697 Municks, prétendirent avoir de nouveau trouvé une ouverture congénitale constante à la membrane du tympan; mais c'est là une illusion à n'en pas douter, ainsi que Ruysch l'a démontré le premier (4) et d'une manière incontestable. Aussi Valsalva (5) et Rivinus furent-ils mal accueillis par le monde savant quand chacun d'eux essaya, non sans talent, de faire revivre l'hypothèse de Marchettis.

Chose singulière ! ce qui résulte le plus clairement de leur description, c'est que le prétendu trou qu'ils disent avoir vu était bien certainement la conséquence de leur mode de

(1) *De animâ*, lib. II.

(2) Duverney, *De l'organe de l'ouïe*, 1683, in-12.

(3) Marchettis, *Anat.* Padoue, 1652 ; *De re anatomica.* Utrecht, 1697.

(4) Thesaurus, *Anat.* Amsterdam, 1703.

(5) Valsalva, *De aure humanâ Tract.*, 1704.

préparation. Ainsi Valsalva raconte naïvement : « qu'il enfonçait des soies de cochon dans la membrane du tympan (si tenue comme on sait), jusqu'à ce qu'il eût trouvé l'ouverture, » et, sur plusieurs sujets, objets de leurs recherches, ces deux anatomistes avouent eux-mêmes, qu'il y avait eu auparavant des abcès et des flux purulents par l'oreille.

L'expérience clinique confirme cette donnée, la seule vraie.

Telle est, en effet, la démonstration fournie tous les jours par l'observation des malades.

Chez des enfants même très-jeunes et atteints d'otite scrofuleuse, le plus souvent, il n'est pas rare de trouver une et parfois deux petites perforations centrales, ou à peu près. Ces perforations ne sont autre chose que le résultat de la déhiscence des phlyctènes qui envahissent la surface externe de la membrane du tympan dans la première période de la maladie.

Pourtant, comme la cloison tympanique n'est pas toujours entièrement fermée à la naissance, j'accorde volontiers aux théoriciens purs, qu'il peut à la rigueur rester une fente ou hiatus, suite d'un arrêt de développement, comme pour le bec-de-lièvre, la gueule de loup, la division palatine, etc.

Et encore, il faut ajouter, pour être exact, que ce petit point de la membrane tympanique qui n'est pas tout à fait clos à la naissance, existe, non pas au centre de ce diaphragme, mais sur un point de sa circonférence et plus particulièrement, à l'extrémité supérieure du grand diamètre vertical, là où l'os tympanal offre lui-même, à cette époque, une toute petite interruption.

Il est donc vraiment surprenant que le professeur Berres, de Vienne, ait cherché à tirer de l'oubli toutes ces vieilles erreurs et cela, il n'y a qu'un petit nombre d'années.

Je ne saurais admettre davantage l'opinion de son successeur, Hyrtl, qui revenant, il est vrai, à des idées plus saines, cherche cependant à insinuer que la perforation centrale du tympan, quand elle existe, est le résultat de la préparation qu'on a fait subir à cette toile délicate, et surtout doit être attribuée à la dessiccation.

Concluons donc que l'ouverture centrale du tympan n'est autre chose que le résultat d'une otite terminée par perforation (1), ainsi que nous le voyons tous les jours, chez les malades de tout âge, que l'on peut examiner à ma clinique.

3° *L'étroitesse de la surface* de la cloison est un vice de conformation congénitale, plutôt qu'une maladie. La membrane du tympan étant fixée dans un cercle osseux, le champ du cercle osseux préexistant sert naturellement de limite à la membrane dans son développement; or, cet anneau osseux est un os distinct du temporal chez le fœtus et l'enfant nouveau-né.

Comme il s'ossifie plutôt que les parties voisines, il renferme ainsi le tympan dans des limites plus ou moins étroites, quand la membrane a subi quelque retard dans son évolution.

Quoi qu'il en soit, cette imperfection dans le développement a une certaine influence sur la finesse de l'ouïe, ainsi que j'ai pu m'en assurer bien des fois et par des expériences positives qu'il serait trop long de rapporter ici.

4° *Brièveté des diamètres.* — On comprend facilement que l'étroitesse de surface entraîne nécessairement avec elle la brièveté des diamètres; sur un grand nombre de membranes tympaniques que j'ai examinées à loisir, j'ai

(1) *Leçons cliniques*, 1re partie : *De l'otite scrofuleuse.*

trouvé la moyenne suivante, comme mesure exacte des diamètres :

Le diamètre vertical ou grand diamètre a 10 millimètres environ, en chiffres ronds.

Le diamètre horizontal ou petit diamètre mesure 8 1/2 millimètres chez l'adulte.

Sur un fœtus de trois mois et au moment même où la cloison est complète, le diamètre vertical de la membrane du tympan est de 2 millim. ; le diamètre horizontal ou transversal de 1 millim. 1/8.

Chez un fœtus à terme, le diamètre vertical a 9 millim. 1/2, l'horizontal 8 1/2, comme chez l'adulte. — Mais on trouve parfois des anomalies bizarres : ainsi j'ai vu le diamètre horizontal plus grand à six et sept mois, qu'à huit et neuf mois.

Les réflexions exposées au paragraphe 3, sont parfaitement applicables ici. La brièveté des diamètres diminuant la longueur des vibrations, et augmentant leur nombre, il en résultera que chez les sujets ainsi constitués, les sons graves seront perçus moins nettement que les sons aigus à l'état normal ou physiologique ; à plus forte raison, quand des épanchements interlamellaires à la suite de phlegmasies chroniques, viennent encore (quand ils sont disséminés) augmenter la brièveté absolue des diamètres, intercepter les vibrations sonores et former surtout des nœuds de vibration immobiles, de sorte qu'avec une membrane du tympan légèrement épaissie par des produits plastiques, ou sillonnée par des vaisseaux et peu malade en apparence, il n'est pas rare de trouver des individus presque privés de la faculté d'entendre.

Mais je me propose d'entrer prochainement dans de plus longs détails sur cet intéressant sujet.

5° *Diminution de courbure de la membrane du tympan.* —Nous savons que le manche du marteau vient s'insérer vers la partie moyenne de la membrane du tympan, ce qui rend la cloison concave en dehors et convexe en dedans. On peut, jusqu'à un certain point, évaluer le degré de courbure de la membrane du tympan d'après la direction du manche du marteau qui s'avance plus ou moins vers l'intérieur de la caisse.

Dans certaines maladies, quand la membrane du tympan devient plus concave, cet osselet prend une direction plus oblique en dedans, et apparaît en raccourci ; mais si la concavité du tympan diminue, le manche du marteau se dessine en une ligne plus étendue.

Le degré de courbure normale de la cloison dépend en partie de l'action du muscle interne du marteau ou tenseur de la membrane du tympan. Cette courbure diminue dans toutes les phlegmasies de la caisse aiguë et chronique ; dans l'ankylose des osselets, surtout, cette diminution de courbure coïncide toujours avec une altération de tissu de la membrane, un épaississement le plus souvent, et il en résulte une modification dans son degré de courbure et une altération du triangle lumineux.

Le diagnostic des maladies de l'oreille moyenne repose principalement sur l'examen attentif de ces symptômes, ainsi que je le démontrerai plus loin. Pourtant il ne faut point y attacher une importance exagérée et trop absolue. C'est un bon signe et rien de plus.

Concluons donc que des cinq affections dites congénitales de la membrane du tympan, aucune ne peut mériter ce nom, à proprement parler, puisque nous avons vu qu'elles résultent le plus souvent d'altérations acquises.

MALADIES ACCIDENTELLES.

1° *Blessures de la membrane du tympan.* — Tous les corps qui nous environnent, vivants ou inanimés, peuvent blesser la membrane du tympan; les insectes, en s'introduisant dans le conduit auditif, par exemple, les puces, mouches, punaises, grillons, surtout le perce-oreille. Ces insectes sont très-friands de la cire qui se trouve dans l'oreille, et ils cherchent à s'y introduire, attirés par l'odeur. Malheureusement ils ne tardent pas à s'y engluer, et c'est alors qu'ils piquent les membranes avec leurs suçoirs et leurs tarières, font naître une violente douleur, déterminent un écoulement de sang, etc. — La simple inspection, à l'aide d'un bon spéculum à deux branches et d'un éclairage convenable, suffira toujours au diagnostic, si d'ailleurs les commémoratifs n'avaient déjà mis le praticien sur la voie, par exemple, le malade habitait la campagne en été, il avait l'habitude de dormir au milieu des champs, etc.

Quant aux corps étrangers inanimés, nous trouvons les grains de sable, les cailloux, que les enfants s'introduisent en jouant dans les oreilles; les bouts d'allumettes dont les grandes personnes se servent pour se nettoyer les oreilles, et qui peuvent s'y briser et y rester implantées dans le cérumen et dans le tympan. Viennent ensuite les épingles, les aiguilles, employées à tort pour le même usage; enfin, j'ai retiré de l'oreille des objets bizarres, un grain de chapelet, une gousse d'ail, un petit pois rond, un fragment de haricot, une tige d'oignon, un porte-plume en ivoire, des pepins de fruits, qui avaient blessé la membrane. Vous savez aussi que la cloison tympanique peut être déchirée par les efforts de toux, pendant les quintes de la bronchite, de la coqueluche, surtout pendant l'action de se moucher, en plongeant dans l'eau, pendant un cathétérisme malheureux, et aussi pendant l'exploration de cette membrane avec le stylet, moyen dangereux et que je vous engage à n'employer qu'avec une extrême réserve.

Enfin, vous m'avez souvent entendu parler de la déchirure en étoile que présente la membrane du tympan chez les artilleurs. L'année dernière, en traitant des perforations du tympan, nous avons étudié toutes ces causes, et je vous en ai montré des exemples ; je ne puis que vous les rappeler aujourd'hui (voy. chap. X).

Le diagnostic des blessures du tympan produites par ces accidents et les corps étrangers, n'offre en vérité que peu ou point de difficulté au praticien qui a une certaine habitude d'explorer l'oreille, et à la condition d'interroger les commémoratifs et de suivre les règles de l'otoscopie dont nous avons parlé dans la septième leçon.

2° *Relâchement et tension exagérés de la membrane du tympan.* — Il est certain que si le muscle interne du marteau ou tenseur de la membrane du tympan a perdu tout, ou une partie seulement de sa contractilité, la cloison subit un relâchement proportionnel ; ce petit muscle, le plus petit même de tous les muscles, est animé par un filet du ganglion otique, et malgré les assertions contradictoires, je l'ai prouvé d'une manière incontestable sur des pièces présentées au concours en 1850, pour la place de prosecteur des hôpitaux (1).

Animé par un filet nerveux d'un ganglion crânien, le

(1) Le ganglion otique manque chez les animaux privés de la membrane du tympan, preuve évidente de la fonction qu'il doit remplir. — Ayant désiré, il y a quelques années, montrer à mes élèves ces préparations des ganglions des nerfs crâniens, qui m'avaient coûté tant de labeur, je me suis présenté à l'amphithéâtre des hôpitaux ; et j'ai eu le chagrin de voir qu'elles étaient détruites.

muscle du marteau peut donc se contracter sous l'influence de la volonté et relâcher ou tendre la membrane du tympan, par exemple, quand un son vient frapper notre oreille ; mais il peut aussi, et c'est le cas le plus fréquent, agir indépendamment de la volonté.

Par conséquent, toutes les fois que, par une cause quelconque, le muscle du marteau ne pourra se contracter, la membrane tympanique sera relâchée outre mesure et le malade plus ou moins sourd. Or, c'est là une suite fréquente des vieilles phlegmasies de la caisse et surtout chroniques ; infiltrant les membranes et les os de produits plastiques, fibreux même, ces maladies (les otites surtout) sont une des causes les plus certaines de la paralysie du muscle tenseur et de l'ankylose des osselets (1).

Chose surprenante et qui paraîtrait difficile à croire, si deux observateurs éminents ne l'avaient constatée, le muscle interne du marteau a été trouvé détruit, pendant le cours d'une otite phlegmoneuse (Saissy) (2) ; et d'après Beck (3), le tendon de ce muscle peut se rompre pendant un éternument violent et saccadé, de la même manière que le plantaire grêle peut se rompre pendant une violente contraction.

Dans les deux cas, la membrane du tympan est dans le relâchement complet, et le malade est sourd. — Je ne connais pas d'autre signe diagnostic.

Diverses causes peuvent encore déterminer la tension et le relâchement consécutifs de la cloison ; ainsi, quand elle est libre d'adhérence, on la voit se tendre pendant l'expiration forcée ou l'insufflation d'air, et des points lumineux disséminés se montrent à sa surface.

(1) *Leçons cliniques*, 1re partie, p. 121 et suiv.

(2) Saissy, *Essais sur les maladies de l'oreille*, 1827.

(3) Beck, *Die Krankeiten des Gehærorgans*, 1832.

Notons encore que la membrane offre une tension plus ou moins grande dans les rétrécissements de la trompe et son obstruction ; pendant le catarrhe de l'oreille moyenne, quand la caisse se remplit de mucosités. — Que ces causes de tension viennent à disparaître après une certaine durée, la membrane, quoique très-élastique, aura perdu une partie de son ressort et pourra offrir un relâchement momentané ou durable facile à constater, et que le praticien sera appelé à combattre, car c'est une cause de surdité.

Je dois dire ici que c'est dans ces circonstances que la médication névrosthénique réussit à merveille.

3° *Inflammation du tympan. — Perforations.* — L'inflammation du tympan est une maladie fréquente ; aiguë ou chronique, simple ou spécifique, elle présente une série de symptômes anatomiques faciles à constater, et le diagnostic n'offre aucune incertitude.

Ces symptômes sont primitifs, secondaires ou tertiaires, ils sont tous d'une extrême importance ; je vais seulement les énumérer dans l'ordre de succession où ils se présentent à l'observateur, en ayant traité assez amplement dans un autre moment (1).

a. Symptômes anatomiques primitifs de la myringite : 1° rougeur ; 2° vascularisation ; 3° tuméfaction. Ces trois symptômes seuls, quand on les trouve réunis d'une manière évidente, permettent d'affirmer que la membrane est atteinte de phlegmasie aiguë; les symptômes subjectifs, tels que la chaleur, la douleur, l'altération de l'ouïe, etc., ne viennent qu'en deuxième ligne et sont seulement confirmatifs.

Mais les malades ne sont pas toujours disposés à nous montrer leur oreille au début de la période aiguë, et alors

(1) *Leçons cliniques*, 1re partie, p. 16 et suiv.

nous ne pouvons observer que les symptômes anatomiques secondaires, ils sont au nombre de huit : 1° l'épanchement de sang; 2° la suppuration diffuse (épanchements interlamellaires), ou rassemblée en foyer (abcès) ; 3° les adhérences ; 4° les changements de couleur (nubécule, nuage, leucome, opacité) ; 5° les ulcérations, rondes, ovales, triangulaires, petites, moyennes, grandes, et pouvant siéger sur tous les points de la membrane, selon la cause qui les a produites (1) ; 6° la gangrène pendant la rougeole, la scarlatine, la variole, la fièvre typhoïde surtout ; 7° les granulations que la nature fait naître, que l'art cherche à développer pour réparer autant que possible les altérations précédentes ; 8° enfin, la cicatrisation.

Je dois ajouter que dans les affections chroniques et invétérées, nous ne voyons les malades que pour enregistrer des lésions tertiaires et souvent irremédiables, par exemple : 1° l'épaississement parcheminé de la membrane du tympan et l'opacité absolue des feuillets qui composent cette toile mince et délicate ;

b. Son insensibilité plus ou moins complète ;

c. Les changements de forme vraiment incroyables qu'elle a subis ;

d. L'induration syphilitique, ou le ramollissement scrofuleux de son tissu.

Quant au diagnostic différentiel, il repose sur la connaissance de la cause : le catarrhe, la vérole, la scrofule, le rhumatisme, la goutte, etc., c'est-à-dire qu'après avoir examiné la lésion locale, vous aurez à rechercher l'état diathésique de l'individu, et dans les cas douteux, l'habitude entière du malade sera scrutée avec le plus grand soin.

Ainsi, vous trouvez une perforation centrale, ronde,

(1) *Des perforations du tympan* (*Gazette des hôpitaux*, mars 1865).

de moyenne grandeur, comme chez le malade que vous avez examiné tout à l'heure; eh bien! tout n'est pas fini, quand vous avez constaté une perforation, il faut encore savoir si cette perforation est due au catarrhe de l'oreille externe ou moyenne; si elle dépend d'une otite scrofuleuse syphilitique, goutteuse, herpétique, etc.

Je suppose, bien entendu, que toute cause traumatique doit être éliminée comme dans l'exemple que j'ai choisi.

Si vous interrogez le malade, il vous répond que c'est à la suite d'une douleur d'oreille de quelques jours, que l'écoulement s'est manifesté, et qu'il a entendu l'air sortir en sifflant du conduit auditif, pendant l'action de se moucher.

Vous savez déjà que vous avez affaire à une perforation, suite d'otite. Si vous apprenez en outre que le sujet, jusque-là bien portant, a pris un refroidissement, ou a reçu sur l'oreille un courant d'air, et que la douleur et l'écoulement ont suivi de près l'impression du froid, il n'y a pas de doute, vous avez sous les yeux une perforation de nature catarrhale : la forme, la direction et le siége de la perforation viendront encore corroborer votre diagnostic; ainsi, la perforation est linéaire, verticale, sans perte de substance, elle est située un peu au-dessous et en avant du manche du marteau.

C'est le lieu d'élection de ces perforations catarrhales.

Pour reconnaître si une perforation est d'origine scrofuleuse ou vérolique, vous m'avez vu procéder de la même manière : ainsi, pour la petite fille qui a une perforation, suite d'otite strumeuse, vous m'avez vu, après avoir constaté la perforation, examiner les ganglions du cou et sous-maxillaires : ils étaient engorgés, et on trouvait même la cicatrice d'une écrouelle; les narines étaient croûteuses, les paupières rouges et granulées, et enfin, un nubécule sur une cornée, indice certain d'une kératite ancienne et également scrofuleuse; nous avons ensuite cherché à interroger l'hérédité, mais nous n'avons rien trouvé de positif dans les renseignements qui nous ont été donnés. Cela n'a rien d'étonnant, et même dans la pratique ordinaire, les malades vous sauront gré de ne pas trop insister sur ces questions délicates.

De même pour les perforations syphilitiques, goutteuses et herpétiques, etc.

La perforation syphilitique étant un symptôme secondaire, le malade portera les traces d'un chancre induré, des plaques muqueuses à la gorge, ou à l'anus; des syphilides dans les cheveux, des ganglions au cou et dans le triangle que vous connaissez. Le goutteux vous dira que c'est au déclin d'un accès de goutte qu'il a souffert de l'oreille, le dartreux aura des manifestations herpétiques en divers points de la peau, etc.

4° *Opacité des lames de la cloison.* — A la suite de phlegmasies chroniques, catarrhales ou spécifiques, souvent mal éteintes, vous verrez aussi des malades venir chercher ici, un soulagement à la surdité qui les désole.

En examinant la membrane du tympan, vous trouverez rarement une opacité complète; fréquemment des opacités, avec épaississement partiel : c'est le nubécule, le nuage; nous réservons le nom de leucome pour la même opacité, blanchâtre, nacrée, qui succède aux ulcères du tympan et marque leur cicatrice d'un stigmate indélébile (1).

5° *Granulations.* — *Polypes.* — *Fongus.* — La membrane du tympan, à la suite de phlegmasies de sa couche externe ou cutanée, se couvre parfois de petites excroissances, comme papillaires, multiples, rougeâtres, sessiles, agminées, de façon à donner l'aspect du chagrin à la sur-

(1) *Leçons cliniques*, 1re partie : *De l'otite scrofuleuse et syphilitique.*

face qu'elles recouvrent; mais leur siége de prédilection est la bande triangulaire, qui descend du pôle supérieur de la membrane vers l'ombilic, où s'insère l'extrémité du manche du marteau. Ces petites excroissances charnues sont appelées granulations; je ne les ai jamais vues donner naissance à des polypes ou fongus, comme certains auteurs l'ont affirmé.

6° *Ulcérations. — Usure du tympan.* — La manière de reconnaître les perforations et les ulcérations qui en sont la conséquence a été exposée plus haut, quand j'ai parlé de la myringite, dont elles ne peuvent guère être séparées, au point de vue pratique. Quant à l'usure de la membrane du tympan, c'est une lésion morbide qui a été signalée par Ribes, Kramer, J. Toynbee (1), comme étant le résultat de la pression longtemps exercée à la surface de la cloison par les vieilles concrétions cérumineuses durcies. Malgré le soin que j'ai apporté à vérifier cette insertion, je dois dire que je n'ai jamais observé cette usure toute mécanique du tympan, et cependant j'ai déjà curé bon nombre d'oreilles pleines de cire, souvent fort dure et tassée contre la cloison.

7° *Chute des osselets.* — Quand la scrofule, la vérole, la dartre, ont détruit une surface plus ou moins étendue du tympan, les osselets, n'étant plus soutenus, tombent et sont entraînés par la suppuration.

Dans ce cas, en explorant l'oreille, vous êtes tout étonné de chercher vainement la cloison et les osselets.

8° *Fistules du tympan.* — Les perforations et les ulcères du tympan ne peuvent arriver à une cicatrisation complète qu'à la condition d'être de petite dimension. Dans le cas contraire, la cicatrice est souvent incomplète et il reste une petite fistule dans le point perforé.

(1) *Diseases of the ear*, p. 51.

Le diagnostic en est facile, il suffit d'un peu d'attention.

9° *Destruction.* — La destruction complète de la membrane est chose rare assurément, toutefois on l'observe encore trop souvent pendant la durée des exanthèmes, érysipèle, rougeole, scarlatine, et aussi pendant la variole, etc.

10° *Adhérences.* — Au milieu des nombreuses altérations dont la membrane du tympan est le siége, il en est deux qui méritent une étude particulière, en raison de leur fréquence et de la difficulté du diagnostic dans certains cas douteux; je veux parler des adhérences pathologiques et de la soudure des osselets; nous en avons traité amplement dans la première partie de ces *Leçons*, et ici même, au chapitre VII.

CHAPITRE XVII.

RÉSUMÉ DES MALADIES DE LA CAISSE DE L'OREILLE.

Messieurs, les maladies de la caisse proprement dite comprennent l'étude des maladies qui ont pour siége:

1° La cavité tympanique;

2° Les cellules mastoïdiennes;

3° La trompe d'Eustachi.

Les maladies de la cavité tympanique sont:

1° L'otite catarrhale simple, spécifique;

2° Phlegmoneuse;

3° La stagnation du pus dans les cavités de l'oreille;

4° L'ankylose des osselets;

5° Les adhérences membraneuses;

6° Les granulations, polypes, fongus;

7° L'ostéite, la nécrose, la carie, l'ulcération: *a.* de la carotide interne; *b.* de la veine jugulaire; *c.* des sinus pétreux et transverses;

8° L'hémorrhagie;

9° Enfin, la carie profonde du rocher, avec paralysie faciale; ulcération des canaux demi-circulaires et passage de la phlegmasie ou du pus dans le crâne en suivant le trou auditif interne (méningite, abcès du cerveau); ou par extension de la phlegmasie, au moyen des communications vasculaires, etc., etc.

1° *Otite catarrhale simple.* — On entend par otite catarrhale simple, l'inflammation de la membrane muqueuse de la caisse du tympan; elle est aiguë ou chronique, simple ou spécifique.

L'otite catarrhale simple est l'inflammation superficielle du feuillet muqueux tympanique, inflammation née et développée constamment sous l'influence d'un refroidissement, d'un courant d'air, d'un abaissement brusque de température, de l'aspiration d'un vent froid, le corps étant en sueur ou légèrement couvert. C'est pour cela qu'on appelle encore cette otite : *otite à frigore.*

Il est extrêmement rare que cette otite envahisse d'emblée la caisse; le plus souvent elle succède à un coryza aigu ou chronique, à une angine pharyngée ou tonsillaire.

Mais quand l'inflammation attaque d'abord le conduit auditif, l'otite, *externe* au début, peut se propager à la cloison tympanique et finalement envahir la caisse; on comprend encore mieux qu'une fois la membrane du tympan perforée, l'otite externe devient interne; de même, quand l'otite a commencé par être interne ou intra-tympanique, si la cloison vient à être perforée de dedans en dehors, l'inflammation gagne le conduit auditif. De sorte qu'il est très-fréquent d'avoir à traiter ensemble, sur le même sujet, les deux otites catarrhales, interne et externe.

C'est du reste ce que l'observation clinique nous montre tous les jours. Même dans un certain nombre de cas, il est vraiment difficile au praticien, malgré une investigation minutieuse, de savoir de quel côté l'otite a commencé, par la caisse ou le conduit auditif. Cette difficulté dans le diagnostic apparaît surtout quand le malade se présente à une période déjà ancienne de l'affection ; car, au début, les renseignements et la coïncidence du coryza, de l'angine, permettront sûrement de reconnaître à quel genre d'otite on a affaire.

Causes. — Je l'ai déjà dit, ce sont toutes celles qui peuvent déterminer un refroidissement, telles qu'un coup de vent, un abaissement brusque de la température, etc.

Une angine pharyngée ou tonsillaire, un coryza, se montrent d'abord ; puis l'inflammation envahit les trompes et la caisse correspondante.

Il est rare que les deux oreilles soient affectées en même temps ; c'est la gauche qui est malade le plus souvent, ainsi que vous avez pu vous en assurer sur les malades soumis à votre observation. C'est également l'oreille gauche qui est atteinte chez le jeune homme qui fait le sujet de la conférence de ce jour.

Il est tapissier, âgé de vingt et un ans, et travaillait à poser des tentures en plein air, dans un jardin, lorsqu'il fut brusquement assailli par une pluie d'orage mêlé de vent. A l'instant même ce garçon éprouva une sorte de frisson, et, dans la nuit même, une légère douleur se fit sentir dans l'oreille gauche.

En même temps des bourdonnements existaient de ce côté et la surdité était très-prononcée.

Deux ou trois jours furent employés à pratiquer des injections tièdes dans l'oreille malade sans résultat aucun, et c'est un de ses camarades que nous avons soigné ici, l'an dernier, qui l'a engagé à venir prendre notre avis.

Vous avez vu que c'est un grand jeune homme, blond, assez fort, bien portant habituellement, sans trace de scrofule, de dartre ou de syphilis. Il est âgé de trente ans; il n'y a pas de sourds dans sa famille. Il nous a raconté l'invasion de sa surdité à peu près dans les mêmes termes que j'ai employés tout à l'heure. C'est donc une affection locale, aiguë, causée par un refroidissement, une otite catarrhale interne.

Voyons quels en sont les symptômes? Ces symptômes sont anatomiques et physiologiques.

Symptômes anatomiques. — En palpant le pavillon de l'oreille gauche comparée à celui du côté droit, on peut facilement s'assurer qu'il présente une légère tuméfaction; des veines bleuâtres, nombreuses, se dessinent à sa face postérieure; de plus, il est sensible à la pression.

L'entrée du conduit auditif n'offre rien d'anormal, ni gonflement, ni suintement, il y a même un peu de cire jaunâtre; l'apophyse mastoïde n'est pas douloureuse, ni tuméfiée. Les amygdales ne présentent que peu ou point de rougeur sans augmentation de volume; mais la paroi postérieure du pharynx est très-rouge et comme criblée de grosses papilles glanduleuses, les piliers du voile et le voile du palais lui-même sont comme hypertrophiés, les mouvements de déglutition et de phonation sont gênés, la voix elle-même est nasonnée; c'est qu'en effet l'inflammation catarrhale a du même coup envahi les fosses nasales, et il est facile de s'en assurer en explorant les cavités à la faveur du spéculum et du réflecteur; la membrane de Schneider apparaît alors rouge, villeuse, gonflée, couverte en plusieurs points de mucus desséché, dur et adhérent.

Maintenant, si nous venons à explorer le conduit auditif et la membrane du tympan, nous trouvons la membrane propre du conduit légèrement rosée et sensible; l'écartement des branches du spéculum cause un peu de douleur; la cloison tympanique est opaque, couleur de silex dans toute sa circonférence; le triangle lumineux a disparu, la dépression ombilicale n'existe plus et une saillie manifeste la remplace; en un mot, la cloison, de translucide qu'elle est à l'état normal, est devenue opaque; de concave, elle est devenue convexe au fond du conduit auditif. On n'aperçoit aucun vaisseau dans ses lames; mais la bande cutanée et triangulaire, qui se réfléchit du pôle supérieur sur la partie moyenne de la membrane, est rouge et luisante.

Signes physiologiques. — La chaleur ressentie dans toute l'oreille est nettement accusée par le malade; et dans le pavillon elle est même sensible aux doigts du médecin explorateur. Il y a peu ou point de douleur, mais plutôt un sentiment de gêne, de pesanteur, et de temps en temps un chatouillement incommode s'y fait aussi sentir. Des bourdonnements se font entendre nuit et jour; ils sont comparés par le malade à une mouche qui vole, au bruit de l'eau que l'on fait bouillir, à une cascade, etc.

La surdité est presque complète, et ce n'est qu'en appuyant la montre sur l'oreille que le tic tac est perçu.

Maintenant, si nous engageons le malade à se moucher fortement pendant que nous tenons notre oreille appliquée sur son oreille gauche, on n'entend aucun bruit ou susurrus dans la caisse correspondante.

Si l'on introduit un cathéter creux dans le pavillon de la trompe et qu'on pratique une légère insufflation d'air, l'auscultation de l'oreille ne fait entendre non plus aucun bruit muqueux ou autre.

La trompe est donc momentanément oblitérée par la tuméfaction de la membrane muqueuse.

Diagnostic. — Nous avons évidemment sous les yeux une otite catarrhale interne aiguë, suite de refroidissement, avec épanchement de mucosités médiocrement abondant dans l'intérieur de la caisse, avec imperméabilité de la trompe. C'est une otite catarrhale simple ou *à frigore*, parce que le malade ne présente aucune trace de scrofule, de vérole, de dartre, et ni aucun symptôme d'otite scrofuleuse, vérolique, etc. (1).

Nous devons donc considérer ici cette phlegmasie comme une affection purement locale, et je ne crois pas devoir m'arrêter à tracer les différents caractères qu'elle prend, lorsqu'elle est causée ou entretenue par quelqu'une des maladies citées plus haut. Je dirai seulement que parmi ces maladies, celles dans lesquelles ou à la suite desquelles on rencontre le plus souvent l'otite catarrhale, sont la syphilis, la scrofule, l'herpétisme, etc., ainsi que nous l'avons vu précédemment; mais ici les caractères distinctifs sont si tranchés, que le doute n'est vraiment pas permis à un praticien qui a bien étudié les symptômes anatomiques de ces différentes otites (2).

D'ailleurs, dans ces otites qu'on pourrait appeler symptomatiques ou constitutionnelles, comme dans l'otite idiopathique ou locale qui nous occupe en ce moment, même marche à peu près du période inflammatoire, même mode d'action en apparence, du moins dans les membranes envahies, même durée interminable, opiniâtreté invincible de la maladie et surtout récidives fréquentes pour l'otite scrofuleuse et dartreuse, etc.

Ajoutons encore que les remèdes locaux n'ont que peu ou point d'efficacité, ou bien guérison momentanée et même plus fréquemment, nulle amélioration, nulle guéri-

(1) *Leçons cliniques*, 1re partie : *De l'otite scrofuleuse et syphilitique.*

(2) *Des affections herpétiques de l'oreille* (*Leçons cliniques*, 2e part., p. 18).

son que par un traitement dirigé contre la maladie générale, dont l'otite n'est à vrai dire qu'un symptôme ou un épiphénomène.

PRONOSTIC. — Chez notre malade le pronostic n'est pas grave, car l'expérience enseigne que l'on peut obtenir la résolution de la phlegmasie à l'aide de moyens simples, et par conséquent la guérison dans un petit nombre de jours.

Le point important est d'agir vite et bien, afin de prévenir la perforation spontanée ou pathologique de la membrane du tympan, qui pouvait s'accomplir sous l'influence de la pression du muco-pus enfermé sans issue dans la caisse.

On a déjà pu voir (1) que dans les cas où la réplétion de cette cavité était très-prononcée, avec obstruction de la trompe, je n'hésitais pas à pratiquer les ponctions de la membrane du tympan, ainsi que Itard le recommandait déjà lui-même (2), et les observations que j'ai rapportées au chapitre cité plus haut ont bien mis en lumière l'utilité de cette manière d'agir.

Mais ici, dans le cas qui nous est soumis, la phlegmasie catarrhale est de médiocre intensité; il y a peu ou point de douleurs, un épanchement de mucosités peu abondant, la cloison n'est que peu repoussée en dehors et ne présente qu'un très-petit déplacement dans ce sens au fond du conduit auditif. L'épanchement de mucosités existe pourtant dans la caisse et la remplit complétement sans en distendre encore les parois, surtout la paroi externe ou cloison tympanique, la seule, comme vous le savez, qui soit susceptible de déplacement.

En conséquence, avant de prendre le parti de ponction-

(1) *De l'otite catarrhale et phlegmoneuse* (voyez plus loin).

(2) Itard, t. I, 1re édition, 1827.

ner la cloison, comme dans les observations rapportées tout à l'heure, nous mettrons en usage, d'abord, les autres moyens de traitement qui ont réussi bien des fois en pareille occurrence.

Ces moyens sont :

1° L'application d'une ou deux sangsues à l'orifice de la narine correspondante ;

2° La cautérisation, tous les jours, de la fosse nasale et du pharynx avec la solution d'azotate d'argent au trentième;

3° Les fumigations émollientes, portées jusque dans la trompe d'Eustachi, à la faveur d'un appareil à vaporisation approprié ;

4° Un ou deux purgatifs drastiques, par exemple :

Pr. Résine scammonée. . . 60 centigrammes
— jalap . . . . 40 —

Mêlez et divisez en deux paquets. A prendre le matin en deux doses, à une demi-heure de distance et dans un peu d'eau.

En suivant ces principes, je crois pouvoir vous affirmer à l'avance que notre malade sera guéri en un petit nombre de jours.

En effet, dans l'espace d'une semaine la guérison était complète, une sangsue seulement avait été appliquée ; — trois cautérisations avaient été pratiquées; — des fumigations ont été reçues tous les jours, et pendant une demi-heure chaque fois ; — enfin, deux doses purgatives ont été administrées à trois jours de distance.

Vers le cinquième jour, le malade a ressenti un violent claquement dans son oreille, et à l'instant l'ouïe a repris toute sa finesse.

2° *Otite purulente ou phlegmoneuse.* — Ainsi que nous venons de le voir par cet exemple, l'otite catarrhale reconnaît pour cause l'impression vive du froid sur la membrane muqueuse des voies respiratoires, et principalement celle du pharynx et des fosses nasales, et se trouve caractérisée par une sécrétion plus abondante de mucosités à la surface de ces membranes et surtout dans la caisse de l'oreille. L'otite phlegmoneuse, au contraire, est plutôt produite par des causes générales; en première ligne la diathèse strumeuse plus ou moins prononcée, les excès de toute nature, le travail poussé jusqu'à la fatigue, une alimentation mauvaise et peu réparatrice; viennent ensuite les fièvres graves, pendant la convalescence, la fièvre typhoïde par exemple et les fièvres exanthématiques, telles que la rougeole, la scarlatine, l'érysipèle, la variole et aussi la syphilis, les suites de couche.

Seulement les influences atmosphériques n'agissent plus ici que comme causes déterminantes et en donnant l'essor à la diathèse qui sommeille. J'ajouterai encore que c'est surtout l'apophyse mastoïde et les nombreuses cellules dont elle est formée qui sont le siége principal de l'otite purulente ou phlegmoneuse. La caisse est certainement atteinte aussi, soit primitivement, soit consécutivement, par continuité et contiguïté de tissus.

Au commencement de l'affection, et avant qu'un abcès se soit formé dans l'apophyse, le pus s'écoule par le conduit auditif à travers une déchirure de la cloison tympanique; mais dès le début le malade accuse une vive douleur à la région mastoïdienne, et ce signe a une grande valeur, car le diagnostic différentiel réside surtout dans l'exploration de cette apophyse.

Tous ces signes se trouvaient réunis sur une malade âgée de trente-deux ans, qui a été traitée à ma clinique au mois de novembre dernier.

Elle était accouchée au mois d'août. A la suite de sa couche, une douleur violente s'était fait sentir dans l'oreille gauche et avait été bientôt suivie d'un gonflement considérable et d'une suppuration abondante par le conduit auditif.

Cet écoulement purulent n'a pas cessé depuis lors; mais le gonflement situé derrière l'oreille a sensiblement augmenté depuis les temps froids, et une souffrance très-aiguë s'y fait sentir nuit et jour.

A son arrivée à notre clinique, nous constatons que c'est une femme chétive, pâle, sans indices de scrofule bien accusés; elle raconte le commencement de sa maladie d'oreille, comme je viens de le dire, et nous procédons à l'examen.

L'oreille gauche malade ayant été débarrassée des linges qui la recouvraient, nous voyons le conduit auditif plein de pus très-odorant, les ganglions auriculaires et surtout le sublobulaire sont engorgés et douloureux à la pression. Le pavillon est rouge bleuâtre, gonflé, sensible au toucher, il est projeté en avant.

Après avoir nettoyé le conduit auditif du pus qu'il renfermait, on peut constater que toute la membrane qui le tapisse est rouge, villeuse, dépourvue d'épithélium; la membrane du tympan est détruite presque entièrement, et l'œil, armé du spéculum et du réflecteur, peut facilement plonger dans la caisse. Cette cavité est comblée par la membrane muqueuse, qui est d'un rouge vif, épaissie et fait comme saillie au fond du conduit.

L'apophyse mastoïde, comparée à celle du côté sain, est au moins doublée de volume; elle est très-douloureuse à une pression légère. Les téguments qui la recouvrent sont d'un bleu rougeâtre, luisants, empâtés, et conservent facilement l'empreinte du doigt explorateur. Mais la palpation la plus méthodique ne fait encore percevoir aucune fluctuation. Pourtant il est certain que les loges de l'apophyse renferment une collection purulente circonscrite. La rougeur diffuse et luisante, l'empâtement, la douleur à la pression, ne permettent pas le doute à cet égard, et il faudrait vraiment renoncer à la pratique de la chirurgie, si, avec des signes aussi prononcés, on pouvait commettre une erreur de diagnostic.

Notre malade était donc atteinte d'une otite phlegmoneuse, et l'ouverture de l'apophyse allait être nécessaire sous peu de jours, dans le cas où la nature elle-même serait impuissante à la déterminer.

Des cataplasmes, des frictions avec l'onguent napolitain à la surface de l'apophyse, une potion calmante, tels furent les moyens employés pendant deux jours, et sans autre résultat que l'augmentation sensible de la tumeur. Les douleurs étaient devenues horribles, tout le côté correspondant de la tête était enflé. Je résolus de pratiquer la perforation de l'apophyse et dans le lieu d'élection.

Cette opération fut pratiquée le 12 novembre 1864, et par le procédé que j'ai décrit dans mon *Traité pratique*.

Il s'écoula près d'un demi-verre d'un pus jaune verdâtre, presque sans odeur. Une mèche introduite dans l'ouverture et un cataplasme composèrent le pansement.

La mèche était retirée matin et soir et remplacée par une nouvelle. Dès le second jour, nous pûmes pratiquer une exploration avec le stylet à travers l'ouverture de l'apophyse, et il fut aisé de reconnaître qu'il y avait des lamelles osseuses cariées ou nécrosées; en conséquence, on commença à faire deux fois par jour des injections par la fistule, avec le mélange suivant :

Pr. Eau d'orge tiède. . . . . . . 200 grammes.
Baume de Fioraventi . . . . 10 —

Mêlez.

Un traitement général antistrumeux fut prescrit.

Les premiers jours, l'injection refluait par l'ouverture mastoïdienne, mais, vers le septième, elle commença à passer dans la caisse et à sortir en partie par le conduit auditif, en partie par la trompe, et tombait dans le pharynx.

En résumé, il fallut près de six mois de soins persévérants pour obtenir la guérison de la fistule mastoïdienne et tarir l'écoulement purulent de l'oreille.

Plusieurs petites esquilles sont sorties par la fistule dans le cours du traitement.

L'ouïe est restée fort dure.

3° *Stagnation du pus dans la caisse de l'oreille.* — Je dois dire ici un mot des accidents qui résultent de la stagnation du pus dans la caisse de l'oreille pendant le cours de l'otite purulente. Ces accidents ne sont autres que ceux appelés typhoïques, et causés par la résorption du pus accumulé et stagnant dans les cavités et les anfractuosités de l'oreille.

Le plancher de l'oreille moyenne ou paroi inférieure de la caisse est situé en contre-bas par rapport aux ouvertures naturelles ou accidentelles qui pourraient donner issue au pus accumulé, et nous avons vu, en traitant de l'anatomie de la caisse (p. 63), que les deux ouvertures naturelles, la trompe d'Eustachi et l'orifice de communication des cellules mastoïdiennes, étaient situées beaucoup au-dessus du niveau du plancher de l'oreille; et que par conséquent le pus n'avait aucune tendance à s'échapper par ces orifices.

L'anatomie nous a encore clairement démontré que l'ouverture artificielle qui se produit par la perforation et même par la destruction de la cloison tympanique ne suffit pas à évacuer complétement le pus accumulé au fond de la caisse, attendu que le rebord osseux qui donne insertion à la membrane du tympan est lui-même élevé de 4 à 5 millim. au moins au-dessus du fond de cette même cavité tympanique.

Le pus stagne donc facilement, et je dirais même fatalement, au fond de ce cloaque; de là des accidents généraux graves de la nature de ceux qu'on appelle purulents ou typhoïques, tels que frissons, fièvre intense, langue rouge et tremblotante, soif ardente, perte d'appétit, diarrhée, parfois délire, abcès métastatiques, mort.

Ces accidents, graves au plus haut degré, puisqu'ils peuvent causer la mort, sont loin d'être rares, et j'ai eu le malheur de les observer plusieurs fois au début de ma pratique, alors que, manquant d'expérience propre, je cherchais vainement dans les auteurs un guide sûr et certain qui me permît de les éviter.

Mais bientôt je compris la cause de tous ces accidents terribles, et plusieurs autopsies m'ont fait voir une phlébite des gros canaux veineux qui entourent la caisse de l'oreille.

Il faut donc à tout prix éviter cette stagnation du pus dans la caisse, et, pour obtenir ce résultat, il n'y a pas de meilleur moyen que de pratiquer de grandes injections légèrement excitantes et alcooliques au sein de cette cavité où séjourne le pus.

Depuis que j'ai mis ce moyen en usage dans le cours des otites purulentes, je n'ai plus vu survenir les accidents pyohémiques dont je parlais à l'instant. Je dois ajouter que les moyens généraux, tels que le quinquina, la quinine, ne doivent pas être négligés et viennent en aide au succès du traitement.

Un des exemples les plus remarquables de ces accidents typhoïques durant les otites, est celui d'un jeune garçon de Bercy, que plusieurs élèves ont observé à ma clinique, cette année, au mois d'avril 1865, et qui finit par guérir, à la faveur des moyens que je viens d'indiquer.

4° *Ankylose des osselets.* — J'ai peu de choses à dire de l'ankylose des osselets, et ne veux citer ici que pour mémoire cette grave affection de l'oreille moyenne, en ayant traité très-amplement dans la première partie de ces leçons (1). C'est une lésion anatomique très-fréquente à la suite des affections rhumatismale, goutteuse, syphilitique, scrofuleuse de l'organe auditif, et une complication presque *obligée* des phlegmasies chroniques et catarrhales de la caisse de l'oreille.

Le plus souvent cette altération de l'oreille moyenne est caractérisée par une tuméfaction hypertrophique de la membrane muqueuse ; cette membrane muqueuse servant de périoste aux osselets, il est aisé de comprendre que l'épaississement de cette membrane doit entraver le jeu de ces petits os, rendre leurs mouvements difficiles et même les abolir complétement. Il en résulte une série de symptômes anatomiques et physiologiques que j'ai décrits dans la première partie de ces leçons, et que je ne veux point rappeler de nouveau. — Bien interprétés, ils mènent le praticien à un diagnostic positif et lui permettent d'instituer un traitement convenable, quand la maladie n'est pas encore trop avancée, et que la soudure n'est encore qu'incomplète.

Lorsque l'ankylose est complète, nous n'avons malheureusement à notre disposition aucune médication bien efficace, surtout à la période ultime, dans laquelle l'atrophie du nerf acoustique est incontestable.

C'est alors que l'on confond souvent cette maladie avec une surdité nerveuse, essentielle ou idiopathique, mais

(1) Voyez *Leçons cliniques*, 1re partie, p. 120.

en faisant un examen attentif des causes et des symptômes anatomiques qui sont toujours très-caractérisés, les erreurs de diagnostic deviendront de plus en plus rares.

5° *Adhérences.* — Les adhérences des osselets entre eux et au promontoire, de la paroi interne de la caisse et de la face interne de la cloison tympanique, sont des altérations très-communes à la suite des otites quelles qu'elles soient, catarrhales, inflammatoires, simples ou spécifiques.

Pendant la période inflammatoire, des épanchements ou exsudats plastiques se déposent à la surface des membranes, et les unissent en les soudant par leurs feuillets contigus; le segment antérieur de la membrane du tympan n'étant distant de la paroi interne de la caisse que de quelques millimètres, c'est en cet endroit que les adhérences sont les plus fréquentes. La déformation de la cloison en est le signe caractéristique, et je me suis expliqué déjà plusieurs fois sur ce sujet, *Leçons cliniques* (première partie, p. 123-24, et au chapitre de l'exploration de l'oreille, p. 88, de cette deuxième partie).

Je n'y reviendrai point ici.

6° *Granulations.* — Les granulations de la caisse seront traitées plus loin avec tous les détails que réclame cet important sujet. Quant aux polypes et fongus, ils ont été décrits dans la première partie de ces *Leçons*, p. 175 et suivantes, et *Traité pratique*, p. 309 à 366.

7° *Ostéite*, *carie*, *nécrose*. — L'ostéite, la carie, la nécrose, l'ulcération de la carotide interne, de la veine jugulaire, des sinus pétreux et transverses, sont des altérations secondaires, ainsi que l'hémorrhagie qui a lieu par le conduit auditif dans ces graves circonstances.

A la suite des otites exanthématiques et des fièvres graves (rougeole, scarlatine, érysipèle, variole, fièvre typhoïde), lorsque le ferment de la diathèse scrofuleuse existe chez le malade et a été mis en mouvement par ces pyrexies, on voit très-souvent toutes les membranes externes et internes de l'oreille comme rongées par l'acrimonie du pus ; une otorrhée (1) interminable apparaît, et quelquefois après un laps de temps très-court, si le chirurgien vient à explorer les os qui concourent à former la caisse de l'oreille, il lui est facile de reconnaître une ostéite, une carie, ou une nécrose (2). Mais j'ai hâte d'ajouter que ces explorations avec le stylet mousse, même quand elles sont pratiquées avec la plus grande douceur, ne sont pas exemptes de danger et commandent la plus grande réserve ; en effet, le stylet peut perforer la paroi interne de la caisse et faire ainsi communiquer le foyer purulent avec les cavités labyrinthiques et celle de l'encéphale ; de plus, le stylet peut encore ébranler un séquestre, le déplacer, l'enfoncer même et déterminer une blessure mortelle, soit de la carotide interne, ainsi que nous l'avons vu p. 136, soit des sinus pétreux.

8° *Hémorrhagie.* — Les progrès de l'affection osseuse suffisent d'ailleurs, à eux seuls, à déterminer ces graves lésions, ainsi que l'expérience l'a démontré (3), et malheureusement ces accidents, caractérisés par une hémorrhagie abondante, rebelle et incoercible, se sont montrés jusqu'ici presque toujours au-dessus des ressources de l'art. Que faire, en effet, quand un séquestre anguleux et pointu a percé la carotide interne dans le canal tortueux du rocher qui la supporte ?

Le tamponnement, la ligature, les hémostatiques de toutes sortes, ne servent qu'à suspendre pendant quelques

(1) Voyez *Des écoulements de pus par l'oreille*, p. 117.

(2) Voyez *Des écoulements de sang par l'oreille*, p. 137.

(3) *Loc. cit.*, p. 137, 138 et suiv.

instants ou quelques jours l'effusion du sang, et une dernière hémorrhagie, plus abondante encore que les précédentes, ne tarde pas à clore la scène.

Les mêmes réflexions, on le conçoit facilement, sont applicables à la blessure des gros canaux veineux qui enceignent le rocher, par en haut et à la face supérieure : les sinus pétreux et transverse ; en arrière, — le sinus latéral, — en bas et directement sous le plancher de la caisse, le golfe de la grosse veine jugulaire.

A la suite des vieilles otorrhées scrofuleuses, les esquilles du rocher carié, nécrosé, vermoulu même, peuvent émigrer en divers sens et s'enfoncer dans les canaux sanguins qui bordent la circonférence de l'os pétreux. — L'hémorrhagie est alors inévitable, ainsi que la mort, qui va suivre de près et malgré toutes les ressources de la chirurgie.

C'est donc à tarir la source de ces écoulements d'oreille que le praticien doit apporter ses soins les plus dévoués et opiniâtres, et dans le plus bref délai ; malheureusement il y a des préjugés aussi vieux que le monde, et qui dureront sans doute autant que lui. Ces préjugés consistent, pour les personnes étrangères à notre art, à regarder les écoulements d'oreille comme un émonctoire salutaire, employé par la nature, et dont il ne faut pas troubler le cours.

Cependant l'inflammation, aidée de l'action corrosive du pus, gagne en profondeur, détruit le périoste et détermine la carie, la nécrose du rocher, et consécutivement, dans un certain nombre de cas, l'érosion des troncs vasculaires ambiants, l'effusion de sang et la mort.

Il y a déjà longtemps que chaque année, dans mes leçons, et aussi dans les diverses publications sur ce grave sujet, je prends soin d'insister sur ces terribles accidents ; mais les gens du monde et les médecins eux-mêmes restent sourds à mes observations, et j'épuiserai vainement le reste de mes forces à proclamer ces grandes vérités si difficiles à faire entrer dans le domaine de la pratique journalière.

N'importe, je continuerai à dire la vérité, et j'accomplirai mon devoir jusqu'à la fin.

9° Disons, en terminant, que l'ostéite du rocher, dans les otites ou otorrhées chroniques, entraîne avec elle la paralysie faciale, par suite de la compression, de l'atrophie ou de la destruction du nerf facial; il est également fréquent de trouver l'ulcération des fenêtres et des canaux demi-circulaires ayant livré passage au pus, qui s'est ainsi frayé une issue jusque dans le crâne, ou bien en suivant le trou auditif interne.

Ce sont encore là des accidents au-dessus des ressources de l'art.

CHAPITRE XVIII.

RÉSUMÉ DES MALADIES DE LA TROMPE D'EUSTACHI.

Bien que j'aie traité ailleurs (*Traité pratique*) ce sujet avec tous les développements nécessaires, je crois devoir cependant y revenir : j'entrerai seulement dans quelques détails qui intéressent la pratique journalière et dont l'importance ne saurait être contestée. Un malade choisi parmi plusieurs autres va nous fournir le texte de cette conférence.

Mais d'abord pénétrons-nous bien des réflexions suivantes.

Les maladies de la trompe d'Eustachi sont :

1° L'obstruction par du mucus visqueux (obstruction muqueuse) ;

2° L'obstruction par du mucus durci ;

3° Le rétrécissement inflammatoire aigu (dans l'otite aiguë) ;

4° Le rétrécissement inflammatoire chronique (dans l'otite chronique) ;

5° L'oblitération complète, soit à son orifice pharyngien (amygdales, cicatrices), soit dans tout autre point de son parcours (adhérences) ;

6° Les granulations pharyngiennes et tympaniques (suite d'otite catarrhale, scrofuleuse, syphilitique, herpétique) ;

7° Les polypes ; — on en connaît trois cas.

Causes. — 1° Catarrhales, inflammatoires simples (angines, coryzas répétés); 2° spécifiques, syphilis, et ses symptômes secondaires ; — mais surtout l'herpétisme, la scrofule ; 3° traumatiques, — cathétérisme trop répété, brûlures du gosier par des substances chimiques ou des corps en ébullition, tentatives d'empoisonnement, par exemple.

Symptômes. — Ils sont anatomiques et physiologiques.

A. Les symptômes anatomiques sont ceux fournis par l'examen de la portion de la trompe accessible à nos moyens d'exploration et surtout ceux fournis par les signes résultant de la pénétration ou de la non-pénétration de l'air et des liquides dans le canal de la trompe.

Pour le pavillon de la trompe nous trouvons ainsi : 1° la rougeur ; 2° la tuméfaction ; 3° l'épaississement ; 4° l'induration ; 5° le rétrécissement ; 6° la dilatation de l'orifice pharyngien.

Pour la portion de la trompe qui s'étend du pavillon jusque dans l'intérieur de la caisse, nous n'avons plus que des signes fournis par l'exploration indirecte, par exemple l'expiration forcée, le cathétérisme de la trompe, l'auscultation des bruits recueillis par l'otoscope ou simplement par l'oreille pendant les différentes manœuvres dont je viens de parler.

B. Les symptômes physiologiques sont : 1° la surdité ; 2° la douleur ; 3° l'éréthisme ; 4° la torpeur de l'ouïe ; 5° la dépravation de l'ouïe et les bourdonnements.

Reprenons chacun de ces symptômes séparément et appliquons-les au malade que nous avons examiné tout à l'heure, et qui présente le type le plus complet du rétrécissement de la trompe gauche par suite de phlegmasie catarrhale chronique.

Cet homme est âgé de trente ans, cantonnier des ponts et chaussées, exposé par conséquent à toutes les variations atmosphériques, à la pluie, au vent, à la chaleur, au froid, etc.

Ces différentes influences ont souvent produit chez cet homme des affections catarrhales du pharynx, des fosses nasales (angines et coryzas). Puis l'oreille gauche, sans douleur bien sensible, est devenue paresseuse, il y a six mois ; aujourd'hui, elle est assez sourde pour ne plus entendre ma grosse montre, qu'à une faible distance de 3 à 4 centimètres. L'oreille droite entend la même montre à un mètre de distance.

C'est une affection purement locale, car cet homme ne porte aucune trace de scrofule, de syphilis, de rhumatisme, d'herpétisme ; toutes questions que nous avons examinées en traitant du diagnostic différentiel des otites (1).

Nous l'avons aussi interrogé pour savoir s'il avait des parents plus ou moins sourds ; sa réponse a été négative.

Lui seul dans sa famille entend difficilement de l'oreille

(1) *Leçons cliniques*, 1re partie, et *Des affections herpétiques de l'oreille*, p. 23.

gauche, et encore, sans les bourdonnements qui le tourmentent, peut-être n'eût-il point cherché un remède ou un soulagement contre son infirmité.

EXAMEN DES OREILLES. — 1° *Oreille gauche.* — Pavillon bien conformé, méat un peu sec, sans poils. En redressant le conduit auditif avec le spéculum, nous trouvons une absence presque complète de cire; la membrane du tympan a conservé sa concavité normale; le manche du marteau est à sa place, mais la membrane a perdu ses tons brillants qui existent à l'état physiologique; elle est opaque et d'un aspect grisâtre uniforme, dans toute son étendue. Cet aspect indique, comme nous l'avons démontré précédemment, un épaississement dans les lames et notamment du feuillet interne ou muqueux, si facile à s'épaissir dans toutes les phlegmasies de nature catarrhale.

Maintenant, si à l'aide du laryngoscope nous venons à examiner le pavillon de la trompe, nous le trouvons rougeâtre, granuleux; cette coloration et cet aspect sont les mêmes dans toute l'étendue des fosses nasales et du pharynx.

J'ai demandé au malade s'il était fumeur, et il nous a répondu qu'il fumait peu ou point, une fois par hasard.

Ainsi, ce n'est point l'usage intérieur du tabac qui a produit cette rougeur diffuse du pharynx, de l'embouchure de la trompe et des fosses nasales; c'est une disposition catarrhale, bien manifeste et caractérisée ici par des angines légères, mais fréquentes, par des coryzas incessants.

Nous avons ensuite engagé le malade à se moucher fortement, de manière à provoquer une expiration bien marquée.

Notre oreille, appliquée sur l'oreille gauche du malade pendant cette exploration, ne nous a permis d'entendre aucun bruit muqueux ou sec, ni craquements.

Une sonde en gomme a été introduite dans la trompe d'Eustachi et une insufflation d'air a été pratiquée.

L'oreille armée de l'otoscope a cherché pendant cette épreuve à recueillir les bruits que la douche d'air doit provoquer dans la caisse soumise à l'insufflation ; mais aucun bruit ni susurrus n'a été perçu. La caisse est restée silencieuse comme pendant l'épreuve précédente.

La trompe était donc obstruée complétement? mais quelle était la cause de cette obstruction?

Nous avons dû éliminer de suite l'obstruction par du mucus visqueux et encore liquide, car, dans ce cas, l'expérience enseigne qu'une simple insufflation d'air suffit à balayer le mucus, et l'ouïe se rétablit sur-le-champ. Ces cas heureux d'ailleurs sont excessivement rares.

Avions-nous affaire à un rétrécissement de l'orifice pharyngien par tuméfaction des amygdales, brides, cicatrices, tumeurs, granulations, polypes ? Non, évidemment, puisque l'examen rhinoscopique nous avait permis de voir l'embouchure de la trompe libre, mais rouge et pointillée par suite d'hypérémie des cryptes muqueux.

Nous restions ainsi en présence des trois cas suivants :

L'obstruction de la trompe, chez le malade, était-elle causée :

1° Par du mucus concret et durci ;

2° Par un rétrécissement inflammatoire aigu de la trompe ;

3° Par un rétrécissement inflammatoire chronique?

Examinons ces trois points.

1° S'agit-il d'une obstruction par du mucus concret et durci ?

Cette obstruction de la trompe n'est pas rare, et nous en avons rencontré, ici-même, des exemples non douteux, et comme dans tout diagnostic il faut procéder du simple au composé, chaque fois que nous sommes en présence d'un cas de rétrécissement des trompes et que l'insufflation d'air, convenablement pratiquée, a fourni un résultat négatif, nous employons de suite les moyens dont l'expérience a consacré l'utilité dans les obstructions par le mucus concret.

Ces moyens sont les fumigations simples avec la vapeur d'eau à 32 degrés; on les dirige dans la trompe à l'aide du cathéter en argent et l'on procède à l'insufflation lentement, doucement, mais en y mettant une certaine persévérance. Il faut quelquefois insuffler la vapeur pendant un quart-d'heure, une demi-heure, pour obtenir un résultat satisfaisant. Le mucus durci et concret se ramollit, se détache des parois, et l'on entend la vapeur pénétrer dans la caisse, en faisant entendre à l'oreille un susurrus humide. En ce moment, si l'on vient à retirer la sonde, son bec apparaît chargé de mucus sanguinolent et ramolli.

Chez notre malade, nous avons insufflé des vapeurs par le procédé que je viens d'indiquer, et à plusieurs reprises et avec la persévérance nécessaire.

Nous n'avons obtenu aucun résultat, et nous en avons conclu que l'obstruction devait être attribuée à une autre cause qu'à la présence du mucus concret.

Nous arrivons ainsi par élimination à la deuxième question que nous nous sommes posée.

2° S'agit-il d'un rétrécissement inflammatoire aigu de la trompe?

Le rétrécissement inflammatoire aigu ou subaigu de la trompe coïncide constamment soit avec une angine pharyngienne ou tonsillaire, soit avec une bronchite, une pneumonie, le coryza, la coqueluche chez les enfants. Dans l'espèce, rien de semblable : nous ne trouvons aucune affection aiguë concomitante du pharynx, des fosses nasales, des voies respiratoires; mais il y a déjà plusieurs années que notre malade a été très-souvent affecté de coryza, et de la variété d'angine nommée *pharyngée*, parce que c'est la partie postérieure du pharynx qui est atteinte d'inflammation. Ces indispositions duraient une, deux, trois semaines, sans autres symptômes que le mal de gorge, l'enchifrènement, l'écoulement muqueux et abondant par les fosses nasales, et l'expulsion de crachats de même nature.

Longtemps les oreilles sont restées saines sans présenter de symptômes morbides ou d'altération quelconque dans leurs fonctions, si ce n'est un peu de douleur, ou plutôt un sentiment de pesanteur et d'engourdissement dans l'oreille gauche, et des bourdonnements passagers et intermittents, comparables au murmure d'un ruisseau ou à l'eau que l'on fait bouillir, mais aucune atteinte de surdité ou de dureté d'oreilles, si l'on s'en rapporte au récit du malade.

Puis, nouveaux maux de gorge, nouvelles atteintes de coryza présentant les mêmes particularités.

Enfin, peu à peu, les bourdonnements sont devenus continuels et conservant le même timbre, et la dureté d'oreille est devenue appréciable au malade et à ceux qui l'environnent.

Ainsi, nous n'avons point affaire à un rétrécissement inflammatoire aigu de la trompe, mais à un rétrécissement inflammatoire chronique et de nature catarrhale.

3° Rétrécissement inflammatoire chronique catarrhal. — Absence de symptômes inflammatoires aigus dans le pharynx, dans les fosses nasales, à l'orifice de la trompe gauche correspondant à l'oreille altérée.

Les fosses nasales et le pharynx présentent encore, il est vrai, l'aspect des membranes muqueuses chroniquement inflammées, c'est-à-dire rougeur diffuse, pointillé granuleux, tuméfaction et épaississement de tissu, sensibilité exagérée au contact des instruments, tels sont les signes qui nous ont été révélés par l'exploration directe et en nous aidant de la rhinoscopie.

Mais c'est le cathétérisme qui est venu dissiper tous les doutes en nous décelant une obstruction de la trompe, et très-probablement de la partie centrale (dont le diamètre est étroit à l'état normal — 1/2 millimètre).

Puis, le raisonnement et l'induction aidant, nous en sommes arrivé à reconnaître chez notre malade un rétrécissement chronique catarrhal de la trompe d'Eustachi, du côté gauche.

Ce rétrécissement est une lésion très-fréquente chez les sujets exposés aux maux de gorge, aux coryzas et aux affections des voies respiratoires de nature catarrhale, si communes chez les ouvriers qui travaillent en plein vent; or, celui-ci est cantonnier des ponts et chaussées, c'est-à-dire qu'il passe sa vie au froid, à la chaleur, à la pluie, au vent, à la neige, etc., toutes conditions très-propres à occasionner les diverses indispositions que cet homme a éprouvées depuis quelques années.

Ainsi donc, il est atteint d'un rétrécissement catarrhal chronique de la trompe d'Eustachi gauche.

Un dernier mot avant d'arriver au pronostic et au traitement.

A part la rougeur diffuse de l'isthme du pharynx et de l'orifice pharyngien de la trompe, bien appréciable à la vue ; à part l'obstruction complète de la trompe, constatée par la sonde, l'insufflation d'air et de vapeurs, et surtout par l'absence de bruits muqueux ou autres, constatée par l'auscultation de l'oreille, avec ou sans otoscope, les autres signes physiologiques tirés de la douleur, du bourdonnement et de la surdité ne sont qu'accessoires et secondaires. Ils confirment le diagnostic anatomique, mais à eux seuls ils ne pourraient suffire à l'établir.

Pourquoi? — parce que le rétrécissement des trompes est une des maladies de l'oreille dans lesquelles les symptômes subjectifs ne sont jamais très-vivement accusés. La surdité elle-même n'est jamais ni profonde, ni complète ; en effet, vous avez pu constater que notre malade entend encore nettement la montre à plusieurs centimètres ; — il n'y a point de douleur, mais une sorte de pesanteur avec engourdissement et torpeur dans l'oreille ; — seuls, les bruits morbides ou bourdonnements sont gênants, mais uniquement pendant la nuit, de sorte que, sans le secours de la sonde et sans l'inspection attentive de la membrane du tympan et du pharynx, on aurait pu croire à une de ces surdités bizarres qu'on appelle nerveuses, pour déguiser l'ignorance dans laquelle on peut se trouver relativement à leur véritable nom.

Mais la sonde nous a permis de reconnaître un rétrécissement de la trompe; de plus, le pharynx chroniquement enflammé, l'opacité de la membrane du tympan, nous ont péremptoirement démontré qu'une phlegmasie catarrhale, partie du pharynx, avait parcouru les trompes, la caisse ; avait laissé des traces sensibles de son passage dans cette dernière cavité, en déterminant l'épaississement du feuillet muqueux qui double la cloison en dedans, et surtout produit un épaississement de la membrane qui revêt la trompe d'Eustachi, épaississement assez prononcé pour déterminer le rétrécissement de ce tube ostéo-membraneux.

Nous arrivons au pronostic. — Le pronostic n'est pas extrêmement grave, mais la gravité est relative : 1° à l'ancienneté de la maladie ; 2° à la cause qui l'a produite et l'entretient ; 3° à la difficulté et à l'incertitude du traitement; 4° aux récidives que le praticien doit toujours craindre dans ces sortes d'affections.

J'ai dit que le pronostic n'est pas extrêmement grave. En effet, à quelque point de vue qu'on se place, il n'est point tout à fait défavorable.

En supposant que la maladie soit abandonnée à elle-même, pour un motif ou un autre, la surdité ne fera pas de progrès sensibles; l'expérience démontre chaque jour qu'arrivée à ce degré, l'infirmité a plus de tendance, en général, à rester stationnaire qu'à augmenter.

L'épaississement de la membrane muqueuse elle-même, arrivé au point d'obstruer complétement la trompe d'Eustachi, ne peut guère non plus s'accroître; il ne peut que se confirmer en s'indurant et en vieillissant, et il est vrai que sous le rapport du traitement, ce serait là une aggravation réelle. Mais ce qu'il faut dire aussi, c'est qu'il est à craindre qu'après un certain temps de repos, l'autre oreille venant à être affectée de la même manière et à un degré équivalent, alors le malade serait à peu près complétement sourd.

La gravité est relative à l'ancienneté de la maladie. — La maladie de l'oreille gauche remonte à six mois; ce n'est donc plus une maladie aiguë, et les chances d'amélioration deviennent plus incertaines à mesure que nous nous éloignons du début; toutefois, c'est encore plutôt ici une affection subaiguë qu'une véritable affection chronique.

La rougeur pointillée de l'orifice pharyngien des trompes, la rougeur érythémateuse du pharynx, sont la preuve de cette assertion.

La gravité est relative à la cause qui a produit ce rétrécissement de la trompe et qui l'entretient.

Nous avons vu que c'était une affection catarrhale de l'oreille moyenne qui était la cause présumée et même certaine chez notre malade, et les raisons sur lesquelles ce diagnostic est fondé ont été très-longuement exposées tout à l'heure.

Une affection catarrhale de l'oreille moyenne et de la trompe est toujours une chose sérieuse et d'une certaine gravité, en raison de la difficulté toujours existante d'appliquer des moyens de traitement efficaces à un organe aussi profondément caché ; de plus, l'élément catarrhal est très-sujet aux récidives, surtout quand le malade ne peut apporter une réforme radicale à son genre de vie.

Notre malade est cantonnier ; tout en suivant son traitement, il sera forcé de faire son état pour vivre, c'est-à-dire qu'il sera exposé tous les jours au froid, à la chaleur, au vent, à la pluie, toutes causes qui ont occasionné le développement de la maladie, qui l'ont entretenue certainement ; ces mêmes causes tirées des influences atmosphériques pourront jusqu'à un certain point neutraliser les bons effets d'un traitement méthodique, et dans le cas où, malgré toutes ces difficultés, nous parviendrions à triompher de l'affection d'oreille, les récidives seraient fort à craindre.

Or, comme cet homme, cantonnier depuis son enfance, ne peut et ne veut pas changer d'état, force nous est bien d'accepter les conditions défavorables qui nous sont imposées.

Ces conditions, il est vrai, se trouvent rendues meilleures par la saison dans laquelle nous nous trouvons (mai 1864), et je dois avouer que s'il s'était présenté en hiver pour être traité, je l'aurais engagé fortement à temporiser jusqu'à la belle saison, toujours si propice à la guérison des maux qui nous affligent.

Et vous savez que les affections catarrhales sont celles que la saison chaude guérit le plus facilement.

Le moment est donc venu d'agir en secondant la nature médicatrice :

Quel sera le traitement ?

Je ne ferai point en ce moment l'historique des divers moyens qui ont été employés tour à tour, depuis les injections forcées jusqu'à la sonde à dard, préconisée par Saissy; moyens dangereux et qu'on ne saurait trop blâmer (1).

Notre malade a un rétrécissement catarrhal de la trompe d'Eustachi.

Quels sont les moyens que l'expérience a consacrés, comme étant les plus efficaces contre ce genre d'affection?

Ils sont de deux sortes :

Les moyens locaux.

Les moyens généraux.

Les moyens locaux ne sont pas nombreux, pourtant je n'en vois que trois dont l'utilité est incontestable : 1° la cautérisation ; 2° la dilatation ; 3° l'insufflation de vapeurs chaudes résolutives.

Malgré leur petit nombre, ces moyens suffisent amplement et sûrement à tous les besoins de la pratique, et pour ma part, je n'en emploie jamais d'autres.

Les moyens généraux sont plus nombreux, mais nous ferons un choix.

Les plus importants sont :

1° Les préparations dites balsamiques, prises à l'intérieur, et les astringents sous forme de gargarismes ;

2° Les purgatifs drastiques ;

3° Les antiphlogistiques (sous forme de vapeur, liquide ou pulvérulente), ou une sangsue à l'ouverture de la narine correspondante ;

4° Les médicaments dits altérants :

(1) Voyez *Traité pratique*, p. 253.

Le soufre, l'arsenic, mais surtout l'iode et ses préparations.

Moyens locaux. — 1° La cautérisation est un excellent moyen, et, chez notre malade, nous pensons qu'elle doit être employée tout d'abord.

En effet, l'inflammation est encore plutôt subaïguë que chronique, et en modifiant les tissus muqueux des fosses nasales, du pharynx, l'embouchure de la trompe; l'expérience a démontré qu'on parvenait, dans ce cas, à modifier heureusement la membrane épaissie de la trompe elle-même et à provoquer de la sorte un dégorgement favorable.

Pour pratiquer les cautérisations, je donne la préférence au procédé opératoire suivant.

Solution.

Pr. Eau distillée. . . . . 30 grammes.
Nitrate d'argent cristallisé . 1 gramme.

Mêlez.

Tremper dans cette solution une petite éponge fixée à l'extrémité d'une baleine et badigeonner la fosse nasale gauche, toute la paroi postérieure et latérale du pharynx et surtout l'orifice de la trompe d'Eustachi.

Ces cautérisations seront pratiquées tous les deux jours au commencement du traitement.

Si elles sont insuffisantes, je cautériserai le pavillon même de la trompe et sa cavité avec le porte-caustique figuré dans mon *Traité pratique*, page 83, fig. 7.

Mais pour aucune raison je ne mettrai en usage le procédé de Marc d'Espine, de Genève (1). Dans ces cas difficiles, il avait imaginé de porter dans la cavité de la trompe et dans son canal de petits fragments de nitrate d'argent, cylindriques, de 1/4 à 1/2 millim. de diamètre. La sonde

(1) *Archives générales de médecine*, 1852.

d'argent étant préalablement introduite dans le pavillon de la trompe, Marc d'Espine poussait, à travers le canal de la sonde, les petits fragments de caustique à l'aide d'une petite baleine flexible, et cherchait à les faire pénétrer le plus loin possible dans la trompe d'Eustachi.

Indépendamment de la difficulté de la manœuvre, qui arrêterait beaucoup de praticiens, ce procédé opératoire n'est pas exempt de dangers. Ainsi Marc d'Espine raconte lui-même que le caustique, après avoir traversé la trompe (ce qui prouve qu'elle n'était pas très-rétrécie), était plusieurs fois tombé dans la caisse et avait déterminé une perforation plus ou moins grande de la membrane du tympan.

Cet accident à lui seul suffirait pour me faire rejeter complétement cette méthode de traitement, par la raison bien simple qu'il est au moins inutile d'ajouter une lésion de plus à celle dont le malade est atteint et avec aggravation de son infirmité.

2° Quant à la dilatation, trois moyens ont été vantés: la dilatation avec les sondes-bougies de gomme ou de baleine; la dilatation avec la douche d'air seul; la dilatation avec la corde à boyau.

La dilatation avec les sondes-bougies de gomme élastique ou de baleine ne peut être employée avec grand espoir de succès, pour deux causes. La première tient à la courbure de la trompe vers sa partie moyenne, qui s'oppose à la progression du bec de la sonde, lequel vient s'arc-bouter dans le coude qui se voit à la jonction de la partie cartilagineuse et de la portion osseuse du conduit.

De plus, comme il faut agir à une grande distance du point malade à travers les fosses nasales, en passant au-dessus du voile du palais, la réussite de l'opération est des plus incertaines, et quand bien même on réussirait à faire pénétrer la sonde élastique dans l'embouchure de la trompe et même un peu plus avant, la ténuité et la gracilité de l'instrument, dont le bec, pour être approprié au diamètre du conduit, ne doit pas mesurer plus de 1/2 millimètre, empêchera plus d'une fois de pouvoir lui communiquer assez de force pour l'engager dans le point rétréci.

Les mêmes inconvénients existent aussi pour la bougie en baleine flexible; de plus, comme elle ne pourra être introduite dans la trompe qu'à la faveur et par l'intermédiaire de la sonde d'argent, qui doit lui préparer la voie, elle devra être filiforme et incapable de rendre aucun service dans les cas qui en réclament l'emploi.

Mais la corde à boyau, souple, rigide, sans nœuds, sera toujours le meilleur des moyens que nous ayons à notre disposition.

Elle doit être fine : c'est la corde *E* de la harpe, ou le *mi* du violon, qu'il faut employer, et en s'exerçant convenablement à la manœuvre, d'après les règles que j'ai établies dans mon *Traité pratique* (1), le chirurgien arrivera facilement à acquérir la dextérité nécessaire dont il a besoin pour mener à bonne fin cette opération délicate.

La dilatation, au moyen de la douche d'air, tant vantée dans les premières années du siècle (2), est tout à fait impuissante à dilater les parois d'un canal ostéo-membraneux. La discussion à laquelle je me suis livré dans le temps (3), pour établir cette impuissance, n'a plus besoin d'être reproduite aujourd'hui, que la conviction est faite dans tous les esprits sérieux. Il en est de même des fragments d'éponge préparée que l'on prétendait insinuer dans le canal de la trompe, pour la dilater (4).

(1) *Traité pratique*, p. 115.

(2) *Ibid.*, p. 117-120.

(3) *Ibid.*, p. 118.

(4) *Ibid.*, p. 118-120.

3° J'arrive au troisième moyen : l'insufflation de vapeurs chaudes résolutives. Ce moyen est incontestablement le meilleur, et c'est celui que nous emploierons tout d'abord, et avec l'opiniâtreté qui seule peut assurer le succès.

Le choix des substances qui doivent être vaporisées a une grande importance et mérite toute l'attention du praticien ; ainsi, chez notre malade, en raison de la nature catarrhale de son affection, nous donnerons la préférence aux fumigations de benjoin, de goudron et surtout de chlorhydrate d'ammoniaque. Ce dernier agent est un puissant résolutif, et sa vapeur, convenablement mélangée, avec de la vapeur d'eau, est d'un grand secours dans le traitement des affections catarrhales, non-seulement de la trompe, mais encore de l'oreille moyenne.

Moyens généraux. — Les antiphlogistiques n'auraient ici aucune efficacité, en raison de l'ancienneté de la maladie et surtout en l'absence de toute douleur. Les préparations balsamiques, telles que les sirops de tolu, goudron, etc., ne sont que des adjuvants utiles, et il ne faut jamais les négliger ; mais le médicament par excellence, dans ce cas particulier, c'est l'iodure de potassium.

Son action physiologique élective bien marquée sur la sécrétion des membranes muqueuses, pharyngo-bronchique, nasale surtout, nous aidera beaucoup à obtenir la résolution de la phlegmasie de la trompe et de la tuméfaction inflammatoire chronique qui cause le rétrécissement.

Les gargarismes avec l'alun, surtout avec le sous-borate de soude, viendront en même temps nous fournir leur contingent d'utilité.

Quant aux purgatifs drastiques, leur influence est incontestable : il faut en donner un ou deux par semaine, au plus.

La formule à laquelle je donne la préférence est la suivante :

Pr. Rés. scammonée. . . . . }
— aloès . . . . } aa 1 gramme.
— jalap . . . . }

Mêlez, et faites selon l'art dix-huit pilules.
A prendre trois le soir, en se couchant.

Le soufre, l'arsenic, seront toujours réservés pour les sujets dont le catarrhe est lié à l'herpétisme, et les exemples en sont fréquents ; mais comme j'ai déjà traité ce sujet ailleurs, je n'y reviendrai point ici.

Ainsi, messieurs, nous mettrons en usage, chez notre malade : 1° les cautérisations pharyngées et latérales de l'embouchure de la trompe, répétées tous les deux ou trois jours, jusqu'à ce que toute trace de rougeur et d'engorgement extérieur appréciable ait entièrement disparu.

2° Le malade prendra matin et soir dans une tasse de tisane de houblon une cuillerée à bouche d'un sirop ainsi formulé :

Pr. Sirop d'écorces d'oranges . 200 grammes.
Iodure potassique . . . . . 5 grammes.

Mêlez.

On suspendra les doses aussitôt que le coryza iodique se montrera.

Puis on les reprendra quand il sera passé, et ainsi de suite, jusqu'à ce que l'amélioration se prononce.

3° Deux fois par semaine, le soir, le malade prendra trois des pilules précédemment formulées.

4° Le traitement particulier de l'obstruction consistera à injecter d'emblée, et sans perdre de temps, des vapeurs chaudes avec le chlorhydrate d'ammoniaque.

Pendant l'insufflation de la trompe, le chirurgien explorera l'oreille correspondante attentivement, et avec l'otoscope, cherchant ainsi à épier le moment où les premières bulles de vapeur viendront à pénétrer dans la caisse.

Aussitôt que l'otoscope transmettra cette crépitation caractéristique, le résultat est assuré, il n'y a plus qu'à persévérer dans l'emploi des mêmes moyens. En général, la durée de ce traitement varie de un à deux ou trois mois de soins assidus.

En ce qui concerne le régime, il n'y a rien de particulier à prescrire ; un peu de vin, de la viande, éviter le froid, l'humidité. Nous avons conseillé à notre malade de porter de la flanelle sur la poitrine, des bas de laine et des sabots. — Le traitement fut commencé le 10 mai.

Le 1er juin, les vapeurs commençaient à pénétrer dans la caisse.

A la fin de juin, la guérison était complète, la perméabilité de la trompe gauche était rétablie.

La montre était entendue presque à la distance normale (60 à 70 centim.); or, avant le traitement, le malade n'en percevait les battements qu'à 3 et 4 centimètres.

Seulement, nous avons recommandé au malade de venir de temps en temps se soumettre à une exploration convenable, afin de prévenir en temps opportun toute tendance à la récidive.

Car les récidives, on le sait, sont extrêmement fréquentes dans les affections de nature catarrhale, et on ne saurait trop recommander aux malades de prendre toutes les précautions possibles pour les éviter.

CHAPITRE XIX.

DE L'OTITE INTERNE CATARRHALE ET PHLEGMONEUSE. TRAITEMENT.

La cavité de la caisse de l'oreille est revêtue, comme nous l'avons vu plus haut (page 73), par une membrane essentiellement muqueuse; la plus légère inflammation de cette membrane augmente la sécrétion naturelle qui lui est propre, ainsi que celle des autres cavités de l'oreille, de la trompe, des cellules mastoïdiennes, et même du liquide renfermé dans le labyrinthe.

Dans l'état normal ou physiologique, les mucosités sécrétées à la surface de la membrane muqueuse de la caisse trouvent une issue par la trompe d'Eustache qui leur livre passage, malgré l'étroitesse de son calibre; même il n'est pas rare de rencontrer des sujets chez lesquels des mucosités trop abondantes, trop visqueuses et trop épaisses, engluent pour ainsi dire la lumière du conduit naturellement très-étroit, puisque sa partie moyenne ne mesure que 1/2 millimètre en largeur. Ajoutons que la tuméfaction inséparable de toute inflammation vient encore rétrécir ce conduit ostéo-membraneux; il en résulte alors une cavité sans ouverture qui s'emplit d'une matière sécrétée plus ou moins épaisse et irritante qui, ne trouvant plus à s'écouler par l'issue naturelle que lui offre la trompe d'Eustachi, va refluer dans les cellules mastoïdiennes, vers le labyrinthe, et repousse en dehors la cloison tympanique. Il en résulte des douleurs excessivement aiguës, des symptômes cérébraux et même généraux d'une extrême gravité. De plus, la membrane du tympan est bientôt rompue, déchirée, souvent détruite en totalité; les osselets n'étant plus soutenus, sont entraînés par la suppuration ; des abcès à l'apophyse mastoïde, d'une durée interminable, et une surdité profonde et plus d'une fois irremédiable, tels sont les accidents de l'otite interne grave que nous avons à redouter, surtout quand elle revêt le caractère phlegmoneux aigu. Cette phlegmasie, beaucoup plus grave que celle qui attaque le conduit auditif, ou l'*otite externe*, peut se terminer par une sécrétion muco-purulente locale et sans être accompagnée de graves désordres; mais elle peut aussi se terminer par une suppuration abondante et presque sans fin, quand un traitement mal conçu a été mis en usage au commencement de la maladie.

Cette question de thérapeutique dans les otites est une des plus importantes à étudier pour le praticien ; premièrement, parce que c'est une maladie très-commune, très-grave dans ses symptômes et surtout au point de vue de sa terminaison ; car elle peut déterminer ou une surdité incurable, ou même la mort de celui qui en est atteint. Les moyens usuels et communément employés, sangsues, vésicatoires, injections émollientes, ne sont guère utiles que tout à fait au début : une fois l'otite bien caractérisée et l'épanchement établi dans la caisse, si l'on veut sauver l'organe, il faut sans retard recourir à d'autres moyens.

Déjà, en 1854, dans un mémoire présenté à l'Académie des sciences (1) ; et en 1857, dans mon *Traité pratique* (2), je recommandais la ponction de la membrane du tympan comme un excellent moyen de combattre l'otite catarrhale au début, surtout quand elle est accompagnée de douleurs suraiguës et d'un épanchement abondant de mucosités dans

(1) *Études d'anatomie et de pathologie, pour servir à l'histoire des maladies de l'oreille* (mémoire couronné).

(2) *Traité pratique*, p. 241 et suiv.

la caisse. Cet état de tension de l'oreille moyenne, ces douleurs excessives, bien différentes de l'otalgie ou névralgie de l'oreille, ont en effet un cortége de symptômes anatomiques qui, bien interprétés, ne peuvent laisser de doute dans l'esprit d'un médecin expérimenté ; tout le diagnostic est là, et le traitement lui-même en ressort bien évidemment.

Quelques détails sont pourtant nécessaires, mais je serai bref, et si vous voulez bien vous pénétrer des considérations suivantes, il vous sera impossible de confondre l'otite et l'otalgie, quand un de ces cas difficiles sera soumis à votre observation.

Ainsi, dans l'otalgie, il y a toujours une dent cariée, surtout à la mâchoire inférieure, ou bien une dent de sagesse en souffrance, et la douleur d'oreille suit dans ses paroxysmes la douleur de dent. Les membranes et conduits de l'oreille sont à l'état normal.

Dans l'otite, point de douleur de dents ; mais douleur, rougeur et tuméfaction de l'oreille (pavillon et apophyse mastoïde), chaleur et sensibilité des téguments à la plus douce pression.

Dans l'otite, le signe le plus important est celui qui est révélé dès le début par l'inspection méthodique de la cloison tympanique.

Cette cloison, d'un aspect brillant, translucide, avec des tons irisés, à l'état normal, est devenue terne, couleur du silex. Le triangle lumineux a disparu complétement.

De nombreux vaisseaux encadrent la circonférence du tympan, sous la forme d'un liséré rougeâtre ; mais on ne les voit pas pénétrer dans les feuillets de la membrane. Il n'y a pas non plus d'épanchement interlamellaire, mais seulement opacité de la cloison.

La forme de ce diaphragme présente aussi un changement remarquable et très-important à noter : la surface externe que l'on voit au fond du conduit auditif et qui est concave vers le milieu, avec une dépression ombilicale bien manifeste, est devenue tout à fait bombée et fait saillie au fond du conduit, c'est-à-dire en sens inverse de l'état physiologique. Cette voussure de la cloison est caractéristique et indique un état de réplétion de la caisse.

Si en ce moment, et l'œil fixé sur la membrane, vous engagez le malade à faire un effort pour se moucher, vous ne voyez aucun changement se manifester dans la cloison; si vous répétez cette exploration une seconde fois, en appliquant votre oreille contre celle du patient, nul bruit, nulle crépitation quelconque ne se fait entendre dans la caisse.

La trompe est donc oblitérée par suite de la tuméfaction de la membrane muqueuse de cette cavité, et ce fait n'a rien de surprenant, quand on se rappelle que l'ouverture intra-tympanique de la trompe d'Eustachi n'a guère plus d'un 1/2 millimètre de diamètre. Or, le moindre gonflement de la membrane muqueuse de la caisse pouvant déterminer l'oblitération de cet orifice presque capillaire, la cavité tympanique se trouve alors convertie en une cavité close.

C'est ce qui a lieu dans un grand nombre d'otites, catarrhales surtout. En effet, par suite de la phlegmasie de la membrane muqueuse, la sécrétion se trouvant augmentée, la cavité de la caisse, qui est très-petite, comme chacun le sait, se trouve bientôt remplie, et le muco-pus, après avoir distendu le tambour, cherchera inévitablement à se frayer une issue au dehors.

Si toute communication entre les cellules et la caisse est interrompue momentanément par suite de la tuméfaction de son orifice de communication avec l'apophyse mastoïde, le liquide catarrhal, toujours abondant, vient repousser au dehors la membrane du tympan, la seule des parois de la caisse qui soit susceptible de déplacement. Dans ce pressant danger, une rupture de la cloison est inévitable, avec toutes ses conséquences : suppuration, perforation persistante, chute des osselets, surdité, otorrhée chronique.

Le chirurgien doit donc intervenir quand le malade vient réclamer en temps opportun les secours de son art. C'est à la démonstration toujours nouvelle de cette proposition, démontrée depuis bien longtemps, que les observations suivantes sont destinées.

Obs. LXXXIX. — *Otite catarrhale interne aiguë. — Douleurs violentes. — Distension de la caisse par une collection muco-purulente. — Ponction de la membrane du tympan. — Guérison.* — Le nommé G..., maçon, âgé de vingt-cinq ans, d'une constitution lymphatico-sanguine, vient à notre clinique le 10 février 1863. Il souffre de l'oreille gauche depuis plusieurs jours ; depuis hier la douleur est devenue si violente, qu'il n'a pu dormir un instant pendant la nuit.

C'est un pauvre ouvrier servant les maçons, nouvellement arrivé de la Creuze, sans connaissance et sans ressource aucune à Paris ; il loge dans un garni, rue de l'Hôtel-de-Ville, et se trouve ainsi privé de toute espèce de secours de la part de ses proches.

Voici comment il nous raconte l'origine de sa maladie ; il y a trois jours, par un vent froid, il était occupé à servir les maçons, quand, après être monté à l'échelle et descendu plusieurs fois, portant une lourde charge, il fut saisi, étant en sueur, par un coup de vent, qui le glaça pour ainsi dire complétement.

Dans la soirée, il éprouva quelques légers frissons et ne put souper avec ses camarades. La nuit se passa assez bien ; pourtant il éprouva une sorte de malaise général et une certaine agitation.

Le lendemain, étant allé au chantier, il se sentit courbaturé et put à peine travailler. Dans l'après-midi, une douleur assez vive commença à se faire sentir dans l'oreille gauche et alla toujours en augmentant jusqu'au soir. La nuit fut très-mauvaise ; douleur continuelle dans l'oreille et la tête, fièvre, soif, agitation. Sur le matin, cet appareil de symptômes s'amenda et il put encore se lever. Son premier soin fut d'aller demander conseil chez un pharmacien du voisinage, qui, le voyant si souffrant de l'oreille, lui conseilla de venir à notre clinique.

État actuel. — C'est un homme de bonne constitution, un peu lymphatique, mais cependant robuste, sans trace de scrofule ou de syphilis, il accuse une violente douleur dans l'oreille gauche, et nous fait en peu de mots la narration que nous avons reproduite tout à l'heure.

Les dents sont saines et ne paraissent aucunement être la cause de la douleur vive accusée par le patient.

Le pavillon de l'oreille est rougeâtre, sensible au toucher. L'entrée du conduit auditif est libre, mais sans trace de cérumen.

A l'aide de mon petit spéculum à deux branches, j'écarte doucement les parois du conduit auditif, qui est sensible à la pression, mais sans gonflement bien prononcé.

Il n'en est pas de même de la cloison tympanique ; cette cloison est opaque, de la couleur du silex ; elle est encadrée de vaisseaux rouges nombreux, mais que l'on ne peut suivre dans ses lames, en raison de l'opacité qu'elles présentent. Le manche du marteau n'est plus visible, ainsi que le triangle lumineux ; mais le symptôme le plus remarquable est la projection avec saillie de la membrane du tympan en dehors et faisant comme hernie au fond du conduit auditif.

Cette forme, cet aspect de la membrane, comparés par la pensée avec la forme et l'aspect que sa face externe présente à l'état physiologique et aussi avec celle du côté droit qui est normale, ne peuvent laisser aucun doute dans l'esprit du praticien : il y a réplétion de la caisse par une collection muco-purulente.

En faisant expirer et moucher le malade, l'oreille ou l'otoscope appliqué contre l'oreille du patient, il devient manifeste que l'air ne pénètre pas dans la caisse. En effet, pendant cette exploration, on n'entend aucune espèce de bruits, ni secs, ni muqueux, ni de gargouillement. La trompe est donc oblitérée, et en rapprochant de ce fait les symptômes précédemment observés et énumérés, on arrive nécessairement à cette conclusion, que l'obstruction de la trompe est aiguë et reconnaît pour cause l'inflammation catarrhale de l'otite qui a envahi la caisse ; on comprend aussi facilement comment l'épanchement muqueux, renfermé dans cette cavité, ne trouvant aucune issue, par suite de l'obstruction de la trompe, distend la paroi externe, la seule susceptible de déplacement, et menace de la rompre pour s'épancher au dehors.

En examinant les fosses nasales et la gorge, nous ne trouvons aucune rougeur et le malade ne se rappelle pas avoir été enrhumé depuis longtemps.

La sonde en gomme, introduite dans l'orifice pharyngien de la trompe et aussi loin qu'elle peut pénétrer, ne permet pas à l'insufflation convenablement pratiquée de faire pénétrer la moindre bulle d'air dans la cavité tympanique. L'obstruction était donc bien certainement complète.

La surdité de ce côté était parvenue au plus haut degré, le malade ne pouvant pas même percevoir les battements d'une grosse montre appliquée fortement sur l'oreille.

Il y avait deux parties à prendre, celui de la temporisation (cataplasmes, émollients, vésicatoires, etc.).

Mais, instruit par l'expérience, je ne songeai réellement à ce parti que pour le rejeter. En effet, les accidents étaient pressants : la douleur suraiguë, la réplétion et la distension de la caisse, la voussure de la membrane tympanique, en étaient la preuve, et en temporisant on pouvait craindre de voir la cloison déchirée ou détruite, etc.

En conséquence, la ponction de la membrane du tympan fut décidée, et je la pratiquai à l'instant et par le procédé décrit dans la première partie de ces leçons (1). Seulement ici, comme c'était le segment antérieur de la membrane dont la saillie était le plus prononcée, ce fut à la partie antérieure et inférieure, au-dessous et un peu en avant du manche du marteau, que je fis pénétrer l'aiguille à cataracte dont je me sers habituellement.

A peine la pointe eut-elle pénétré horizontalement de 2 millim. environ que je la retournai sur son axe, pour agrandir l'ouverture par une simple pression sur la lèvre inférieure de la petite plaie. Plusieurs gouttes de pus jaunâtre et visqueux tombèrent dans le conduit auditif entre les valves du spéculum.

Ce pus ayant été enlevé à la faveur d'un petit pinceau, on enfonça mollement des boulettes de coton jusque sur la membrane ponctionnée, et de manière à exercer sur sa surface une douce pression.

Fumigations émollientes par les narines.

Des doses de calomel et d'opium sont prescrites d'après la formule :

(1) *Leçons cliniques*, 1re partie, p. 32.

Pr. Calomélas . . . . 25 centigr.
Extrait thébaïque . . . . 10 centigr.
Sucre pulvérisé . . . . . 5 grammes.

Mêlez et divisez en dix paquets.

Un toutes les deux heures.

Repos, bouillon, lait.

La nuit fut excellente, plus de douleur.

Le pansement fut laissé en place jusqu'au quatrième jour. Après l'avoir enlevé, nous constatons que la petite plaie est cicatrisée ; toutefois nous pensons qu'il est utile de continuer la compression, et de nouvelles boulettes de coton sont maintenues dans le conduit auditif.

La cloison, que nous avions pu examiner à loisir pendant la durée de ce pansement, était revenue à sa place ordinaire, sans plus présenter de saillie, ni de projection au fond du conduit auditif externe.

Mais, en explorant la trompe avec ménagement, nous constatons qu'elle n'est pas encore libre ; c'est pourquoi des fumigations aromatiques sont dirigées, à travers les fosses nasales et au moyen du cathéter, jusque dans son embouchure pharyngienne. En même temps la partie supérieure du pharynx est humectée et même badigeonnée une fois par jour avec une petite éponge trempée dans la solution suivante :

Pr. Eau distillée . . . . 30 grammes.
Azotate d'argent . . . 1 gramme.

Mêlez.

Un purgatif drastique est donné tous les deux jours, d'après la formule :

Pr. Rés. scammonée . . . . } aa 1 gramme.
— aloès . . . . }
— gomme-gutte . . . . }

Mêlez et faites selon l'art des pilules de 20 centigr.

A prendre deux le soir, en se couchant.

Le même jour de ce traitement, c'est-à-dire le 20 février, le malade était complétement guéri. — Membrane du tympan entière et translucide ; trompe d'Eustachi libre. — Montre entendue à la même distance du côté malade que du côté sain.

Cette observation est vraiment démonstrative, si l'on veut bien considérer les résultats obtenus et les comparer à ceux observés chez les sujets, dont l'oreille, pendant la même maladie, a été ou abandonnée aux efforts impuissants de la nature, ou soumise au traitement banal, pourtant usuel, par les cataplasmes, les instillations d'huile de lis tiède, etc.

Chez ces derniers, la membrane du tympan est vite perforée et détruite même, et l'audition reste fort compromise malgré de nouveaux soins éclairés, sans doute, mais administrés trop tard.

Plusieurs observations semblables ont été recueillies à ma clinique et sont tout aussi concluantes ; mais pour ne point fatiguer votre esprit par une répétition peut-être inutile et dans tous les cas fastidieuse, je vais en rapporter seulement deux autres en peu de mots ; puis, dans un court résumé j'exposerai aussi succinctement que possible les avantages de cette méthode de traitement, et les dangers de la temporisation dans ces cas, qui exigent toujours des secours prompts et dévoués :

Obs. XC. — *Otite catarrhale interne aiguë. — Distension de la caisse par une collection muco-purulente. — Ponction de la cloison. — Guérison.* — Un apprenti bijoutier, âgé de dix-sept ans, habituellement bien portant, fut pris, dans le mois de mars 1864, d'un refroidissement subit et d'un coryza violent.

Dès le lendemain la douleur se faisait sentir dans l'oreille gauche. Cette douleur était assez vive, pour ne laisser aucun repos au malade.

C'est dans ces conditions qu'il fut amené par son patron à la clinique des maladies de l'oreille, le 20 mars 1864.

C'est un grand jeune homme, aux cheveux noirs, au teint blême ; le visage marqué de petites taches de rousseur. Il n'y a point de glandes, ni de traces d'abcès au cou ; point de syphilis, de dartre ni de scrofule. C'est évidemment une affection locale, développée sous l'influence du froid. Le coryza s'est propagé à l'oreille moyenne en suivant la voie de la trompe d'Eustachi, ainsi que cela se voit le plus souvent.

En effet, les fosses nasales sont encore rouges et recouvertes d'un mucus épais et visqueux. Le pharynx présente le même aspect; les amygdales sont de grosseur moyenne, sans inflammation ni engorgement.

Le malade accuse une violente douleur dans l'oreille gauche, sur laquelle nous trouvons appliqué un cataplasme de farine de lin et à l'intérieur du conduit une boulette en coton imbibée d'huile de lis.

Après avoir débarrassé et nettoyé toute l'oreille, nous procédons à l'examen.

L'entrée du conduit auditif est très-douloureuse, quoiqu'il n'y ait pas de tuméfaction ni de rougeur.

Le spéculum et le réflecteur permettent de voir nettement la membrane du tympan, qui est privée de transparence, opaque et présentant au fond du conduit auditif, à la place de la surface concave normale, une double convexité, formant une voussure très-proéminente et divisée en deux compartiments inégaux par la saillie du manche du marteau.

La saillie située en arrière du manche est plus considérable; celle qui est placée en avant est un peu moins saillante.

En faisant moucher le malade, on n'entend pas l'air pénétrer dans l'oreille moyenne; l'expiration forcée ne fait entendre non plus aucun bruit muqueux; la trompe n'est donc pas perméable, et c'est à la tuméfaction inflammatoire aiguë de la membrane muqueuse que cette obstruction doit être attribuée sans aucun doute.

La douleur était si violente qu'elle arrachait des cris à ce jeune homme.

La ponction de la cloison étant nécessaire, je la pratiquai immédiatement.

Trois ou quatre gouttes de pus sortirent par l'ouverture faite à la membrane, et le malade accusa de suite un grand soulagement.

Même pansement que pour les malades dont l'observation a été rapportée précédemment, c'est-à-dire petites boules de coton, mollement enfoncées dans le conduit auditif jusqu'à la surface de la cloison tympanique.

Des doses de calomel et de scammonée sont prescrites pour être consommées dans la journée et suivant la formule :

Pr. Calomélas . . . . 30 centigr.
Rés. scammonée. . . . . 60 centigr.
Sucre pulv. . . . . 3 grammes.

Mêlez et divisez en douze paquets, un toutes les deux heures, dans un peu de tisane de mauve, violette, etc.

Le quatrième jour, nous levons le premier pansement, et l'ouverture artificielle faite à la cloison est entièrement fermée. Pourtant la trompe n'est pas encore perméable à l'air.

En conséquence, nous commençons les cautérisation latérales du pharynx avec l'éponge imbibée de la solution d'azotate d'argent formulée plus haut (page 339). Viennent ensuite et concurremment les fumigations émollientes avec les espèces du même nom et dirigées, en suivant la voie des fosses nasales et par l'intermédiaire du cathéter, jusque dans l'orifice pharyngien de la trompe d'Eustachi.

Les doses prescrites avec le calomel et la scammonée produisirent une copieuse évacuation intestinale, et je ne jugeai convenable de les renouveler que le cinquième jour, afin d'exercer une dérivation douce et salutaire sur le tube digestif et au profit de l'oreille bien entendu.

De leur côté, les fumigations n'étaient pas moins utiles, et vers le cinquième jour on pouvait entendre déjà, pendant l'insufflation de la vapeur, un susurrus léger dans la caisse gauche.

Ce petit bruit augmenta les jours suivants, et nous pûmes enfin, les huitième et neuvième jours, entendre la colonne de vapeur pénétrer dans la cavité tympanique et l'emplir de bruits muqueux. — La guérison était complète.

Dans les deux observations que je viens de rapporter, on a pu voir que l'inflammation catarrhale, à proprement parler, n'avait envahi que la couche superficielle de la membrane muqueuse de la trompe et de la caisse, et cela sous l'influence d'un refroidissement.

Dans l'observation suivante, l'otite, née sous l'influence de la même cause et d'abord catarrhale, ne tarda pas à devenir phlegmoneuse, gagna de proche en proche les cellules et nécessita la perforation de l'apophyse mastoïde.

Obs. XCI. — *Otite interne catharrhale et phlegmoneuse aiguë. — Ponction de la membrane du tympan. — Perforation de l'apophyse mastoïde. — Guérison, avec conservation entière de l'ouïe.* — Le 12 septembre 1864 se présente à ma clinique le nommé D..., âgé de quarante-cinq ans, cantonnier à Suresnes. Il m'est adressé par mon honorable confrère, M. le docteur Marcé, qui exerce la médecine avec distinction dans cette localité.

La femme de ce pauvre malade nous raconte que vers le 25 août son mari était occupé sur la grande route à son état de cantonnier. Le vent était très-froid ; dès la nuit suivante, l'oreille gauche fut le siége d'une vive souffrance ; la douleur a été en augmentant, malgré un traitement rationnel par les purgatifs, les vésicatoires derrière l'oreille, etc. ; enfin, depuis quatre jours et quatre nuits, le malheureux n'a pas eu un instant de repos. Il est tellement abattu qu'il peut seulement confirmer ces détails par un signe de tête. Après l'avoir débarrassé des linges qui lui enveloppent la tête et le cou, nous constatons la pâleur et l'amaigrissement déjà considérables du patient.

C'est un homme blond, assez grand, robuste même, quoique d'une constitution plutôt lymphatique que sanguine ; il n'a jamais eu de maladie sérieuse soit aux oreilles, soit ailleurs. Il ne tousse point habituellement, etc. C'est donc une indisposition accidentelle.

L'oreille gauche, du côté malade, offre une teinte rosée, et qui s'étend jusqu'aux téguments de l'apophyse mastoïde ; une pression même légère exaspère la douleur, qui est continue, avec des redoublements le soir et pendant la nuit. Il y a un peu de fièvre ; la langue est blanchâtre, etc. La surdité est complète de l'oreille gauche, la montre n'étant pas entendue au contact du pavillon, de la tempe, etc.

Le conduit auditif ne présente aucune trace de chaleur ni de gonflement.

Armé d'un spéculum très-petit et à deux valves, je dilate le méat, et à l'aide d'un miroir concave projetant dans l'écartement des valves un faisceau de lumière diffuse du jour, on peut constater qu'il n'y a aucune obstruction dans toute l'étendue du canal; mais la membrane du tympan est opaque, et comme elle ne réfléchit pas la lumière diffuse, nous devons recourir au réflecteur dont je me sers ordinairement. Dans ce cas, en effet, la lumière artificielle est indispensablement nécessaire.

Il devient alors facile de voir la couleur terne de la membrane du tympan, sa projection dans le conduit auditif, vers le fond duquel elle présente une voussure très-bombée. Pendant l'expiration, l'air ne pénètre pas dans la caisse, ce qu'il est facile de vérifier à l'absence de gargouillements ou de râles muqueux qu'on entend habituellement dans ces cas pendant l'expiration forcée, l'action de se moucher, etc.

Pour compléter cette exploration, il eût sans doute été nécessaire d'insister sur l'introduction des sondes en gomme dans la trompe, mais la première tentative ayant échoué, je restai convaincu que l'orifice tympanique de la trompe était momentanément oblitéré par l'inflammation, et comme le malade souffrait beaucoup, il me parut tout à fait impossible de temporiser. Je pris de suite mon parti. Je résolus de pratiquer une ponction à la membrane du tympan, persuadé que cette opération aurait pour résultat immédiat le soulagement du malade; en conséquence, et sans perdre de temps, le segment inférieur et postérieur de la membrane étant bien exposé à la vue au moyen d'un excellent éclairage, j'enfonçai d'emblée la pointe du kystitome ordinaire tenu horizontalement et je le fis pénétrer de 2 millimètres à peu près; puis, agrandissant l'ouverture par une simple pression sur la lèvre inférieure de l'incision, on en vit sortir à l'instant plusieurs gouttelettes d'un pus jaunâtre, peu odorant, mêlé de mucosités et strié de sang.

Le conduit auditif ayant été abstergé et nettoyé, de petites boulettes de coton sont placées mollement au fond du conduit, à la surface de la membrane ponctionnée et de manière à y exercer une douce pression. — Des doses de calomel et de scammonée sont prescrites pour être consommées dans la journée jusqu'à effet purgatif.

Le malade qui avait tant souffert put dormir la nuit suivante et les deux autres nuits consécutives. Mais le quatrième jour nous le voyons revenir en accusant une douleur à l'apophyse mastoïde gauche. Cette éminence est en effet rouge, gonflée, luisante, douloureuse à la pression, et un certain empâtement s'y fait déjà remarquer.

Après avoir débarrassé le conduit auditif des boulettes de coton qui composaient tout le pansement après la ponction, il est facile de s'assurer que la petite plaie est entièrement fermée; la cloison a repris sa place sans saillie ni projection en dehors; la montre est entendue à 20 centimètres.

Mais que s'est-il passé du côté de l'apophyse mastoïde? Il était évident que l'inflammation s'était étendue de la caisse aux cellules, avait pris le caractère phlegmoneux, et qu'un abcès mastoïdien était en voie de formation.

Des frictions avec l'onguent napolitain, des doses de calomel n'ayant point amené de résolution, et la douleur avec empâtement profond ne permettant plus de douter qu'il y eût une collection purulente toute formée, je pratiquai deux jours après la trépanation de l'apophyse mastoïde, en me servant du procédé décrit dans mon *Traité des maladies de l'oreille*. Il en sortit à peu près une cuillerée à café de pus jaune et phlegmoneux, sans odeur.

La sonde, introduite dans la plaie pour en explorer le fond, ne fit découvrir aucun point carié ou nécrosé. Une petite mèche fut cependant placée pour tenir écartées les lèvres de la plaie, et un cataplasme de farine de lin composa tout le pansement.

Les jours suivants, il s'écoula une certaine quantité de pus; la mèche fut retirée définitivement le quatrième jour après l'opération, et le huitième tout était cicatrisé, sans fistule ni exfoliation d'os, accidents, comme on le sait, si fréquents à la suite des abcès mastoïdiens que l'on a abandonnés à la nature ou qui ont été tardivement ouverts. Chose curieuse, mais prévue, l'oreille gauche entendait la montre aussi bien que la droite à plus d'un mètre.

Ces observations ne sont pas les seules qui aient été recueillies à ma clinique relativement à cette question; j'espère, d'ailleurs, bientôt pouvoir les réunir en un faisceau assez imposant qui jettera une certaine lumière sur ce sujet encore controversé.

Je puis seulement dire aujourd'hui que de la statistique qui sera publiée plus loin il ressort que huit ponctions de la cloison ont été pratiquées à ma clinique en 1864, dans des conditions semblables à celle qui fait le sujet de l'observation précédente, et avec le même bonheur.

Il est évident pour moi que ces opérations sont appelées à prendre place dans la pratique journalière, car leur utilité est incontestable et sera bientôt, espérons-le, incontestée.

On se demandera certainement ce qui serait arrivé si la maladie eût été traitée jusqu'à la fin par les moyens ordinaires (vésicatoires, injections de liquides tièdes et mucilagineux). Ici, une expérience déjà longue me permet de répondre catégoriquement : La membrane du tympan, ramollie, se fût déchirée pour livrer passage au pus accumulé sans issue dans la caisse.

Dès lors, l'inflammation, avivée par le contact incessant de l'air extérieur, aurait bientôt augmenté l'écoulement, vicié sa nature, et, le rendant âcre et fétide, aurait détruit le reste de la cloison, entraîné la chute des osselets et une surdité irremédiable, peut-être la phlegmasie du labyrinthe, etc.

Tels sont, en effet, les graves accidents que nous avons le chagrin d'enregistrer tous les jours ; car les malades, qu'on le sache bien, ne viennent le plus souvent réclamer des soins spéciaux qu'après avoir passé au milieu de remèdes inutiles la seule période de leur maladie pendant laquelle on eût pu les préserver, à l'aide d'un traitement opportun et actif, d'une infirmité cruelle, et incurable assurément quand les différentes phases rapportées tout à l'heure se sont malheureusement accomplies.

D'ailleurs j'avais fait pressentir ces conclusions dans la leçon sur les écoulements de l'oreille (page 117). Je ne puis donc qu'engager mes confrères à méditer ce point important de thérapeutique.

En résumé, j'ai exposé dans plusieurs passages les accidents que l'on voit naître à la suite de la rétention du pus dans la caisse, et notamment en traitant des *otites* dans les fièvres graves (1).

Les observations que je deviens de rapporter ont pour but de démontrer clairement l'efficacité du traitement que je préconise déjà depuis longtemps pour combattre ces otites dangereuses dans leurs effets, surtout au point de vue de la conservation et de l'intégrité de l'ouïe. Accumuler les preuves en plus grand nombre me semblerait un hors d'œuvre, surtout à propos d'une question résolue autrefois par Itard (2), et dans le même sens, mais tombée dans un oubli complet en France, grâce surtout aux écrits plus théoriques que pratiques venus d'outre-Rhin, et qui ont faillli nous faire oublier la tradition et les saines doctrines.

CHAPITRE XX.

DES GRANULATIONS DE L'OREILLE.

Définition. — On appelle granulations de petites excroissances charnues, rougeâtres, vasculaires, en général arrondies, sans pédicule, développées sur les membranes externes et internes de l'oreille, et même sur les os qui concourent à la former. — On voit par cette définition des granulations de l'oreille qu'il y a une grande analogie entre ces excroissances charnues et celles que l'on observe à la face

(1) *Traité pratique des maladies de l'oreille*, p. 238 et suiv.

(2) Itard, t. I : *Des otites internes*.

interne des paupières. Ce rapprochement et cette analogie paraîtront encore mieux fondés au point de vue pratique, si l'on veut se rappeler que c'est toujours à la suite de phlegmasies catarrhales, strumeuses, arthritiques, syphilitiques et dartreuses invétérées qu'on les voit apparaître, sur les surfaces cutanéo-muqueuses de ces deux appareils des sens. Mais il faut ajouter que dans l'oreille il y a un élément de plus et très-important qui vient compliquer souvent la maladie, par les altérations secondaires dont il peut devenir le siége : je veux parler du squelette osseux ; car l'anatomie nous montre que les os du conduit auditif et de la caisse sont en contact direct avec les membranes qui entrent dans la structure de l'oreille. Or, dans un grand nombre de cas les granulations, après être restées plus ou moins longtemps confinées aux parties molles et membraneuses de l'oreille, finissent par s'étendre aux parties dures et osseuses sous-jacentes, quand la cause qui les a fait naître et les entretient n'a pas été combattue par des remèdes appropriés. C'est là une vérité grave et que nous rappellerons plusieurs fois.

Siége des granulations de l'oreille. — Les granulations de l'oreille ont pour siége :

1° La membrane du conduit auditif dans toute son étendue, et principalement les zones inférieures et latérales occupées par les glandes cérumineuses, pilifères et sébacées. L'expérience nous apprend, en outre, que le plus souvent c'est à la suite des petits abcès folliculaires du conduit auditif, négligés ou mal traités, que l'on voit apparaître les granulations isolées et solitaires (*otite externe glanduleuse*).

A la suite du catarrhe diffus de ce même conduit auditif, surtout quand il est devenu chronique, les granulations sont multiples, extrêmement petites, et rappellent tout à fait la surface de la peau de chagrin. — Dans ce cas, le flux puriforme est très-abondant, fétide, strié de sang (otite dartreuse, scrofule cutanée de l'oreille).

2° Les granulations peuvent siéger sur la membrane du tympan. On les rencontre surtout à la suite de la *myringite* scrofuleuse qui a longtemps occupé la cloison, et surtout pendant et après la cicatrisation des *phlyctènes* (1) : leurs points d'élection sont très-variables, et l'on peut dire que dans ce cas les granulations se montrent sur toute la surface de la membrane et en nombre restreint : pourtant elles végètent plus particulièrement sur son limbe et à sa circonférence, là où la peau se continue sans démarcation bien tranchée avec le feuillet épidermique ou épithélial de la membrane du tympan. Mais on les voit aussi souvent le long du manche du marteau, sous la forme d'une bande rouge, parsemée de petites éminences comme papillaires. Ce fait, dont j'ai été bien des fois témoin, me confirme dans la pensée que j'ai émise ailleurs (2), à savoir : que la bande cutanée et triangulaire qui se réfléchit de la partie ou pôle supérieur du conduit auditif sur la cloison ne contient pas seulement de l'épithélium, mais aussi très-probablement une partie des éléments du derme. Là encore il y aurait donc hypertrophie de tissus. Ajoutons que l'existence de nombreux éléments de tissu lamineux faciles à constater dans cette zone de la membrane du tympan, et très-disposés à la multiplication pendant les phlegmasies, ne permet guère de doute à cet égard.

Je sais bien, il est vrai, que des assertions théoriques contradictoires ont été émises chez nos voisins, et surtout

(1) *Leçons cliniques*, 1re partie, p. 50 : *De la maladie scrofuleuse du tympan.*

(2) *Recherches d'anatomie pour servir à l'histoire des maladies de l'oreille* et *Traité pratique*, 1857.

en Allemagne; mais je n'en persiste pas moins dans mon opinion, qui se trouve corroborée chaque jour et depuis bien longtemps par l'observation des malades.

Cette raison est certainement la meilleure.

3° Les granulations ont leur siége le plus fréquent sur la membrane muqueuse de la caisse. — Pendant le cours des otites catarrhales, scrofuleuses, syphilitiques, dartreuses; pendant la durée, et après la guérison des gourmes, des fièvres éruptives (rougeole, scarlatine, variole, fièvre typhoïde); quand une suppuration longtemps prolongée des membranes de l'oreille a détruit en partie ou en totalité la cloison tympanique, on voit très-fréquemment les granulations naître et se développer. C'est de la membrane muqueuse de la caisse qu'elles tirent leur origine, et, en général, elles sont multiples, arrondies, rouges, luisantes, de la grosseur d'une tête d'épingle à leur début. Mais elles peuvent acquérir rapidement des dimensions plus considérables, et après un temps parfois assez court, elles s'allongent, se moulent, pour ainsi dire, sur les parois du conduit auditif qui leur sert de filière et les conduit insensiblement au dehors. Si l'on vient à les examiner à cette période de leur évolution, on a sous les yeux : soit un polype, quand l'excroissance morbide est encore limitée par ses racines à la muqueuse de la cavité tympanique; soit un fongus, quand une ostéite vasculaire du rocher et surtout des cellules a été le point de départ de cette grave affection. Cette manière d'envisager les polypes de l'oreille, que j'ai exposée le premier en France, dans la première édition de mon *Traité pratique des maladies de l'oreille*, a été vivement contestée en Allemagne et aussi en France, où les auteurs les plus accrédités professent encore : que les polypes de l'oreille ont pour point d'origine unique la membrane du conduit auditif. Mais les faits cliniques démontrent jusqu'à l'évidence l'erreur de cette assertion trop absolue.

4° Les granulations ont leur siége et leurs racines sur les os mêmes du conduit auditif et du rocher. A la suite des affections scrofuleuses, profondes et malignes de l'oreille, quand les membranes ont été détruites par places, et surtout dans une assez grande étendue ; quand les surfaces osseuses du conduit, de la caisse, l'entrée des cellules mastoïdiennes, ont été dénudées, frappées d'ostéite ou de nécrose, on voit aussi naître des granulations qui se développent sur les surfaces osseuses altérées. Ce sont des excroissances charnues assez grosses, mollasses, fongueuses, mûriformes, presque insensibles, saignant au moindre attouchement (1) ; la quantité de sang qu'elles laissent échapper, soit spontanément, soit quand on les irrite, est toujours considérable, et plus d'une fois l'hémorrhagie a été mortelle : surtout quand un séquestre du rocher a causé l'ulcération de la carotide interne ou du golfe de la veine jugulaire. J'ai rapporté plusieurs de ces faits dans le numéro du 19 janvier 1864 de la *Gazette des hôpitaux* (2), et démontré comment ces terribles accidents peuvent se produire.

Enfin, on a vu un fongus de la dure-mère faire saillie au fond de l'oreille sous la forme d'une granulation rougeâtre, ressemblant ainsi en apparence à une simple excroissance de nature catarrhale, strumeuse ou syphilitique, et pouvant jeter dans le doute et la plus affreuse perplexité un praticien instruit et expérimenté (3).

Telles sont les considérations qu'il ne faut jamais perdre de vue, relativement au siége des granulations de l'oreille.

CAUSES. — Elles sont générales ou locales. Les causes générales ont été déjà énumérées en partie : ce sont toutes

(1) C'est le *molluscum* de Toynbee.

(2) *Des écoulements de sang par l'oreille.*

(3) Thibaut, thèse. Paris, 1836.

celles des otites ; otite inflammatoire simple, catarrhale, scrofuleuse, arthritique ou goutteuse, syphilitique et dartreuse ; et aussi les fièvres graves ou exanthématiques, rougeole, scarlatine, variole, fièvre typhoïde, érysipèle, qui déterminent souvent des phlegmasies de l'oreille externe et moyenne, des flux puriformes : et finalement des granulations sur les tissus altérés par la suppuration, à la manière des vieux exutoires, des ulcères anciens. Quant aux causes locales atmosphériques, telles que l'action du froid, de l'humidité, ou bien traumatiques, comme l'introduction répétée d'épingles, de cure-oreilles, d'aiguilles, d'allumettes, elles n'agissent guère que comme agents provocateurs, par exemple, en réveillant une phlegmasie mal éteinte, et donnant l'essor à la diathèse qui sommeille ; et dans tous les cas, en déterminant l'apparition de l'otorrhée génératrice des granulations, de la même manière qu'on voit aussi les granulations se manifester aux paupières, à la suite d'un flux catarrhal ou blennorrhagique prolongé ou à la surface d'un vésicatoire longtemps entretenu.

Un des faits les plus curieux de l'influence des causes traumatiques doit trouver place ici :

Obs. XCII. — Je donnais des soins à une jeune enfant de huit à neuf ans, atteinte d'une otite phlycténulaire ou scrofuleuse ; et j'avais recommandé à la mère de la malade d'employer un petit pinceau pour absterger la suppuration des oreilles, toujours si abondante dans cette maladie. Un jour, ayant perdu son pinceau, elle imagina de se servir d'une épingle à cheveux, garnie de coton ; malheureusement, pendant cette petite opération, la pointe de l'épingle blessa la surface de la membrane tympanique, et, quelques jours après, je faisais constater à mes élèves et dans le point piqué la présence d'une petite granulation rosée.

Symptômes. — Ils sont *anatomiques* et *physiologiques*.

Les symptômes anatomiques sont *primitifs* et *secondaires.*

Au nombre des symptômes primitifs il faut citer : la rougeur, la tuméfaction du conduit auditif, de la membrane du tympan. J'ai décrit ailleurs ces symptômes avec toute l'importance qu'ils méritent, et je ne puis qu'y renvoyer le lecteur (1).

Parmi les symptômes anatomiques secondaires, nous trouvons l'écoulement toujours strié de sang, plus ou moins abondant, fétide, quand la cause est de nature scrofuleuse, syphilitique ou dartreuse.

Vient ensuite l'étude de la granulation ou des granulations elles-mêmes : nous avons déjà vu qu'elles sont rarement solitaires ; en général, elles sont agminées, petites, douloureuses, de la grosseur d'une tête d'épingle ou d'un petit pois rond ; multiples, rougeâtres, luisantes ; sessiles, réfléchissant la lumière, surtout quand on fait tomber un rayon de la lumière diffuse du jour sur leur sommet arrondi ou mieux polyédrique ; en outre, elles saignent au moindre attouchement, ou pendant les efforts, les cris, la colère, une marche rapide, l'équitation, souvent encore sans cause connue. Dans certains cas, elles sont agitées de battements isochrones à ceux des artères (2).

Obs. XCIII. — J'ai été consulté dernièrement par un étudiant qui avait au fond de l'oreille gauche des granulations pulsatiles. Il avait perdu en une seule fois un verre et demi de sang, fourni par ces granulations implantées dans la caisse.

(1) *Leçons cliniques*, 1re partie, p. 13.

(2) Le praticien devra bien noter ce symptôme anatomique important. Presque toutes ces granulations sont agitées de battements analogues à ceux des artères. Ces pulsations sont visibles à l'œil nu, et surtout à la loupe, et j'en ai longuement parlé dans mes *Leçons cliniques* (t. I, p. 215 et suiv.).

Chez les personnes du sexe, à l'époque des règles, on voit aussi le sang s'échapper en abondance des granulations de l'oreille.

La perforation de la membrane du tympan est encore un symptôme anatomique dont il faut tenir compte. En effet, cette déchirure indique qu'une otite interne ou seulement externe, chez les sujets lymphatiques ou scrofuleux, a été la cause de l'écoulement précurseur ou prémonitoire des granulations. Il n'est pas rare non plus de trouver la cloison entièrement détruite, et alors un œil exercé, s'aidant du spéculum et du réflecteur, peut explorer directement la cavité tympanique, et constater avec la plus grande facilité le nombre des granulations, la grosseur, le point d'implantation, la couleur de ces productions morbides, etc., etc. Enfin, je dois mentionner l'existence d'un ou plusieurs ganglions engorgés, et que l'on trouve au-dessous du lobule de l'oreille (ganglions sublobulaires). La présence de ces ganglions est constante; souvent on n'en trouve qu'un seul, quelquefois deux, rarement trois; ils ne dépassent guère en grosseur un pois rond. Ils sont très-durs et marquent, en quelque sorte, un triangle dont le sommet correspond au lobule. La pression les rend douloureux, et, chose remarquable, la douleur s'irradie de suite dans l'intérieur de l'oreille et le patient ne manque pas d'accuser une vive souffrance dans cet organe.

Symptômes physiologiques. — Ces symptômes sont : la douleur, la chaleur, l'éréthisme, les bourdonnements et la surdité. La douleur manque rarement.

Le lieu qu'elle occupe mérite une sérieuse attention : elle se fait sentir au tragus pour les granulations du conduit, à l'hélix quand elles recouvrent la cloison, à l'apophyse mastoïde quand les cellules mastoïdiennes malades leur ont donné naissance. Enfin, tout le côté correspondant du crâne est le siége de la douleur quand la caisse et les os du rocher sont envahis par les granulations.

La chaleur, l'éréthisme, les bourdonnements, n'ont ici aucun caractère particulier. Notons seulement que les bourdonnements coïncident toujours avec les granulations pulsatiles dont il a été question plus haut. Quant à la surdité, elle est en rapport direct avec les altérations anatomiques : peu marquée quand les granulations sont limitées au conduit auditif, elle est plus prononcée quand la membrane du tympan est envahie, et surtout perforée; elle devient presque complète quand une affection scrofuleuse ou syphilitique, ayant détruit la cloison tout entière, ainsi que les osselets, la membrane muqueuse de la caisse est comme criblée par les granulations.

Quelques-unes de ces granulations de la caisse méritent une mention spéciale en raison de leur importance au point de vue du traitement à instituer.

Voici ce qu'une expérience déjà longue m'a enseigné à ce sujet :

Les granulations qu'il faut apprendre à distinguer particulièrement sont : 1° celles qui se développent sur les bords d'une perforation du tympan, en voie de réparation ; 2° celles que l'on voit étalées autour de la platine de l'étrier et qui le protégent au milieu des altérations étendues que l'oreille a subies dans le cours d'une otite grave, par exemple ; 3° celles qui obstruent plus ou moins l'orifice intra-tympanique de la trompe d'Eustache ; 4° celles qui sortent des cellules mastoïdiennes pour s'étendre dans la cavité tympanique.

Avec une certaine habitude d'explorer l'oreille et avec de bons instruments, un chirurgien attentif pourra le plus souvent constater les particularités précédentes, et il comprendra aisément que s'il est permis de détruire les granulations de la trompe et des cellules, il faut bien se garder de toucher à celles qui végètent, soit sur les bords de l'étrier, soit autour d'une perforation ; en effet, l'étrier étant le dernier vestige de la fonction, puisque les autres osselets sont tombés depuis longtemps, il y aurait crainte extrême pour le malade de perdre le peu d'ouïe qui lui reste, grâce à un traitement inopportun et même dangereux.

Les complications des granulations de l'oreille sont : les abcès sous-périostiques du conduit auditif, les abcès mastoïdiens, l'ostéite, la carie, la nécrose du rocher, la paralysie faciale, la méningite, les abcès du cerveau ; mais surtout l'hémorrhagie, qui peut être mortelle. Nous avons traité assez amplement de ces accidents au chapitre de l'otorrhée de notre *Traité pratique ;* nous ne reviendrons point ici sur ce sujet, et nous prions le lecteur de relire le passage cité.

Diagnostic. — Le diagnostic de la granulation elle-même résulte de tout ce qui a été dit précédemment, et surtout de l'exploration directe de l'oreille. Inutile de répéter en ce moment qu'en s'aidant des moyens convenables, surtout d'un bon spéculum à deux branches et d'un excellent éclairage, le praticien pourra facilement, et dans tous les cas, reconnaître l'excroissance charnue, quelle que soit son implantation (conduit auditif, tympan, caisse, cellules).

Une seule maladie du conduit auditif pourrait quelquefois jeter dans l'incertitude le chirurgien, s'il n'était pas prévenu de la possibilité de cette méprise : je veux parler des abcès folliculaires du conduit. Ces abcès, petits comme une graine de chènevis, quand ils sont arrivés à maturité et sur le point de s'ouvrir, ressemblent à une granulation. Ils sont petits, arrondis, rougeâtres, luisants ; et souvent ce n'est qu'en cherchant à les explorer avec le stylet qu'on en voit sortir une gouttelette de pus et que le doute est dissipé.

Un autre cas peut se présenter et causer au praticien la

plus grande déception : Un malade vient consulter, et vous raconte qu'une de ses oreilles ou les deux à la fois ont été affectées d'un flux puriforme, souvent mêlé de sang ; que maintenant, il est vrai, ses oreilles ne coulent plus ; mais que, cependant, il entend moins. Vous examinez l'oreille, et vous voyez, au fond du conduit, une masse noirâtre, concrète, qui paraît au premier abord être du cérumen durci, ce qui est vrai ; mais ce cérumen stratifié n'offre qu'une couche de peu d'épaisseur, et, après l'avoir enlevé, vous trouvez que les parties qu'il recouvre sont le siége de granulations ; si, par inadvertance ou précipitation, vous avez promis au malade de lui rendre l'ouïe en enlevant ce cérumen, il vous sera impossible de réaliser cette promesse, et la confiance du malade en sera fort ébranlée. J'ai commis cette faute autrefois, quand j'étais jeune et plein d'ardeur ; je la confesse sans remords.

Quant au diagnostic différentiel, il n'est pas toujours facile, et le praticien devra, au préalable, résoudre les deux questions suivantes :

1° Quel est le siége anatomique de la granulation ?

2° Quelle est sa nature ?

Examinons ces deux points.

1° Si les granulations se sont montrées dans le cours d'une otite externe, catarrhale ou blennorrhagique, et qu'elles soient d'origine récente, il n'y a pas de doute possible ; elles sont superficielles et ont leur siége dans les glandes cutanées du conduit auditif.

Si la cause est la même, et que la durée soit déjà ancienne, le périoste et les lamelles superficielles du conduit osseux pourront être atteintes par l'inflammation, sans qu'aucun signe extérieur puisse d'abord en donner la certitude. L'exploration avec le stylet pourra seule lever tous les doutes.

Quand les granulations occupent la membrane du tympan, il est évident qu'elles tirent leur racine du feuillet cutané; mais la cloison est si mince dans son épaisseur que les trois lamelles qui concourent à la former sont bientôt envahies.

Enfin, la cloison étant détruite, et la muqueuse de la caisse étant bien certainement le siége des granulations, il reste à savoir si la muqueuse seule a produit, par l'hypertrophie ou la multiplication de ses éléments conjonctifs, l'excroissance ou les excroissances qui s'offrent à la vue. Ici, le stylet mousse, employé avec la plus grande douceur, pourra encore permettre de reconnaître cette disposition.

Dans le cas où les os seraient malades, cet instrument donnerait de plus, à la main, la sensation caractéristique de l'ostéite et de la nécrose.

Pourtant il faut savoir que ces explorations ne sont pas exemptes de dangers, et doivent être faites avec une extrême modération.

Mais la granulation que l'on aperçoit au fond de l'oreille peut aussi être l'expression symptomatique d'un fongus de la dure-mère? Dans ce cas, le praticien devra s'assurer s'il n'existe pas un relief sur un des points voisins du crâne, car tous les autres signes, tels que la céphalalgie, les douleurs, etc., peuvent faire complétement défaut.

Obs. XCIII. — *Fongus de la dure-mère. — Excroissance au fond du conduit auditif. — Erreur de diagnostic.* — Une fille de dix-sept ans avait depuis son enfance une tumeur dans la région pariétale droite. Vers la fin de sa seizième année, plusieurs hémorrhagies avaient lieu par le conduit auditif externe du même côté. En examinant le fond de cette oreille, on y découvrit une excroissance molle, charnue, rougeâtre, d'où suintait le sang. Les chirurgiens pensèrent qu'il sagissait d'un anévrysme, surtout en raison des battements que la malade accusait dans le côté correspondant de la tête. La ligature de la carotide ayant été pratiquée, la malade succomba le dixième jour à une hémorrhagie foudroyante.

A l'autopsie, on trouva que l'excroissance du fond de l'oreille n'était autre qu'un fongus du rocher et de la dure-mère qui le recouvre ; il s'étendait depuis la face inférieure du rocher et supérieure du conduit auditif, auxquels il adhérait par des prolongements très-forts jusqu'à la fosse temporale, au-dessus de l'articulation de la mâchoire inférieure. La base du crâne offrait une altération bien remarquable : le rocher avait triplé de volume, son tissu était mou, friable, aréolaire, spongieux, d'un rouge semblable au corps caverneux.

On pouvait suivre les nerfs acoustique et facial jusqu'au trou auditif interne, mais non au delà : ils se perdaient dans la tumeur (1).

2° Quant à la *nature* des granulations, c'est dans l'examen des commémoratifs, de l'état diathésique du sujet, que le praticien puisera les plus vives lumières et la certitude dont il a besoin pour instituer un traitement rationnel.

Les causes traumatiques ou atmosphériques, l'élément catarrhal, scrofuleux, syphilitique, dartreux, seront tour à tour interrogés, et l'habitude entière du patient scrutée avec toute l'attention possible.

Quant à la structure des granulations, voici l'analyse histologique faite par M. le professeur Robin :

Le tissu de ces végétations ou fongosités de l'oreille était mou, d'un gris rosé, facile à dilacérer, à déchirure filandreuse, et rendant comme muqueuse l'eau dans laquelle on le déchirait. Ce tissu était composé d'une trame de fibres lamineuses (ou de tissu cellulaire), les unes isolées, les autres en faisceaux, mais la plupart en nappes assez larges, à fibres peu serrées. Dans ces faisceaux et ces nappes il y avait des corps fibro-plastiques fusiformes, mais en petit nombre seulement; les fibres et les faisceaux qu'elles formaient étaient entrecroisés en toutes directions et circonscrivaient des mailles de dimensions diverses, traversées par de nombreux capillaires sanguins encore pleins de leurs globules. Beaucoup de

(1) Lisfranc, *Clinique chirurgicale*, t. I.

capillaires accompagnaient les faisceaux et les nappes de fibres lamineuses mentionnées plus haut.

Dans les mailles circonscrites par ces divers éléments existait une grande quantité de substance amorphe, finement grenue, grisâtre, se gonflant rapidement au contact de l'eau. Cette substance était parsemée d'un grand nombre de leucocytes (globules de pus), la plupart d'aspect et de volume normal; quelques-uns étaient hypertrophiés et contenaient une assez grande quantité de granulations graisseuses. Il n'y avait dans le tissu de ces productions morbides qu'un très-petit nombre de noyaux embryoplastiques (fibro-plastiques). A la surface libre de cette végétation existait une rangée unique de cellules épithéliales pavimenteuses.

En résumé, le produit morbide dont il est question ici est le résultat d'une hypergenèse simple du tissu lamineux, ayant pris la forme polypeuse, différant seulement du tissu lamineux de génération nouvelle par la présence (au sein de la matière amorphe remplissant les mailles limitées par ses fibres) de leucocytes beaucoup plus nombreux qu'à l'état normal.

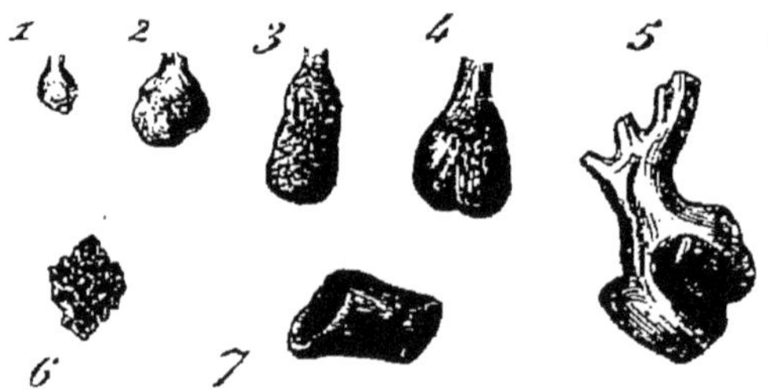

1, 2. Granulations de l'oreille; leur accroissement progressif et leur transformation en polype, 3, 4, 5. — 6. Un séquestre sur lequel le fongus 3 était implanté. — 7. Cornet épidermique représentant le conduit auditif et détaché à la suite d'une instillation d'éther.

PRONOSTIC. — Très-favorable quand on constate une ou plusieurs granulations sur les bords d'une perforation du tympan qui se contracte et se répare : c'est un travail de cicatrisation qu'il est utile de favoriser.

Il est sans gravité dans la granulation de nature inflammatoire et catarrhale simple, développée dans le conduit auditif à la suite d'un abcès glanduleux.

Mais on comprend qu'il commande une extrême réserve, quand la granulation est d'origine herpétique, scrofuleuse, arthritique ou syphilitique. La gravité du pronostic augmente encore si la granulation est ancienne, si elle étend sa racine jusqu'aux tissu osseux ; la gravité est aussi en raison de l'importance fonctionnelle des organes plus ou moins altérés ou détruits par la maladie (*otite, otorrhée*), laquelle prépare l'évolution de l'excroissance morbide en ramollissant les membranes et les os d'où elle tire son origine.

Pour toutes ces raisons anatomiques et physiologiques, la granulation limitée au conduit auditif seul est moins grave que celle du tympan; celle du tympan moins grave que celle qui occupe les parties molles de la caisse et les os qui concourent à la former.

Mais le cas le plus grave entre tous est celui, fort commun d'ailleurs, dans lequel la scrofule, la dartre ou la syphilis, ayant rongé la cloison tympanique, détruit les osselets qu'elle supporte (marteau, enclume); on trouve alors la caisse criblée de granulations ou végétations fongueuses, groupées autour de l'étrier, seul resté en place, et conservant ainsi à l'organe les derniers et plus précieux vestiges de sa structure première et de ses fonctions.

Enfin, dans le pronostic, gardez-vous d'oublier le cas peu probable, mais possible (1), puisqu'il y en a eu des exemples, où la pointe d'un fongus de la dure-mère est venue faire saillie au fond de l'oreille, sous la forme trompeuse d'une grosse granulation ressemblant à une groseille : par exemple, dans le fait rapporté page 358, observation XCIII.

Concluons donc que cette grave question du pronostic est bien loin d'être aussi simple qu'on pourrait se l'imaginer, avant de l'avoir étudié sous toutes ses faces, et il y a matière à réfléchir pour un médecin appelé à donner son avis en pareil cas.

(1) Voyez *Des écoulements du sang par l'oreille* (*Gazette des hôpitaux*, janvier 1864), chap. X.

TRAITEMENT. — Nous devons faire remarquer de suite que certaines granulations guérissent presque toutes seules. Par exemple : celles qui naissent à la suite des abcès glanduleux du conduit auditif, à mesure que l'inflammation qui avait causé l'abcès vient à rétrocéder, l'excroissance diminue d'elle-même ou sous l'influence de moyens simples et doux.

Il y a, en outre, quatre sortes de granulations qu'il faut apprendre à respecter :

1° Celles qui sont destinées à fermer une perforation de la cloison ;

2° Celles qui, au milieu d'une destruction presque complète de l'organe, protégent l'étrier, seul demeuré en place, les autres osselets étant tombés, entraînés le plus souvent par la suppuration ;

3° Celles qui ne sont que l'expansion, au fond de l'oreille, d'un fongus de la dure-mère (cancéreux, comme on le sait) ;

4° Celles qui, implantées sur la paroi interne, antérieure ou postérieure de la caisse, avoisinent de trop près le canal carotidien qui contient la carotide interne, ou l'aqueduc de Fallope traversé par le nerf facial.

Mais les granulations du conduit auditif, de la cloison tympanique, celles qui siégent sur les points de la caisse, autres que ceux indiqués tout à l'heure, doivent être réprimées dans le plus bref délai, et par des moyens appropriés. Si l'on veut bien se rappeler les causes précédemment énumérées, on verra que les granulations d'origine inflammatoire ou traumatique doivent être combattues par les antiphlogistiques : fumigations émollientes d'abord, puis astringentes ; par de légers cathérétiques appliqués à leur surface avec prudence et à de certains intervalles. Parmi les moyens que l'expérience a consacrés, trois méritent la préférence : le sulfate de cuivre, la pierre divine, l'alun calciné, ou la teinture d'aloès appliquée avec un pinceau.

Comme adjuvant, nous prescrivons à l'intérieur quelques doses de calomel, seul ou mêlé au jalap, à la scammonée, au soufre doré, chez les enfants surtout.

Voici nos formules :

N° 1. *Adultes.*

Pr. Rés. de scammonée	}	aa 50 centigr.
Id. jalap	}	
Id. calomélas.	}	
Sucre pulvérisé		4 grammes.

Mêler et faire vingt doses : à consommer en deux jours.

N° 2. *Enfants.*

Pr. Soufre doré	30 centigr.
Calomélas	20 —
Sucre pulvérisé	1 gramme.

Diviser en douze doses : à consommer en deux ou trois jours.

Quant aux granulations qui reconnaissent pour cause le catarrhe, la scrofule, l'arthritis, l'herpétisme, la syphilis, il faut d'abord instituer, pendant longtemps, un traitement général selon la diathèse présumée ou certaine : ainsi, les balsalmiques seront employés dans les affections catarrhales; les iodures, sous toutes les formes, en bains, en douches, en boisson, seront conseillés pour les granulations scrofuleuses.

Les alcalins, le quinquina, le fer, unis ou séparés, de faibles doses d'opium, seront prescrits contre les granulations d'origine arthritique. Le soufre, l'arsenic surtout, et ses préparations à base de soude, seront mis en usage pour mener à bien les granulations herpétiques ; mais le mercure et ses composés fourniront les secours les plus prompts et les plus efficaces, quand il faudra détruire à bref délai les granulations syphilitiques, même invétérées.

Lorsque par ces moyens, sagement combinés et suffisamment prolongés, l'organisme aura été fortement imprégné des précieuses substances que j'énumérais à l'instant, vous serez tout étonnés de voir les granulations s'affaisser d'elles-mêmes, disparaître peu à peu, et parfois assez promptement ; de sorte que le traitement local n'interviendra que tardivement, et seulement pour détruire les derniers linéaments des granulations qui auraient résisté à la puissante action d'un traitement interne bien conçu et bien exécuté.

Parmi les moyens locaux, les cathérétiques doux, cités plus haut, surtout la teinture d'aloès et le sulfate de cuivre, nous ont été très-utiles, et nous les préférons de beaucoup aux caustiques violents, tels que la pâte de Vienne ou de Canquoin. J'ai vu de graves accidents survenir par suite de l'application de ce caustique, et j'en ai cité dernièrement un exemple fort triste (1).

Enfin, certaines eaux minérales m'ont rendu de véritables services, par exemple celles des Pyrénées, dans les cas de granulations catarrhales invétérées, et celles du Mont-Dore, quand l'arthritis et l'herpétisme étaient bien la cause certaine de granulations rebelles et persistantes.

Disons encore que les récidives sont très-fréquentes ; et un malade, atteint une fois de granulations de l'oreille, devra être souvent examiné afin de prévenir un retour offensif.

OBS. XCIV. — *Phlegmasie chronique de cause strumeuse du tympan droit, avec granulations de cette membrane.* — La nommée M..., âgée de quarante-neuf ans, passementière, d'une constitution lympha-

(1) *Résumé statistique des différents cas de maladies d'oreille* (*Gazette des hôpitaux*, 24 novembre 1864).

tique, malade depuis cinq à six mois; sans écoulements d'oreille (du moins on n'en voit pas de trace); elle a eu des convulsions dans l'enfance.

Maladies antérieures : elle a été variolée.

Traitement suivi : nul.

Surdité initiale : la montre est entendue, à droite, à 5 centimètres; à gauche, ouïe normale.

Le 23 août 1864, cette malade nous raconte ainsi son histoire: Réglée à quinze ans, sans difficulté; mariée à dix-neuf ans; elle a eu sept enfants. — Elle est arrivée à l'époque de la ménopause, et depuis cinq à six mois que les règles sont dérangées, l'oreille droite bourdonne et devient dure. Le bourdonnement est comparable au son des cloches; et ces bruits sont quelquefois doubles sans être consonnants (1). — Une céphalalgie continuelle existe depuis longtemps et n'a point encore diminué ou disparu.

État actuel. — C'est une dame assez forte, de petite stature, très-marquée de la petite vérole, lymphatique, blonde, blanche de peau. Les oreilles n'ont coulé que très-peu, il y a longtemps; sa vue est bonne et il n'y a réellement que quatre à cinq mois que le bourdonnement se fait entendre dans l'oreille droite.

Elle n'est point sujette aux rhumes ni aux maux de gorge. — Ce qui la tourmente le plus, ce sont des maux de tête violents et continuels.

Signes anatomiques. — Pavillon bien conformé, pas de cérumen, ni de poils; le tympan droit offre une altération curieuse : il est comme divisé en deux segments pathologiques différents. Le segment inférieur est blanc, opaque; le supérieur est rougeâtre, strié de vaisseaux, serrés en réseau et donnant naissance à de petits bourgeons charnus, très-nombreux, d'un rose vif, de la grosseur d'une pointe d'épingle.

Dans l'expiration forcée, on entend l'air qui pénètre avec peine dans la caisse et donne naissance à un susurrus léger.

Signes physiologiques. — Pas de douleur, le bruit des voitures est douloureux (éréthisme), les bourdonnements sont aigus et incessants; la céphalalgie est vive et continuelle; du côté droit malade la surdité est déjà avancée.

(1) Ce symptôme, qu'on appelle *paracousie*, a été décrit dans notre *Traité pratique*.

Traitement. — Deux ventouses scarifiées toutes les semaines à l'apophyse mastoïde; une cuillerée d'huile de morue, matin et soir.

Le 25 août 1864 la malade a commencé son traitement, et nous y ajoutons une instillation avec 3 à 4 gouttes de la solution de sulfate de cuivre au 30me.

15 septembre. — Amélioration. Le tympan a pris une teinte rosée. Les granulations ressemblent à une fine pointe d'aiguille. — Fumigations avec le chlorhydrate d'ammoniaque dans le conduit auditif et dans la trompe d'Eustachi gauche.

30 septembre. — Le mieux continue. — Même traitement.

A la fin d'octobre, la membrane du tympan gauche a repris sa coloration et son épaisseur normales. La montre est entendue de ce côté à 35 centimètres; plus de bruits dans l'oreille; guérison.

Obs. XCV. — *Double otite strumeuse interne avec phlegmasie des deux tympans et otite catarrhale externe à gauche, avec granulations.* — La nommée L..., âgée de six ans, d'une constitution lymphatique, malade depuis sa tendre enfance, et affectée d'écoulements d'oreille depuis deux ans. Elle a été vaccinée avec succès, a eu la coqueluche.

Le traitement suivi pour les oreilles consiste en un vésicatoire au bras.

Surdité initiale : la montre est entendue, à droite, à 3 centimètres ; à gauche, à 2.

Le 18 juillet 1856, cette enfant de six ans est amenée à la clinique par sa mère. Dès sa plus tendre enfance elle souffre des oreilles ; quoi qu'il en soit, elle parle assez pour donner la certitude qu'elle a bien entendu autrefois.

Signes anatomiques. — C'est une petite fille assez bien conformée pour son âge ; les cheveux sont bruns, les yeux noirs, la gorge est rouge, les amygdales sont assez volumineuses, à droite surtout.

A droite, pavillon bien conformé, méat glabre sans cérumen. Le tympan est opaque, des bruits catarrhaux se font entendre dans la caisse.

A gauche, pavillon bien conformé, un peu de suppuration sur la conque auditive ; le fond du méat présente une assez abondante suppuration. Le tympan est rougeâtre et couvert de petites granulations de la grosseur de pointes d'épingle.

Signes physiologiques. — Douleurs assez vagues. La cophose est presque complète, pas de bruit.

Traitement. — Sirop iodure; tisane de gentiane, régime tonique.

29 juillet. — A gauche, 7 centimètres; à droite, 3. La suppuration continue à être assez abondante et la vascularisation du tympan se montre en plusieurs points.

2 août. — Friction d'huile de croton, demi-goutte, derrière l'oreille gauche.

4 août. — Pustulisation très-abondante. La mère croit que sa fille entend moins.

6 août. — Suppuration abondante dans le méat gauche. Le tympan est blanc jaunâtre, suppuré, comme dans la kératite, se terminant par suppuration; il y a même une petite fissure donnant passage à l'air. Injections d'eau de son.

Le 12 août, il y a encore du côté gauche de la suppuration au fond du conduit auditif, et lorsqu'on a enlevé cette suppuration, on trouve le tympan opaque, blanchâtre, infiltré de lymphe plastique. Il y a de plus une vascularisation prononcée au pourtour de la membrane et au niveau du manche du marteau; on touche le tympan avec la solution de sulfate de cuivre.

15. — Une granulation apparaît sortant de la caisse et faisant hernie à travers la membrane du tympan; rouge, saignante, grosse comme un pois rond; elle s'étale comme un petit champignon à la surface du tympan.

20. — J'en enlève tout ce que je peux avec la pince à bascule; injections de sucre de Saturne dans les deux oreilles : 100 grammes d'eau; 50 centigrammes de sucre de Saturne.

22. — Insufflations de sulfate de cuivre porphyrisé, tous les deux jours, dans l'oreille gauche.

23, 24, 25. — Frictions derrière l'oreille avec la pommade stibiée. Pustulation médiocre.

Du 1er au 22 septembre. — Continuation des insufflations, des injections et du traitement général.

La suppuration diminue, mais l'oreille est très-sensible.

27 septembre. — A la place du sulfate de cuivre en poudre, j'instille quelques gouttes d'une solution contenant 1 gramme de sulfate de cuivre pour 30 grammes d'eau.

Octobre. — Même traitement.

Fin d'octobre. — Plus de suppuration, le tympan a subi une perte de substance à sa partie inférieure, là où s'étalait la granulation.

Mais une cicatrice solide, blanchâtre, s'est formée ; elle adhère au promontoire, entraînant ainsi avec elle vers la paroi interne de la caisse le reste de la cloison.

La petite malade entend la montre, à droite, à 87 centimètres ; à gauche, à 24.

Obs. XCVI. — *Otite double strumeuse avec perforation des tympans et granulations des caisses.* — Le nommé D..., âgé de vingt ans, tailleur d'habits, d'une constitution lymphatique, malade depuis deux ans, a eu des écoulements d'oreille des deux côtés, qui durent encore. Il a été vacciné avec succès.

Le traitement suivi consista en huile camphrée et quelques injections que l'on ne peut préciser.

Surdité initiale : la montre est entendue, à droite, à 10 centimètres ; à gauche, à 12.

Le 19 mai 1856, ce jeune homme nous dit qu'il y a un an, il fut pris de surdité, accompagnée de douleurs, de bourdonnements et d'otorrhée double qui persiste encore. Cette surdité est attribuée par le malade aux refroidissements ; il est sujet aux maux de gorge. On constate aussi une pharyngite granuleuse ; pas de glandes au cou ; orgeolet à chaque paupière.

Signes anatomiques, à droite et à gauche. — Pavillons bien conformés ; méat rouge ; tympans perforés.

Les caisses présentent des granulations rougeâtres, de la grosseur d'une tête d'épingle.

Signes physiologiques. — Pas de douleurs. Bourdonnements.

Traitement général. — Tisane de gentiane ; sirop iodure, une cuillerée à bouche matin et soir.

Traitement local. — Insufflations de sulfate de cuivre porphyrisé tous les deux jours et pendant trois semaines. Guérison des granulations.

Obs. XCVII. — *Otite double strumeuse. — Destruction des tympans. — Granulations.* — Le nommé R..., âgé de vingt-quatre ans, cordonnier, d'une constitution lymphatique, a eu des écoulements d'oreille qui durent depuis dix-sept ans ; il a été vacciné.

Le traitement suivi a consisté en vésicatoires. — Injections.

Surdité initiale : la montre est entendue, à droite, à 10 centimètres ; à gauche, à 6.

Le 11 février 1856, le malade raconte qu'à l'âge de sept ans, sous l'influence d'une maladie qu'il ne peut préciser, un écoulement s'est manifesté et dure encore.

État actuel. — Garçon assez grand, blême, aux formes délicates, à la peau fine, aux cheveux blonds, atteint de blépharite chronique ; les amygdales sont assez grosses, l'isthme du gosier, le pharynx, sont rouges et granuleux. Le malade s'enrhume facilement, il est affecté de coryzas continuels.

Signes anatomiques à droite. — Pavillons bien conformés ; un écoulement abondant, sanieux et sanguinolent se montre au bord du méat ; le tympan est détruit ; des granulations de la grosseur d'une tête d'épingle sortent de la caisse.

A gauche, même destruction de la membrane du tympan et granulations de la caisse.

Signes physiologiques. — Point de douleurs ni de bourdonnements. Éréthisme ; la cophose est presque complète.

Traitement général. — Sirop ioduré, tisane de gentiane. Régime tonique.

Traitement local. — Insufflations de sulfate de cuivre tous les deux jours, pendant six semaines.

Guérison à la fin de mars.

La montre est entendue des deux côtés à 35 et 40 centimètres.

Obs. XCVIII. — *Otite scrofuleuse chronique à droite. — Granulation fongueuse. — Kératite scrofuleuse du même côté.* — La nommée D..., âgée de neuf ans, d'une constitution scrofuleuse, malade depuis deux ans, a eu des écoulements d'oreille qui ont duré deux ans. Le traitement suivi est nul.

Surdité initiale : la montre est entendue, à droite, nullement ; à gauche, ouïe normale.

20 janvier 1865. — Cette enfant a le type scrofuleux ; nez épaté, narines croûteuses, kératite scrofuleuse, photophobie (phlyctènes nombreuses sur les cornées).

A l'oreille droite, otorrhée abondante, otorrhagie fréquente.

De plus, il existe une granulation fongueuse, grosse comme un pois, rouge, saignante, sortant de la caisse et faisant saillie au méat.

Traitement général. — Huile de morue, sirop ioduré, une cuillerée à bouche, matin et soir.

Traitement local. — Instillation de sulfate de cuivre au 30me. Bon régime, vin, viande.

20 février. — Il ne reste plus que les racines, au nombre de trois, et implantées dans la caisse. Tympan détruit. L'ouïe revient ; elle entend à 5 centimètres. Continuation du traitement.

30 mars. — Guérison complète. Entend la montre, à droite, à 20 centimètres.

OBS. XCIX. — *Fongus scrofuleux de l'oreille droite, gros comme une cerise, granuleux et mûriforme, rouge, saignant très-facilement et très-abondamment.* — Le nommé X..., âgé de trente-deux ans, maître de musique, m'est adressé par M. le docteur Chalvet. Ce malade, d'une constitution très-lymphatique, est atteint depuis dix ans d'une otorrhée fétide et abondante. Le traitement suivi a consisté en injections de sulfate de zinc.

Surdité initiale : la montre est entendue, à droite, nullement ; à gauche, ouïe normale.

Le 15 avril 1862. — Otorrhée sanieuse et sanguinolente très-abondante sortant de la caisse droite. Tympan détruit du même côté.

Traitement général. — Iodures. — Huile de morue.

Traitement local. — Cautérisations avec le chlorure de zinc.

Durée du traitement, cinq mois. Pendant ce temps, huit cautérisations au chlorure de zinc ont été faites (1).

Fin août. — Guérison, montre entendue à plus de 30 centimètres. C'est un des plus beaux résultats que j'aie obtenus.

En 1865, il n'y a pas de récidives. La guérison se maintient.

OBS. C. — *Granulations fongueuses de l'oreille droite implantées dans la caisse.* — La nommée B..., âgée de seize ans, polisseuse, d'une constitution très-lymphatique, a eu des écoulements d'oreille depuis son enfance, qui durent encore.

Maladies antérieures : convulsions, fièvre intermittente.

Le traitement suivi a consisté en vésicatoires.

Surdité initiale : la montre est entendue, à droite, au contact ; ouïe normale à gauche.

27 mai 1864. — C'est une assez belle personne, déjà atteinte de la polysarcie scrofuleuse.

L'oreille droite présente une otorrhée datant de l'enfance ; le pus est fétide, abondant et souvent mêlé de sang. Tympan détruit.

(1) Voyez, quant au procédé opératoire, *Leçons cliniques*, 1re partie, p. 181 et suiv.

Il existe un fongus granuleux de la grosseur d'une petite amande, implanté sur le promontoire de la caisse droite. Il saigne facilement et fait saillie presque à l'orifice du conduit.

Du 1er au 8 juin je fis l'application du chlorure de zinc à huit jours de distance.

Le traitement général est suivi en même temps. Huile de morue, iodure, bains salés, vin, viande, exercice au soleil.

24. — Toute la production est tombée ; il y a peu de suppuration et l'on ne voit plus de suintement sanguin.

30. — Une petite chair apparaît encore au fond de l'oreille. Nouvelle cautérisation.

Juillet. — Plus de suppuration.

Août, septembre et octobre. — On trouve encore une granulation persistante sur le promontoire et de la grosseur d'une tête d'épingle.

Trois cautérisations avec l'acide azotique monohydraté.

Fin octobre. — Guérison radicale.

La montre est entendue, du côté droit, à 30 centimètres.

Obs. CI. — *Otite strumeuse à droite. — Grande perforation. — Granulations.* — Le nommé A..., âgé de vingt-cinq ans, jardinier, d'une constitution lymphatique, est affecté d'écoulement d'oreille à droite qui durent depuis dix mois ; il a été vacciné, et a eu la fièvre typhoïde, il y a dix ans.

Traitement suivi : aucun.

Surdité initiale : la montre est entendue, à droite, au contact ; à gauche, ouïe normale.

Le 4 janvier 1856, ce jeune homme se présente à notre clinique et nous dit qu'il toussait depuis longtemps, lorsqu'il résolut d'aller à l'hôpital se guérir de son rhume. C'est alors qu'il fut pris sans cause appréciable de douleurs dans l'oreille droite, puis d'écoulements du même côté.

État actuel. — L'écoulement persiste depuis dix mois chez ce jeune homme d'une constitution lymphatique, affecté peut-être de tubercules, d'après son propre récit : tel est du moins le diagnostic porté sur son affection de poitrine dans plusieurs hôpitaux.

Signes anatomiques. — Pavillon bien conformé. Il y a du pus dans l'oreille droite. Le fond du méat est rouge. Le tympan a disparu presque complétement, et l'on aperçoit au fond de la caisse des bourgeons charnus, assez gros déjà, comme de fortes têtes d'épingle.

Signes physiologiques. — Pas de douleur, pas d'éréthisme. Il a des bourdonnements. On trouve à l'auscultation tous les symptômes d'une tuberculisation avancée.

Traitement. — Éponge calcinée, 2 grammes. Masse de cynoglosse, 1 gramme, pour 36 pilules ; deux pilules chaque soir. Le matin, une cuillerée d'huile de foie de morue.

Le malade n'est pas revenu, et il est probable qu'il a succombé à la phthisie (1). (Il y avait des cavernes au sommet des deux poumons.)

Obs. CII. — *Otite strumeuse droite chronique.* — *Fistule mastoïdienne et fongus granuleux dans le conduit auditif sortant des cellules.* — *Scrofule maligne.* — Le nommé C..., âgé de sept ans deux mois, d'une constitution très-lymphatique, scrofuleuse, a eu des écoulements d'oreille depuis quatre ans et qui durent encore ; n'a pas eu de convulsions dans l'enfance ; il n'y a pas de sourds dans sa famille ; il a été vacciné.

Traitement suivi : injections de camomille.

Surdité initiale : la montre est entendue, à droite, à 3 centimètres ; à gauche, ouïe normale.

Le 24 janvier 1862, cet enfant est amené à notre clinique ; il est atteint d'un écoulement de l'oreille droite depuis quatre ans, avec suintement sanguin.

Il y a six semaines, un abcès mastoïdien s'est formé derrière la même oreille, qui donne encore beaucoup de pus aujourd'hui ; le conduit auditif est rempli d'une sanie rougeâtre.

Une végétation rouge, saignante, grosse comme une petite cerise, se voit au fond du conduit auditif, près du tympan et sortant des cellules mastoïdiennes. Comme le tempérament de l'enfant est tout à fait strumeux, un traitement ioduré est prescrit, etc., avec addition d'huile de morue, bains salés, bon régime, vin, viande.

27. — La végétation rouge a presque entièrement disparu. On voit aujourd'hui que la membrane du tympan est détruite. La membrane muqueuse de la caisse est rouge, granuleuse.

(1) Cette observation nous présente un des nombreux exemples de malades qui, après avoir été atteints pendant longtemps d'écoulements d'oreille, sont tout à coup frappés par une sorte de phthisie galopante, et succombent dans un bref délai. Il est certain que chez presque tous les sujets qui succombent à la suite d'otorrhées chroniques, on trouve des phlébites du tissu spongieux du rocher, et communiquant avec les sinus veineux, surtout le transverse.

Le stylet promené à sa surface donne la sensation d'un os carié; résultat déjà obtenu, en faisant la même exploration par la fistule mastoïdienne.

La suppuration est toujours abondante, fétide, sanguinolente. L'apophyse mastoïde est gonflée et presque doublée de volume.

31. — Trois cautères sont établis autour de la fistule et à l'aide de la pâte de Vienne.

6 février. — Suppuration des cautères.

Le fongus ou la fongosité reparaît grosse comme un petit pois.

Médiocre quantité de suppuration dans l'oreille.

Instillation de la solution de sulfate de cuivre au 30me.

12. — Continuation des deux traitements général et local.

24. — Instillation de teinture d'iode au 1/3; injection matin et soir de sulfate de cuivre, 1 gramme pour 30 grammes d'eau.

Trois nouveaux cautères à l'apophyse mastoïde.

3 avril. — L'amygdale gauche, qui était un peu grosse du côté malade, est enlevée. L'écoulement de l'oreille est un peu plus séreux, mais encore abondant.

On ne voit plus de fongosité. Le pus est fourni par la membrane du fond de la caisse, sous laquelle une parcelle d'os du promontoire est cariée, ainsi que le stylet peut le constater facilement.

5 mai. — La suppuration continue, par le conduit auditif et par la fistule mastoïdienne.

Juin. — Deux cautérisations du fond du conduit auditif et de la fistule à l'aide du chlorure de zinc.

L'écoulement continue. Les granulations fongueuses sont affaissées, une esquille d'os vient sortir par le conduit auditif.

Fin juillet. — Plus de suppuration, ni par l'oreille, ni par la fistule. Guérison. Entend la montre à 10 centimètres seulement.

La fistule est fermée.

Obs. CIII. — *Otite strumeuse chronique gauche avec destruction du tympan. — Chute des osselets. — Granulations de la caisse.* — La nommée M..., âgée de douze ans, d'origine anglaise, d'une constitution strumeuse, a des écoulements d'oreille depuis trois ans.

Le traitement suivi a été nul.

Surdité initiale : la montre est entendue, à droite, à l'état normal; à gauche, 0,00.

4 mars 1861. — C'est une petite fille, très-lymphatique; elle est atteinte d'une otite strumeuse ayant débuté, il y a trois ans, sans

cause connue; on ne peut obtenir à cet égard aucun renseignement.

On apprend seulement que l'écoulement de l'oreille s'est montré, il y a trois ans, pendant l'hiver. Cet écoulement dure encore; il répand une odeur fétide, il est très-abondant.

De plus l'enfant est tout à fait sourde de ce côté.

La malade est assez grande pour son âge, brune, aux yeux noirs, peau d'un blanc mat; pas de traces de scrofules, sinon quelques ganglions engorgés au cou et du côté malade. L'auriculaire manque. D'ailleurs toutes les fonctions sont en bon état.

Examen de l'oreille gauche. — Écoulement jaune verdâtre, abondant, fétide, remplissant le conduit auditif et se répandant sur le cartilage de l'oreille. Après avoir enlevé la matière avec une injection d'eau tiède, nous constatons que la membrane du tympan est détruite, ainsi que la chaîne des osselets.

Une saillie rougeâtre apparaît sur les côtés du promontoire et nous semble être l'étrier resté en place, enclavé dans sa fenêtre muqueuse, rouge, fongueuse.

Un point curieux attire mon attention, c'est une sorte de mamelon rougeâtre, gros comme une tête d'épingle, situé tout à fait en bas et en avant de la paroi interne de la caisse. Ce point luisant, et sur lequel est restée attachée une petite goutte d'eau de l'injection, est agitée de mouvements pulsatifs qui rappellent complétement ceux des artères.

En explorant le pouls de la malade, l'œil restant fixé sur ce point pulsatif, on constate que ces battements sont isochrones à ceux des artères.

Il y a donc là un lacis capillaire assez fin pour soulever la muqueuse dans laquelle il se répand, à la manière des pulsations du cœur, ou bien une petite artère donnant lieu au même phénomène.

Ce fait anatomique, que j'avais observé déjà bien des fois, sans m'en rendre compte, fut comme un trait de lumière dans mon esprit; car la mère de la malade m'avait dit en fort bon anglais, et à plusieurs reprises, que sa fille se plaignait surtout de bruits, de bourdonnements continuels, et c'était là pour elle la cause qui engendrait la surdité.

Traitement général. — Antistrumeux.

Traitement local. — Cautérisations avec le perchlorure de fer à 22 degrés.

Guérison en trois semaines.

La montre était entendue de l'oreille gauche à 20 centimètres.

Obs. CIV. — *Écoulement chronique de l'oreille gauche avec granulation de la caisse.* — Le nommé R..., âgé de vingt-sept ans, orfèvre, d'une constitution lymphatique, a eu des écoulements d'oreille qui durent depuis treize ans.

Il a été vacciné, non variolé.

Traitement suivi : lotions avec l'eau de guimauve.

Surdité initiale : la montre est entendue, à droite, à 0,70 ; à gauche, à 0,00.

Le 26 juillet 1856, ce jeune homme nous raconte ainsi l'origine de son indisposition. Il y a treize ans, à la suite d'un bain de mer, une inflammation paraît s'être développée avec douleur dans son oreille gauche ; un écoulement survint qui dure encore.

État actuel. — Nous constatons l'écoulement d'oreille à gauche. Cet écoulement est purulent, fétide ; la douleur a beaucoup augmenté ces jours derniers.

Signes anatomiques, à gauche. — Pavillon bien conformé ; une suppuration abondante se fait jour par le méat.

De plus, on aperçoit une granulation rouge, saignant au moindre contact et située au fond de l'oreille gauche ; avec le stylet on peut encore constater qu'une partie osseuse est nécrosée sur la paroi interne de la caisse et à la racine même de la granulation.

Signes physiologiques. — Bourdonnements et douleurs. Cophose à peu près complète.

Traitement. — Sirop de trèfle d'eau, demi-bouteille. Iodure potassique, 3 grammes. Une cuillerée à bouche matin et soir, dans une tasse de tisane de gentiane.

30 juillet. — La suppuration continue. La granulation est cautérisée avec la teinture de myrrhe.

10 août. — La suppuration diminue.

20. — Nouvelle application de teinture de myrrhe.

L'oreille droite devient malade (otorrhée). J'en retire une grande quantité de matières caséeuses et le fond de l'oreille est saignant. Le tympan est perforé. Cette oreille ne perçoit plus les battements de la montre qu'à 8 à 10 centimètres.

5 septembre. — Une esquille d'os aplatie, large comme une lentille, sort de l'oreille gauche.

20. — La suppuration est tarie. On ne sent plus d'os à nu.

Le malade entend la montre, à droite, à 6 centimètres; à gauche, à 10.

Continuation du traitement.

10. — Nouvelle application de teinture de myrrhe.

15. — Plus de suppuration dans l'une ni l'autre oreille.

27 septembre. — La montre est entendue à 50 centimètres des deux côtés. Guérison.

Obs. CV. — *Otite double strumeuse avec destruction du tympan gauche, granulations de la caisse et phlegmasie chronique du tympan droit.* — La nommée M..., âgée de treize ans, non réglée, d'une constitution lymphatique, est affectée d'écoulement d'oreille depuis deux ans et demi; cet écoulement dure encore; il y a des sourds dans sa famille : sa tante et son oncle; elle a été vaccinée, elle a eu la rougeole.

Traitement suivi : aucun.

Surdité initiale : la montre est entendue, à droite, à 40 centimètres; à gauche, à 4.

Le 2 mai 1856, cette enfant, amenée par sa mère, nous dit que sa surdité est venue sans cause connue; peu sujette aux maux de gorge, elle s'enrhume facilement du cerveau.

Signes anatomiques, à gauche. — Pavillon bien conformé : du pus en quantité se voit dans le méat, il est sanguinolent; après l'avoir enlevé à l'aide d'une injection d'eau tiède, on peut constater que le tympan ne se voit qu'à la partie supérieure de sa circonférence. La caisse est rouge, granuleuse, saignante.

A droite. — Vascularisation du fond du méat. Le tympan a perdu sa transparence.

Signes physiologiques. — Bourdonnements et douleurs à droite.

Traitement général. — Tisane de gentiane. Sirop d'iodure de fer, une cuillerée matin et soir. Régime tonique.

Frictions derrière chaque oreille avec deux gouttes d'huile de croton.

10 mai. — Le traitement est continué; on touche tous les jours le fond de la caisse gauche avec la solution de cuivre au 30me, et le tympan droit reçoit des fumigations d'acide acétique affaibli au quart, et aujourd'hui, 16 mai, l'enfant est complétement guérie.

Elle entend la montre, à gauche, à 1 mètre; à droite, à 20 centimètres.

Obs. CVI. — *Otite strumeuse chronique droite avec destruction de la membrane du tympan, chute des osselets. — Suppuration fétide et abondante de la caisse. — Saillie d'un mamelon de la muqueuse de la caisse agité de pulsations isochrones à celles du pouls. — Bourdonnements comparés par la malade au carillon des cloches. — Surdité très-prononcée.* — La nommée X..., âgée de trente-neuf ans, rentière, d'une constitution très-lymphatique, est affectée d'écoulements d'oreille depuis trois semaines; le traitement suivi a consisté en vésicatoires appliqués derrière l'oreille.

Surdité initiale : la montre est entendue, à droite, à 3 centimètres; à gauche, ouïe normale.

Le 23 septembre 1859, cette malade m'est adressée par une de mes clientes. Comme elle ne peut parler, tant la douleur de l'oreille est violente, la personne qui l'accompagne me raconte les détails suivants : Il y a trois semaines qu'à la suite d'un rhume de cerveau, une douleur violente se fit sentir dans l'oreille droite; et deux jours plus tard elle donnait issue à un écoulement jaunâtre, puriforme et fétide, qui dure encore aujourd'hui.

Différents moyens ont cependant été mis en usage : vésicatoires derrière l'oreille, injections avec l'eau de guimauve et le sulfate de zinc, et certaines manœuvres pratiquées au fond du conduit avec un instrument piquant, accompagnés de douleurs et d'écoulement de sang.

Ces remèdes n'eurent aucun succès, et même, si l'on s'en rapportait à la malade, la douleur, l'insomnie, les bruits d'oreille, la surdité et l'écoulement devinrent plus forts.

Je vis la malade dans ces circonstances; l'examen de l'oreille droite montra le tympan largement perforé, et à travers la perforation, la caisse apparaissait comme criblée de granulations de volume et de dimensions variables; les plus petites avaient le volume d'une graine de millet, les plus grosses ressemblaient à une forte tête d'épingle. De plus, il était facile de constater que deux ou trois des granulations centrales nées sur la membrane muqueuse du promontoire étaient agitées de battements rhythmiques et saccadés isochrones aux pulsations des artères.

— Le traitement a été général et local : — à l'intérieur, l'huile de foie de morue, le sirop de trèfle d'eau iodure.

— Le traitement local a consisté en cautérisations avec le perchlorure de fer à 22 degrés.

Cinq cautérisations ont été pratiquées dans l'espace d'un mois, et à la fin d'octobre la malade était guérie. La suppuration tarie, plus de bourdonnements. La montre était entendue du côté droit, malade, à 25 et 30 centimètres.

Obs. CVII. — *Otite strumeuse chronique à droite, avec destruction du tympan. — Granulations de la grosseur d'un pois naissant de la caisse.* — Le nommé A..., âgé de douze ans, d'une constitution strumeuse, affecté d'écoulements d'oreille depuis quatre ans ; son frère a eu la même maladie et a été traité par moi il y a quatre ans.

Surdité initiale : la montre est entendue, à droite, à 0,00 ; à gauche, normale.

13 décembre 1861. — Il y a quatre ans, écoulement d'oreille à droite, qui n'a pas cessé. Flux séro-purulent, fétide, mêlé de sang. . . . .

Tympan détruit. Granulations au nombre de deux à trois, de grosseur variant d'un petit pois à une tête d'épingle, douloureuses et saignant au moindre attouchement.

Traitement général ioduré. Instillation de sulfate de cuivre au 30me.

30 janvier. — Guérison. Entend la montre à 15 centimètres du côté droit.

Obs. CVIII. — *Otite catarrho-strumeuse à droite. — Granulations du tympan.* — Le nommé B..., âgé de trente-huit ans, homme de peine, d'une constitution lymphatique ; malade depuis deux mois, sans écoulements d'oreille ; traitement suivi : aucun.

Surdité initiale : la montre est entendue, à droite, à 2 centimètres ; à gauche, à 80.

10 mars 1862. — Homme de moyenne stature, blond, lymphatique, sans ganglions au cou, sans écoulement d'oreille.

Surdité très-prononcée. Tympan droit épaissi, vasculaire, granuleux, surtout le long de la bande cutanée, qui descend du pôle supérieur de la membrane vers l'ombilic du tympan. Il y a des bourdonnements isochrones aux battements du cœur.

Le traitement a été local et général.

Le traitement local a consisté en fumigations avec l'acide acétique affaibli au 1/4, reçues tous les jours dans l'oreille pendant cinq minutes. De plus, quatre cautérisations ont été faites avec la pierre divine.

Le traitement général antistrumeux a été suivi également pendant deux mois à peu près ; et vers la fin d'avril la guérison était complète. Les granulations avaient disparu avec les bourdonnements et le malade entendait la montre à 45 et 50 centimètres.

Obs. CIX. — *Otite strumeuse chronique, à droite.* — *Granulations de l'oreille droite.* — *Extraction d'un séquestre gros comme un gros pois rond et venant de la caisse.* — Le nommé D..., âgé de huit ans, d'une constitution strumeuse, avec des glandes au cou. Malade depuis trois ans, et atteint d'écoulement d'oreille depuis cette époque ; aucun traitement n'a été mis en usage.

Surdité initiale : la montre est entendue, à droite, au contact ; à gauche, ouïe normale.

27 avril 1863. — Jeune garçon très-scrofuleux ; atteint d'otorrhée depuis trois ans.

On aperçoit au fond de l'oreille une grosse granulation rougeâtre, saignant facilement.

Tympan détruit, osselets tombés.

Le stylet introduit fait reconnaître que la racine de la granulation ou fongus repose sur le promontoire, et, de plus, on constate une portion d'os à nu, devenu mobile. (Voy. fig. 6, p. 360.)

Sur-le-champ, à l'aide d'une pince longue et effilée, je pratique l'extraction du séquestre ; il a la figure d'une lentille évidée sur ses deux faces ; les jours suivants, la granulation s'est affaissée et cicatrisée ; la suppuration est tarie, seulement l'ouïe n'a pas été sensiblement améliorée.

Obs. CX. — *Granulation de la caisse de l'oreille gauche, de cause strumeuse.* — Le nommé S..., âgé de trente-trois ans, cordonnier, d'une constitution lymphatique, affecté d'écoulements d'oreille depuis neuf ans.

Maladies antérieures : fièvre typhoïde à dix-huit ans.

Traitement suivi : insignifiant.

Surdité initiale : la montre est entendue, à droite, normale ; à gauche, au contact.

31 janvier 1862. — Homme grand, robuste, d'une constitution lymphatique.

Il présente un écoulement de l'oreille gauche datant de neuf ans.

Le traitement a été nul; par exemple, on lui a conseillé des injections avec : eau de laitue et mucilage de psyllium, sans regarder l'oreille, bien entendu.

Aujourd'hui, nous trouvons le tympan gauche détruit.

Une granulation grosse comme un pois, implantée dans la caisse, apparaît au fond de l'oreille et baignée dans un flot de pus.

Traitement général. — Ioduré, etc.

6 février. — Même état. Instillation de solution de sulfate de cuivre dans l'oreille.

9. — Continuation du traitement.

24. — Instillation de teinture de myrrhe au 1/3.

1er mars. — Cautérisation avec le chlorure de zinc.

12. — On ne trouve plus qu'un suintement. La granulation a disparu. Entend à 10 centimètres.

31 mars. — Plus de suppuration. Il entend la montre à 25 centimètres. Guérison.

Obs. CXI. — *Otite strumeuse.* — *Destruction du tympan gauche.* — *Granulations de la caisse.* — Le nommé C..., âgé de seize ans, bijoutier, d'une constitution lymphatique, affecté d'écoulements d'oreille depuis cinq ans. Traitement suivi, nul.

Surdité initiale : la montre est entendue, à droite, à l'état normal; à gauche, au contact.

26 septembre 1861. — Jeune homme blême, lymphatique. L'oreille gauche est baignée par une suppuration fétide; on voit des granulations qui commencent à paraître sur la membrane muqueuse de la caisse; elles sont de la grosseur d'une tête d'épingle. Instillation de la solution de sulfate de cuivre dans l'oreille. — Iodures, huile de morue.

Le 15 octobre, une cautérisation au chlorure de zinc.

30 octobre. — Il entend la montre à 20 centimètres. Guérison

Obs. CXII. — *Otite strumeuse double chronique.* — *Granulations des deux caisses.* — Le nommé A..., âgé de vingt-deux ans, journalier; constitution scrofuleuse; atteint d'écoulements d'oreille depuis son enfance.

Traitement suivi : nul.

Surdité initiale : la montre est entendue, à droite et à gauche, au contact de l'oreille.

21 octobre 1861. — Sujet, type scrofuleux. Écrouelles au cou,

croûtes dans les fosses nasales, suppuration fétide, verdâtre dans les deux oreilles.

On constate la destruction des deux tympans et l'oblitération de la caisse de chaque côté, par des granulations nombreuses, rougeâtres, fongueuses, grosses comme des petits pois.

La chute des osselets est certaine et date déjà de loin. Bourdonnements continuels. Surdité presque complète.

Traitement général par les iodures, l'huile de morue, les amers. Un bon régime.

Comme moyens locaux, on a employé les instillations de teinture de myrrhe pure, d'abord tous les deux jours, pendant un mois, sans diminution bien sensible des granulations.

Puis, neuf cautérisations, à huit et quinze jours de distance, avec le chlorure de zinc. Durée du traitement, quatre mois.

A la fin de février 1862 le malade était guéri de son affection d'oreille, mais l'ouïe resta dure.

Montre entendue à 5 et 10 centimètres seulement.

Obs. CXIII. — *Otite strumeuse chronique double et destruction des deux tympans. — Granulations des deux caisses.* — La nommée C..., âgée de vingt-trois ans, lingère, d'une constitution lymphatique; atteinte d'écoulements d'oreille depuis cinq ans; traitement suivi, insignifiant (injections d'eau blanche).

Surdité initiale : la montre est entendue, à droite, à 9 centimètres ; à gauche, à 8.

15 septembre 1858. — Fille scrofuleuse. Les deux oreilles sont en pleine suppuration. Les tympans largement perforés.

A droite, granulations au fond de la caisse.

A gauche, même état, et plus prononcé.

La malade accuse quelques bourdonnements. La surdité est très-prononcée.

Traitement ioduré. Injections de thé noir et de sulfate de cuivre au 30me.

Sous l'influence d'un bon régime et de neuf cautérisations au chlorure de zinc, cette pauvre fille est parvenue à entendre passablement, mais il y avait toujours un suintement purulent dans ses oreilles (1er janvier 1859).

OBS. CXIV. — *Otite typhoïde droite. — Tympan épaissi. — Conduit auditif externe rougeâtre et granuleux.* — Le nommé L..., âgé de trente-six ans, laitier, d'une constitution lymphatique; malade depuis dix ans; a eu des écoulements d'oreille depuis quelques jours; il n'y a pas de sourds dans sa famille; maladies antérieures, une fièvre typhoïde.

Surdité initiale : la montre est entendue, à droite, à 2 centimètres; à gauche, ouïe normale.

20 décembre 1861. — Homme grand, fort, avec des glandes au cou; il raconte ainsi l'origine de sa maladie :

Il y a dix ans, pendant une fièvre typhoïde à symptômes cérébraux, écoulement purulent par l'oreille droite; surdité et bourdonnements qui n'ont pas diminué depuis lors.

Conduit auditif granuleux; tympan nébuleux, sans perforation.

Instillations de sulfate de cuivre au 30me, tous les jours.

Traitement général antistrumeux. Durée du traitement, deux mois.

N'est pas revenu.

OBS. CXV. — *Otite strumeuse chronique à gauche. — Granulations de la caisse.* — La nommée M..., âgée de deux ans et demi, d'une constitution lymphatique; atteinte d'écoulements d'oreille gauche depuis six mois.

Maladies antérieures : aucune.

Traitement suivi : aucun.

Surdité initiale : la montre est entendue, à droite, à l'état normal; à gauche, elle entend, mais on ne peut constater au juste à quelle distance.

11 décembre 1865. — Cette petite fille, amenée par son père, a depuis six mois environ un écoulement d'oreille, à gauche, qui s'est manifesté après une chute sur la tête qu'elle fit à cette époque.

Signes anatomiques, à gauche. — Méat rempli de pus sanieux, fétide, strié de sang; le tympan est détruit; dans le fond de l'oreille moyenne on remarque des granulations naissantes, de la grosseur d'une tête d'épingle.

Traitement local et général. — Injections au sucre de Saturne, fumigations d'eau de sureau. Tisane de gentiane. Huile de foie de morue.

5 janvier 1856. — La petite fille a été amenée plusieurs fois à la consultation ; on lui a fait des injections au sulfate de cuivre, mais l'enfant doit partir pour la campagne.

Partie à la campagne après une amélioration très-notable.

Obs. CXVI. — *Otite strumeuse chronique double avec destruction des deux tympans et granulations de la muqueuse des deux caisses.* — Le nommé B..., âgé de vingt et un ans, élève en pharmacie, d'une constitution lymphatique, est atteint d'écoulements d'oreille, qui sont intermittents.

Maladies antérieures : vacciné, variolé, fièvre typhoïde à cinq ans.

Traitement suivi : injections à l'alun.

Surdité initiale : la montre est entendue, à droite, à 20 centimètres ; à gauche, à 26.

Le 27 janvier 1860, ce jeune homme se présente à notre clinique, et nous dit qu'à l'âge d'un an il eut un écoulement d'oreilles qui s'est manifesté depuis d'une façon intermittente. La surdité a été augmentée par une fièvre typhoïde qu'il eut à l'âge de cinq ans.

Signes anatomiques. — Les deux tympans sont détruits; on aperçoit à droite et à gauche une petite hypertrophie mamelonnée, granuleuse sur la membrane muqueuse de la caisse.

Signes physiologiques. — Pas de douleur, ni de bourdonnement.

Traitement. — Tisane de gentiane et de trèfle d'eau. Iodure potassique, 30 centigrammes par jour. Huile de morue. Bon régime. Tous les deux jours, instillations de la solution de sulfate de cuivre. Durée du traitement, deux mois. Guérison.

Montre entendue à 40 centimètres, à droite, et seulement à 36, à gauche.

Obs. CXVII. — *Otite catarrho-strumeuse double, interne et externe, avec destruction du tympan gauche, fongosité de la caisse et perforation du tympan droit.* — Le nommé G..., âgé de trente-six ans, d'une constitution lymphatique, est atteint d'écoulements d'oreille depuis vingt ans, à la suite d'un bain.

Maladies antérieures : il a été vacciné et a eu la petite vérole dans son enfance.

Traitement suivi : aucun.

Surdité initiale : la montre est entendue, à droite, à 3 centimètres ; à gauche, au contact.

Le 12 février 1860, cet homme nous raconte qu'il y a six mois, à la suite d'une amygdalite, il fut pris de surdité, qui s'est maintenue jusqu'à présent. Mais depuis sa jeunesse ses oreilles ont été le siége d'un écoulement qui dure encore.

C'est un homme fort, vigoureux, d'une constitution lymphatico-sanguine; il est sujet aux maux de gorge; les amygdales présentent une hypertrophie assez prononcée; il s'enrhume facilement et est sujet aux coryzas.

État anatomique des deux côtés. — Pavillons bien conformés, rouges; on trouve à l'entrée de chaque méat un peu de muco-pus; cet écoulement durait depuis sa jeunesse. En examinant avec le spéculum, on trouve que les parois des deux méats sont très-gonflées, rougeâtres, qu'elles obstruent en partie la lumière du conduit. Le malade nous apprend qu'il a mis dans ses oreilles de l'alcool camphré sur le conseil d'un de ses amis. Il en est résulté la tuméfaction que nous avons remarquée, et une douleur à la région tragienne.

On ne voit que très-imparfaitement le tympan, qui paraît blanchâtre. En faisant moucher le malade, on n'entend aucun bruit dans la caisse.

Signes physiologiques. — Peu ou point de douleur. A la pression le tragus gauche paraît assez sensible; des bourdonnements des deux côtés, ressemblant à des bruits de grelots ou de sifflements. La cophose est presque complète.

Traitement. — Tisane de gentiane. Iodure de potassium à la dose de 50 centigrammes par jour. Fumigation de sureau.

13 février. — Résection des amygdales. Pédiluve sinapisé.

15 février. — On peut constater facilement que le tympan gauche est détruit. Le fond du méat présente de la tuméfaction et la caisse est remplie de fongosités granuleuses.

A droite, perforation du tympan de grandeur moyenne.

17. — Frictions autour de l'oreille gauche avec la pommade stibiée.

On ajoute une cuillerée d'huile de morue, matin et soir, au traitement interne.

18. — Pustulisation abondante.

19. — Cautérisation des granulations avec le sulfate de cuivre en poudre. La perforation du tympan droit est touchée avec le crayon de pierre divine.

Ces moyens locaux sont continués tous les deux jours pendant trois mois, et à la fin de mai, le malade était guéri de sa perforation et de ses granulations.

La montre était entendue, à droite, à 23 centimètres ; à gauche, à 15 seulement.

Obs. CXVIII. — *Otite catarrhale interne gauche, avec perforation du tympan. — Granulations de cette membrane.* — La nommée L..., âgée de soixante et un ans, sans profession, d'une constitution lymphatique, atteinte d'écoulements d'oreille qui durent encore ; elle a des sourds dans sa famille, sa mère et sa sœur.

Maladies antérieures : petite vérole, rougeole, fièvre typhoïde.

Traitement suivi : vésicatoires et injections d'eau de son.

Surdité initiale : la montre est entendue, à droite, à 45 centimè tres; à gauche, au contact.

Le 21 avril 1860, cette malade se présente à notre clinique et raconte, qu'il y a un an, elle fut prise de douleurs dans l'oreille gauche ; elle est habituellement enrhumée du cerveau ; c'est pendant un de ces coryzas que l'oreille a commencé à couler. La gorge est saine ; on remarque cependant des granulations au fond du pharynx.

C'est une femme assez bien conservée pour son âge.

Signes anatomiques, à gauche. — Pavillon aplati, méat plein de pus, une perforation existe à la partie antérieure et inférieure du tympan ; elle est de la grandeur d'une tête d'épingle, une petite granulation apparaît sur les bords de la perforation.

Signes physiologiques. — Douleur à gauche. Bourdonnements comparés au bruit des ailes d'une mouche.

Cophose complète du côté gauche.

Traitement. — Tisane de gentiane. Iodure potassique, 4 grammes et demi dans 1/2 bouteille de sirop de ményanthe composé ; une cuillerée à bouche le matin. Régime tonique. Tous les deux jours la perforation est touchée avec un pinceau imbibé de teinture de myrrhe.

Durée du traitement trois mois.

Vers le milieu de juillet, la perforation est cicatrisée. Montre entendue à 25 centimètres.

Obs. CXIX. — *Otite strumeuse. — Perforation et déchirure des deux tympans. — Granulation fongueuse de la caisse des deux côtés.* — Le nommé G..., âgé de vingt-deux ans, cuisinier, d'une constitution très-lymphatique ; il a eu des écoulements d'oreille depuis son enfance ; il a été vacciné avec succès ; aucun traitement n'a été suivi.

Surdité initiale : la montre est entendue, à droite, à 10 centimètres ; à gauche, à 5.

Le 19 mai 1862, ce malade vient à notre clinique, il est affecté d'une otorrhée, datant de l'enfance et souvent accompagnée de suintement sanguin.

Deux fongus granuleux, gros comme une petite cerise, apparaissent au fond de chaque oreille, sortant de la caisse ; le tympan est largement perforé.

18 et 20 juin. — Deux cautérisations avec le chlorure de zinc.

Douleur violente ; destruction incomplète des fongosités.

Le traitement général antistrumeux est prescrit, mais mal exécuté. L'écoulement continue.

4 juillet. — Nouvelle application de chlorure de zinc dans l'oreille gauche seule, où végète encore une fongosité grosse comme un petit pois.

25 août. — Il ne reste plus dans chaque oreille qu'un petit tubercule de la grosseur d'une tête d'épingle.

Iodure potassique à l'intérieur, 1 gramme par jour.

Solution de sulfate de cuivre.

Pr.	Eau.	30 grammes.
	Sulfate de cuivre	1 gramme.

Trois à quatre gouttes dans chaque oreille, matin et soir.

Ce malade n'est pas revenu jusqu'au 10 octobre.

10 octobre. — Il y a toujours un peu de suppuration dans chaque oreille. Dans la gauche on trouve au fond de la caisse une petite granulation, grosse comme une forte tête d'épingle, dernier vestige de l'excroissance.

Nouvelle application de chlorure de zinc.

17. — Plus de granulations, plus de suppuration. Guérison.

Entend la montre à 30 et 40 centimètres de chaque côté.

Obs. CXX. — *Double otite strumeuse, avec perforation des deux tympans et granulations de la caisse.* — La nommée L..., âgée de trente-cinq ans, couturière, d'une constitution lymphatique, atteinte d'écoulements d'oreille depuis dix ans.

Maladies antérieures : vaccinée, non variolée, jaunisse à la suite de laquelle l'écoulement a augmenté.

Traitement suivi : aucun.

Surdité initiale : la montre est entendue, à droite, à 34 centimètres ; à gauche, à 0.

Le 15 avril 1859, cette malade nous raconte ainsi l'origine de sa surdité : A l'âge de huit ans à la suite d'une fluxion de poitrine, elle fut prise de surdité du côté gauche. Elle avait alors des bourdonnements et des douleurs dans les oreilles.

Elle n'est pas sujette aux maux de gorge ; elle s'enrhume facilement.

Signes anatomiques, à gauche. — Pavillon aplati, rougeâtre avec des veines volumineuses. L'entrée du méat est très-étroit. Il y a de la douleur au niveau du tragus ; le conduit auditif est gonflé ; une suppuration verte, abondante, fétide, le remplit presqu'entièrement ; le tympan est perforé et trois granulations rougeâtres se voient au fond de la caisse.

A droite, le pavillon est bien conformé ; on remarque un peu de gonflement, avec douleur au niveau du tragus ; la membrane du conduit auditif est chagrinée, granuleuse ; au fond du conduit on enlève un peu de pus à l'aide d'une boulette de coton. Le tympan n'est conservé que dans la partie supérieure de sa circonférence ; le fond de la caisse présente quelques granulations fongueuses de moyenne grosseur.

De plus, il faut noter un peu de douleur et quelques bourdonnements intermittents que la malade compare à des bruits de cloches.

Traitement. — Tisane de gentiane. Iodure potassique, un gramme par jour. Instillations de la solution de sulfate de cuivre, tous les jours.

25 avril. — La suppuration a bien diminuée.

Du 1er mai au 15 juin. — Huit cautérisations des granulations avec le chlorure de zinc. Guérison. Entend la montre, à droite, à 40 centimètres ; à gauche, à 15.

Obs. CXXI. — *Otite strumeuse avec destruction du tympan gauche. — Granulations de la caisse. — Surdi-mutité.* — La nommée H..., âgée de six ans, d'une constitution lymphatique, a eu des écoulements d'oreille dans sa tendre enfance qui durent encore ; n'a pas eu de convulsions ; il n'y a pas de sourds dans sa famille.

Maladies antérieures : vaccinée, elle a eu la rougeole.

Traitement suivi : aucun.

Surdité initiale : complète.

Le 4 décembre 1857, cette petite fille est amenée par sa mère qui nous dit que sa surdité date de sa naissance. Cette surdité fut constatée la première fois par sa nourrice à l'âge de huit à dix mois. Depuis lors, elle a eu la rougeole qui n'a apporté aucune modification dans son état.

Signes anatomiques. — Pavillons bien conformés, méats cérumineux. A gauche le tympan est détruit, la caisse est fongueuse ; à droite le tympan existe, mais entouré d'un bourrelet assez considérable et rougeâtre, il y a un peu de suintement purulent des deux côtés.

Signes physiologiques. — Nuls. L'enfant ne parle pas.

Traitement général, antistrumeux et instillations de solution de sulfate de cuivre dans les deux oreilles ; en même temps on lui apprend la prononciation des lettres de l'alphabet.

11 décembre. — La petite fille donne quelques signes d'audition quand on approche la montre de ses oreilles. — Continuation du traitement.

15 décembre. — Elle donne des signes d'audition à droite et entend la sonnerie d'une montre quand on lui en place l'anneau entre les dents. La prononciation commence à se faire assez correctement pour certaines voyelles et quelques consonnes.

Janvier 1858. — L'enfant a été placée en pension et nous ne l'avons pas revue.

Obs. CXXII.—*Double otite chronique strumeuse, avec destruction du tympan et granulations du côté gauche.* — Le nommé Pierre T..., peintre en bâtiments, âgé de trente-six ans, d'une constitution lymphatique, est atteint d'écoulements de l'oreille gauche depuis huit ans.

Maladies antérieures : il a été vacciné, a eu la varioloïde.

Traitement suivi : aucun.

Surdité initiale : la montre est entendue, à droite, à 9 centimètres ; à gauche, à 0.

12 janvier 1860. — Ce malade nous dit qu'il y a huit ans, il fut pris d'un écoulement de l'oreille gauche qui dure encore. Cette oreille n'entend plus depuis longtemps ; quant à l'oreille droite,

elle perdit aussi de sa finesse. Le malade paraît être sujet aux maux de gorge; il ne tousse point. Quoique peintre en bâtiments, il n'a pas eu de colique de plomb. Des bourdonnements se sont montrés, il y a huit ans et ont persisté jusqu'à ce jour.

C'est un homme grand; d'un teint pâle. Il a quelques ganglions au cou; des cheveux blonds; en un mot l'attribut du tempérament lymphatique.

A gauche, pavillon bien conformé, méat glâbre sans cérumen; une quantité assez notable de pus se trouve au fond du méat. Le tympan est détruit, et dans la caisse on voit des granulations rougeâtres et charnues, saignant au moindre attouchement; on peut les circonscrire bien manifestement, et l'on constate facilement qu'elles siégent dans l'oreille moyenne.

Signes physiologiques. — Le malade souffre un peu au niveau du tragus gauche, et l'on remarque un peu d'empâtement à la région mastoïdienne. Il a des bourdonnements dans cette oreille, qui est presque complétement sourde.

A droite, pavillon bien conformé, méat glâbre; le fond du conduit auditif est masqué par une plaque de cérumen; le tympan a été presque entièrement détruit; il en reste des débris opaques cicatriciels qui semblent adhérer au promontoire.

Pas de douleurs de ce côté; bourdonnements.

Traitement. — Tisane de gentiane; sirop de ményanthe composé, 1/2 bouteille, avec iodure de potassium, 5 grammes; une cuillerée matin et soir.

31 janvier 1860. — Instillations de sulfate de cuivre. Les granulations sont presque complétement détruites à la suite des instillations au sulfate de cuivre.

Amélioration notable; le malade n'est pas revenu.

Obs. CXXIII. — *Otorrhée chronique strumeuse, avec destruction du tympan gauche et granulations de la caisse*. — Le nommé D..., âgé de vingt-six ans et demi, grenadier au 3e de ligne, d'une constitution lymphatique, est atteint d'écoulements d'oreille depuis dix ans; il a eu la petite vérole à l'âge de neuf ans.

Traitement suivi : aucun.

Surdité initiale : la montre est entendue, à droite, à la distance normale; à gauche, à 2 centimètres.

Le 21 mars 1864, ce malade, qui est grenadier dans un régiment de ligne nous raconte qu'à l'âge de dix ans, il fut atteint de la petite vérole, qui ne sembla pas altérer l'ouïe. C'est à l'âge de quinze ans seulement, qu'à la suite d'un bain, il fut pris à la fois de surdité et d'un écoulement qui a persisté jusqu'à ce jour.

C'est un garçon qui porte les traces de la petite vérole, il est bien constitué; la gorge est saine, les amygdales sont petites.

Pavillon bien conformé; le méat auditif gauche est plein de pus; le tympan est détruit et l'on aperçoit des granulations muriformes sortant de la caisse : on les circonscrit avec le stylet et l'on constate qu'elles sont implantées directement sur le promontoire.

Signes physiologiques. — Cophose, pas de bruits.

Le traitement a consisté en préparations iodurées à l'intérieur et en injections de sulfate de cuivre.

Deux cautérisations seulement ont été pratiquées avec le chlorure de zinc.

Durée du traitement trois mois.

Montre entendue à 20 centimètres.

Obs. CXXIV — *Otorrhée scrofuleuse. — Granulations dans les deux caisses et destruction des deux tympans.* — La nommée A..., âgée de treize ans, fleuriste, d'une constitution lymphatique et malade depuis cinq ans environ, est atteinte d'écoulements d'oreille.

Maladies antérieures : vaccinée, rougeole, fièvre typhoïde.

Traitement suivi : aucun.

Surdité initiale : la montre est entendue, à droite, à 26 centimètres; à gauche, à 6.

Le 13 novembre 1861, cette petite fille nous est présentée par son père, qui nous raconte ainsi l'origine de sa surdité :

Elle a eu la rougeole à l'âge de cinq ans; il y a deux ans qu'elle a été atteinte de la fièvre typhoïde.

D'après la narration du père, l'écoulement daterait de cette époque.

Quoi qu'il en soit, c'est une petite fille peu développée pour son âge, maigre, pâle, avec des glandes au cou, blonde, joufflue; elle a de belles et bonnes dents; la gorge est saine; les amygdales sont petites.

Signes anatomiques. — Les pavillons bien conformés; les deux méats sont remplis par une suppuration jaunâtre, qui se concrète en forme de croûtes au bord du méat.

A gauche, à l'entrée du méat on aperçoit une granulation rougeâtre, comparable à un gros poids; en la circonscrivant avec le stylet on constate qu'elle a sa racine dans la caisse; le tympan est détruit.

A droite, le tympan est aussi détruit, et laisse voir une grosse granulation rouge, sortant de la caisse et d'aspect muriforme.

Signes physiologiques. — Douleurs des deux côtés avec bourdonnements.

Traitement. — Prendre matin et soir une cuillerée de sirop de ményanthe composé, dans une tasse de tisane de gentiane. De plus, on prescrit : iodure de potassium, 5 grammes; eau distillée, 200 grammes, une cuillerée le matin.

Régime tonique. — Injections avec sulfate de cuivre, 1 gramme; eau, 30 grammes. — 3 fois par jour.

9 novembre. — Cautérisation des granulations de la caisse droite et gauche avec le sulfate de cuivre porphyrisé.

15. — Insufflation de sulfate de cuivre à gauche. L'excroissance charnue de ce côté est diminuée.

17. — Nouvelle insufflation de sulfate de cuivre. Même état.

20. — Insufflation de sulfate de cuivre. Même état.

24. — La suppuration de l'oreille moyenne gauche est toujours considérable. Insufflation de sulfate de cuivre des deux côtés.

A droite, la granulation ne présente plus qu'une petite surface rougeâtre, brillante à son point d'implantation.

27. — Même traitement.

1er décembre. — Les granulations paraissent repulluler : on fait des insufflations de sulfate de cuivre.

8. — Insufflation de sulfate de cuivre. Même état.

15. — Des deux côtés on constate que les granulations sont presque complétement détruites; on ne trouve plus qu'une toute petite granulation de chaque côté, paraissant peu vasculaire. Il n'y a plus d'écoulements par les oreilles.

27. — L'amélioration continue; l'écoulement n'existe plus depuis le 15 décembre.

29. — Il n'y a plus la moindre trace de granulations à gauche; à droite, il n'y en a plus que des vestiges.

7 janvier 1856. — L'amélioration continue; instillations de solution de cuivre.

15. — La malade entend à près de 9 centimètres à gauche, à 16 à droite.

8 février. — L'état des oreilles est très-bon.

15. — L'amélioration se maintient.

J'ai revu la malade en 1865 ; la guérison s'est parfaitement maintenue.

Obs. CXXV. — *Double otite strumeuse chronique avec destruction du tympan droit. Inflammation et vascularisation du tympan gauche.*

Le nommé V..., âgé de trente-trois ans, camionneur, d'une constitution lymphatico-sanguine, est atteint d'écoulements d'oreille, à gauche et à droite, depuis sept ans.

Traitement suivi : aucun.

Surdité initiale : la montre est entendue, à droite, à 0,00 centimètres ; à gauche, à 30.

Le 7 septembre 1859, cet homme nous raconte qu'à la suite de chagrins, il eut de violents maux de tête, accompagnés de délire avec fièvre (typhoïde) ; alors se déclarèrent des bourdonnements dans les oreilles, accompagnés de perte de l'ouïe et d'écoulement des deux oreilles.

Signes anatomiques, à droite. — Tympan détruit ; granulations de la caisse.

A gauche, le tympan est rouge et vascularisé.

Signes physiologiques. — Cophose assez prononcée, bourdonnements.

Traitement général. — Huile de foie de morue ; sirop d'iodure de fer.

5 cautérisations avec le chlorure de zinc, ont suffi à détruire les granulations de la caisse droite.

Quant au tympan gauche, les fumigations avec l'acide acétique ont parfaitement réussi à lui rendre sa transparence normale.

Durée du traitement ; deux mois.

La montre était entendue, à droite, à 15 centimètres ; à gauche, à 60 et 70.

Obs. CXXVI. — *Otite scrofuleuse double avec granulations des deux caisses.* — La nommée A..., âgée de vingt-trois ans, bien réglée, domestique, d'une constitution lymphatico-sanguine, est atteinte d'écoulements d'oreille depuis trois mois.

Maladies antérieures : vaccinée, non variolée.

Traitement suivi : nul.

Surdité initiale : la montre est entendue à droite, à 0,02, centimètres, à gauche, au contact.

Dans les premiers jours de décembre 1860, elle vient à ma clinique et nous raconte qu'à la suite d'un écoulement de l'oreille gauche, qui date de trois mois environ, elle a vu successivement du sang et du pus en sortir.

Aujourd'hui on constate des granulations implantées sur le promontoire.

Le tympan est détruit.

A droite, le tympan est perforé au-dessous de l'insertion du marteau ; la muqueuse de l'oreille moyenne paraît hypertrophiée ; il y a des bourdonnements dans les oreilles.

La cophose est presque complète.

Le même traitement que dans l'observation précédente est mis en usage.

Le 19 décembre 1856, les granulations ont beaucoup diminué.

2 janvier 1857. — Cautérisation.

16. — Les granulations du côté gauche ont tout à fait disparu ; mais celles du côté droit existent encore. Nouvelle cautérisation de ce côté.

9 février 1857. — Du côté droit la perforation est cicatrisée ; il n'y a plus de granulations.

La malade entend à 15 centimètres à droite, et à 85 du côté gauche.

Guérison.

Obs. CXXVII. — *Otite scrofuleuse droite, avec granulations de la caisse droite.* — Le nommé R..., âgé de six ans, d'une constitution très-lymphatique, malade depuis quatre ans, est atteint d'écoulements d'oreille du côté droit.

Traitement suivi : nul.

Surdité initiale : la montre est entendue, à droite, à 0,00 centimètres ; à gauche, ouïe normale.

Le 15 mai 1863, cet enfant, très-délicat, est amené à notre clinique par sa mère, qui nous donne les renseignements suivants :

A l'âge de deux ans, l'enfant a eu la rougeole ; éruption régulière et abondante. Pendant la convalescence, un écoulement purulent se montra du côté droit, qui dure encore aujourd'hui ; de temps en temps il est strié de sang.

En examinant l'oreille, et après avoir enlevé la suppuration qui la remplit, nous constatons une large perforation centrale, dépassant le volume d'une tête d'épingle. Le marteau est déjà tombé, et sans doute depuis longtemps.

De plus, nous voyons sur la paroi interne de la caisse plusieurs granulations rougeâtres, du volume d'une graine de chènevis; elles saignent au moindre attouchement.

Traitement. — Huile de foie de morue; injections avec une décoction de feuilles de noyer; bains salés; insolation.

1er juin. — Instillations de sulfate de cuivre tous les jours.

L'écoulement diminue, ainsi que les granulations.

12. — Cautérisations avec le chlorure de zinc, deux fois la semaine.

14 juillet. — Guérison.

La perforation s'est contractée peu à peu, et il ne reste plus qu'une petite fistule du tympan, comparable à une pointe d'aiguille.

Montre entendue à 20 centimètres.

Obs. CXXVIII. — *Otite scrofuleuse. — Granulations de l'oreille droite.* — Le nommé J..., âgé de trente-deux ans, employé, d'une constitution lymphatique, malade depuis cinq mois, est affecté d'écoulements de l'oreille droite.

Traitement suivi : sangsues, injections.

Surdité initiale : la montre est entendue, à droite, à 0,00 centimètres; à gauche, ouïe normale.

24 mars 1865. — Il y a cinq mois, douleur dans l'oreille droite, otorrhée sanguinolente; le tympan est détruit; des granulations existent au fond de la caisse.

Traitement. — Huile de foie de morue; injections fréquentes d'eau de son.

1er avril. — Instillations de la solution de sulfate de cuivre au 30me.

8. — Cautérisation des granulations avec le chlorure de zinc.

16. — Guérison; seulement la montre n'est entendue qu'à 10 centimètres.

Obs. CXXIX. — *Otite interne spécifique, avec perforation du tympan droit. — Chute des osselets. — Granulations syphilitiques de la caisse.* — La nommée C..., âgée de trente-trois ans, modiste, d'une constitution lymphatique, est atteinte d'un écoulement de l'oreille droite, depuis trois mois.

Maladies antérieures : bronchites fréquentes.

Traitement suivi : sangsues, huile d'amandes douces instillée dans l'oreille.

Surdité initiale : la montre est entendue, à droite, à 5 centimètres ; à gauche, à 78.

Le 28 janvier 1860, cette dame nous donne les renseignements suivants : Il y a trois mois, cette malade, toujours bien réglée d'ailleurs, éprouva un dérangement dans la menstruation ; en même temps, l'oreille droite devint le siége d'une douleur violente, qui dura près d'un mois. A cette époque, l'oreille se mit à fluer. La douleur diminua en même temps, et voici l'état actuel :

C'est une personne d'une taille moyenne, bien portante en apparence. On remarque immédiatement au-dessous du lobule de l'oreille correspondante une tumeur du volume d'une petite châtaigne, indolente, sans changement de couleur à la peau. En palpant cette tumeur on constate qu'elle est formée par un ganglion lymphatique. Nous constatons également à droite, un iritis avec fausses membranes, dans le champ pupillaire.

Signes anatomiques. — Pavillon de l'oreille bien conformé, méat sans cérumen, sans poils ; en arrivant au fond du méat, l'œil aperçoit un petit pertuis, de la grosseur d'une tête d'épingle, qui renferme un petit grumeau blanchâtre de pus et des granulations petites implantées dans la caisse.

En faisant moucher la malade, on voit sortir des bulles d'air par ce pertuis ; le stylet, en pénétrant, déplace la petite portion blanche dont nous avons parlé, et pénètre dans la caisse. L'air sort en sifflant quand la malade se mouche. Il existe une perforation centrale de grandeur moyenne.

Signes physiologiques. — Douleur obscure au niveau du tragus, nulle à l'apophyse mastoïde. La malade a eu des bourdonnements qui ont disparu ; pas d'éréthisme.

Quant à la cophose, elle est presque complète de ce côté.

Traitement.

Pr. 1° Eau distillée. . . . . 200 grammes.
Iodure de potassium. . . . 5 grammes.

Mêlez. En prendre une cuillerée tous les matins dans une tasse de tisane de gentiane.

2° Tous les soirs une cuillerée de sirop de trèfle d'eau dans une tasse de la même tisane.

3° Pilules de proto-iodure de mercure (20 centigrammes pour 20 pilules); une tous les soirs, avant le sirop.

12, 15, 23 février. Même état.

27. — La malade s'est exposée à l'air froid et a ressenti de vives douleurs dans l'oreille droite; le pavillon et le méat droits sont gonflés, rouges. Il y a aussi de la douleur à la région mastoïdienne. 4 sangsues au devant du tragus; pédiluve sinapisé; fumigations de guimauve.

6 avril. — Depuis quelque temps, la malade ne s'est pas présentée à la clinique; aussi voyons-nous dans l'oreille droite du pus et une grosse granulation rougeâtre, qui remplit le méat.

Continuation du traitement général.

15 avril. — Cautérisation au sulfate de cuivre.

La cautérisation est répétée tous les deux jours.

15 mai. — La granulation a disparu.

Instillations de la solution de sulfate de cuivre au 30me.

25. — Les bords de la perforation blanchissent, se contractent.

12 juin. — Guérison; mais l'ouïe n'a pas été sensiblement améliorée.

Réflexions. — Bien que nous n'ayons trouvé chez cette malade aucun symptôme de syphilis, autre que l'iritis, nous avons pensé que l'otite et la granulation devaient être attribuées à cette cause spécifique, et dans le doute, nous avons prescrit le traitement usité en pareil cas.

Le résultat heureux et assez rapide est venu justifier le diagnostic, et chose non moins remarquable, l'iritis a été guérie en même temps que l'otite; les fausses membranes elles-mêmes qui n'étaient encore qu'à l'état d'exsudat plastique, se sont résorbées, sans aucun traitement local, que quelques instillations d'atropine dans l'œil malade, et tandis que l'ouïe est restée dure, par suite des altérations éprouvées par la chaîne des osselets, la vue s'est complétement rétablie.

Obs. CXXX. — *Otorrhée chronique scrofuleuse. — Perforation. — Granulaions de la caisse droite. — Guérison.* — Le nommé H..., bonnetier, âgé de seize ans, d'une constitution lymphatique, est atteint d'écoulements d'oreille depuis douze ans, à la suite de scarlatine.

Traitement suivi : nul.

Surdité initiale : la montre est entendue, à droite, à 6 centimètres ; à gauche, à 11.

Le 16 avril 1865, ce jeune homme vient à notre clinique et raconte ce qui suit :

A l'âge de quatre ans, à la suite de scarlatine, les oreilles furent atteintes d'écoulement, qui dure encore.

A gauche, l'écoulement est purulent, abondant, fétide ; la perforation est large comme une tête d'épingle.

A droite, suppuration sanguinolente, abondante, et sur la paroi interne de la caisse on voit trois granulations rougeâtres, mûriformes, saignantes, de la grosseur d'une lentille.

Traitement ioduré. Instillations de la solution de sulfate de cuivre au 30me. Perforation cicatrisée. — Granulations disparues.

Guérison le 12 juin. Montre entendue à 20 centimètres des deux côtés.

Obs. CXXXI. — *Otorrhée strumeuse gauche, datant de huit ans. — Granulations de la caisse gauche. — Guérison.* — La nommée L..., âgée de vingt-quatre ans, teinturière, d'une constitution lymphatique, a eu des écoulements d'oreille depuis sa jeunesse.

Traitement suivi : nul.

Surdité initiale : la montre est entendue, à droite, à la distance normale ; à gauche, au contact.

Le 4 mai 1865, cette malade nous raconte qu'elle était sourde dès l'âge de seize ans, mais sans écoulement bien sensible. Il y a quatre mois que l'écoulement s'est montré abondant du côté gauche. Nous constatons une grosse granulation implantée sur la paroi interne de la caisse.

Instillations de sulfate de cuivre au 30me.

Traitement général. — Iodure potassique à l'intérieur, 30 centigrammes par jour.

4 juin. — Les granulations ont presque disparu. Peu ou point de suintement.

15. — Guérison. Entend la montre à 20 centimètres du côté gauche.

CHAPITRE XXI.

SUR TROIS CAUSES PRINCIPALES DE PARALYSIE FACIALE.

1° Otorrhée ; 2° Dent de sagesse en souffrance ; 3° Phlegmasie aiguë ou chronique de la caisse.

Jusqu'à présent je n'avais observé la paralysie ou hémiplégie faciale, que pendant la durée des écoulements chroniques de l'oreille et comme complication de ces derniers, c'est dans ce sens que j'en ai parlé, dans mon *Traité des maladies de l'oreille* en 1857, et en 1863 dans mes *Leçons cliniques*. J'ai même rapporté dans ce dernier ouvrage une observation avec autopsie tout à fait démonstrative, page 223.

Obs. CXXXII. — *Otorrhée chronique scrofuleuse. — Paralysie faciale. — Ostéite du rocher.* — Il s'agissait en effet d'une malade phthisique atteinte d'écoulement par l'oreille droite et depuis longtemps. Dans les derniers mois de la vie, tout le côté droit de la face avait été paralysé. La mort étant arrivée par les progrès même de la maladie de poitrine, il nous fut possible d'examiner l'appareil auditif et le rocher. L'oreille entière avait été détruite par la suppuration ; il n'y avait plus trace ni de membrane du tympan, ni d'osselets : une ostéite occupait toute la paroi interne de la caisse et s'étendait au canal de Fallope, dont le calibre se trouvait rétréci par suite de l'hypertrophie des lamelles osseuses qui concourent à le former : finalement, le nerf facial était comprimé et aplati : Telle était la cause de la paralysie faciale.

Obs. CXXXIII. — *Otorrhée chronique scrofuleuse. — Paralysie faciale. — Nécrose du rocher.* — En 1857, dans mon *Traité des maladies de l'oreille* (1), j'ai rapporté également une observation d'hémiplégie faciale gauche chez un jeune garçon de sept ans, survenue pendant une otorrhée scrofuleuse avec fongus de la caisse de l'oreille gauche.

(1) Obs. CX.

Il ne fallut pas moins qu'un traitement de dix-huit mois pour guérir le fongus, l'otorrhée qui l'avait causé, et améliorer la paralysie faciale qui en était la suite et l'effet.

Chez ce jeune enfant, il y eut même nécrose du squelette osseux de la caisse de l'oreille, car plusieurs esquilles d'os sortirent à divers intervalles, et par le conduit auditif, et par une fistule mastoïdienne. — J'ai revu cette année, cet enfant d'alors, devenu un grand jeune homme aujourd'hui. L'oreille est complétement guérie; il n'y a pas eu de récidive, grâce à un traitement général longtemps prolongé, mais l'hémiplégie faciale est encore très-sensible.

Obs. CXXXIV.—*Otorrhée chronique scrofuleuse.*—*Paralysie faciale.* — A l'observation LXXVI du même *Traité pratique* nous trouvons encore une observation d'hémiplégie faciale, survenue également chez un sujet atteint d'otorrhée chronique scrofuleuse et de fongus de la caisse; et qui, à la suite d'un refroidissement succomba avec tous les symptômes de méningo-encéphalite. — Malheureusement l'examen anatomique ne fut pas possible.

En traitant ailleurs (1) de l'anatomie de la caisse du tympan, j'ai déjà fait voir comment ces accidents de paralysie faciale se produisaient dans le cours des otites, et aussi dans les phlegmasies de la caisse : j'en dirai un mot seulement. Pendant le trajet qu'il décrit en descendant de la paroi supérieure de la caisse vers la postérieure, le nerf facial renfermé dans son canal inflexe, n'est séparé de la membrane muqueuse de la caisse que par une lame osseuse très-mince, comme papyracée, souvent poreuse et présentant des pertes de substance telles, que chez certains sujets le névrilème et la muqueuse se touchent presque. Nous pouvons donc expliquer par ces rapports les troubles qui surviennent dans les mouvements des muscles de la face, non-seulement quand il y a carie de l'os, mais aussi lorsque la muqueuse de la caisse seule est hypérémiée, enflammée dans l'otite, l'otorrhée, etc. Mais c'est surtout chez les

(1) *Leçons cliniques*, 2e partie, p. 55 et suiv.

sujets ultra-lymphatiques ou scrofuleux, atteints de granulations ou de fongus de la caisse que l'hémiplégie se rencontre le plus souvent. Les deux observations suivantes sont encore destinées à corroborer cette proposition.

Obs. CXXXV. — *Otorrhée chronique scrofuleuse. — Paralysie faciale.* — Dans les premiers jours d'avril 1864, une petite fille de neuf ans fut présentée à ma clinique pour être traitée d'un écoulement de l'oreille gauche, datant de l'enfance.

C'était un enfant très-lymphatique : au premier examen, il nous fut aisé de reconnaître un fongus granuleux à l'état naissant et recouvrant toute la paroi interne de la caisse ; la membrane du tympan était détruite, les osselets tombés ; la montre était entendue au contact de l'oreille.

Mais ce qui me frappa le plus, ce fut une hémiplégie faciale gauche, très-prononcée.

C'est même pour cette déformation des traits du visage, que les parents étaient surtout venus consulter, et ils ne furent pas peu surpris d'entendre que c'était à l'écoulement d'oreille, qu'il fallait attribuer ce commencement de paralysie de la figure.

Un traitement antistrumeux fut prescrit et assez bien exécuté. Huit cautères volants furent successivement appliqués sur l'apophyse mastoïde : et enfin après un mois de préparation, le fongus fut attaqué par le chlorure de zinc liquide : six cautérisations eurent lieu à huit jours de distance pour achever la destruction radicale du fongus.

La suppuration fut tarie en même temps, mais l'hémiplégie faciale quoique diminuée est encore sensible (1865).

Obs. CXXXVI. — *Otorrhée chronique scrofuleuse de l'oreille gauche. — Fongus scrofuleux de la caisse. — Hémiplégie faciale gauche. — Traitement opportun. — Guérison du fongus. — Amélioration de la paralysie.* — Dans les derniers jours du mois d'avril 1865, une dame de vingt-cinq ans fut présentée chez moi par M. le docteur Hulard (de Rouen).

Elle avait été atteinte dans son enfance d'un écoulement purulent de l'oreille gauche, qui n'avait pas cessé depuis lors ; même dans les derniers temps, du sang en assez grande abondance s'y trouvait mêlé. De simples injections d'eau de guimauve étaient seulement mises en usage, lorsqu'une complication imprévue engagea le médecin traitant et la malade à prendre mon avis.

Dans la journée du 6 janvier 1865, une hémiplégie faciale gauche complète, avec déviation de la bouche, impossibilité de fermer la paupière du même côté, s'était montrée rapidement, avec des alternatives de rémission et d'aggravation, puis était bientôt demeurée stationnaire, et dans l'état où elle se présentait devant nous.

C'est une femme assez grande, d'une bonne santé habituelle, bien réglée, et sans indisposition autre que la maladie de l'oreille. rien de semblable dans sa famille, par conséquent par d'hérédité.

En examinant le conduit auditif, nous le trouvons rempli de sanie sanguinolente ; l'ayant enlevée à la faveur d'une injection, nous pouvons voir que tout le canal est rempli jusqu'au méat d'un volumineux fongus rouge, granuleux mûriforme ; il est extrêmement douloureux.

Le diagnostic n'offrait aucun doute : otorrhée scrofuleuse, ostéite du rocher et principalement des lamelles superficielles de la paroi interne de la caisse, compression et peut-être désorganisation du nerf facial, dans le canal de Fallope.

Aucun traitement général n'ayant été suivi, je conseillai de mettre la patiente à l'usage de l'huile de foie de morue, du sirop ioduré; et de tenir un ou deux cautères en permanence sur l'apophyse mastoïde.

Quinze jours après, dans les premiers jours de mai 1865, mon honorable confrère m'adressait la malade de nouveau, et me disait qu'elle venait s'installer à Paris et se confier entièrement à mes soins ; que d'ailleurs elle souffrait tellement, qu'il n'y avait plus possibilité de temporiser avant de commencer le traitement local.

Je me rendis d'autant plus volontiers à ses désirs, que les cautères placés à l'apophyse mastoïde étaient en pleine suppuration ; que les douleurs ne laissaient aucun repos à la malade ; que des hémorrhagies fréquentes avaient lieu par l'oreille, et qu'en dernier lieu, l'œil gauche, constamment laissé à découvert par la paralysie faciale, devenait rouge et m'inspirait de graves inquiétudes.

Après avoir laissé reposer la malade deux à trois jours, l'avoir purgée ; je commençai le 5 mai la cautérisation du fongus, en me servant du chlorure de zinc et d'après les principes déjà formulés (1). Dès le lendemain, un fragment de 5 millimètres de long,

(1) *Leçons cliniques*, 1re partie.

complétement mortifié se détachait du fongus. Fumigations tièdes avec l'acide acétique au tiers.

Le 11. — Nouvelle cautérisation.

Le 12. — Une partie du reste de la production charnue a été détruite par le caustique, et le détritus grisâtre qui en résulte est enlevé à l'aide d'une injection d'eau tiède.

13, 14, 15. — Les débris du fongus résultant de la cautérisation sont entraînés par la suppuration et les injections d'eau tiède; on ne voit plus au fond de l'oreille qu'une surface grisâtre résultant de la cautérisation, et une toute petite granulation rosée de la grosseur d'une tête d'épingle.

Le 18. — Trois nouveaux cautères sont appliqués à l'apophyse mastoïde.

Le 20. — Plus de granulation; — suppuration peu abondante, mais encore fétide, dans le conduit auditif.

Paralysie faciale persistante.

Le 22. — Les douleurs ont disparu complétement, la malade dort et mange bien; les aliments liquides et la salive s'écoulent moins par la commissure labiale gauche : peut-être y a-t-il un peu d'amélioration dans la paralysie de la face.

Le 27. — Même état; — les trois nouveaux cautères commencent à suppurer.

Même état de l'hémiplégie faciale.

La suppuration de l'oreille est peu abondante; mais toujours fétide, une boulette de coton est mouillée entièrement du matin au soir.

Octobre. — J'ai revu la malade. Son état est satisfaisant.

Obs. CXXXVI. — *Otorrhée scrofuleuse chronique gauche. — Fongus. — Application intempestive de pâte de Canquoin. — Hémiplégie faciale. — Traitement rationnel. — Guérison du fongus.* — Un jeune homme de vingt-trois ans, très-lymphatique, vint au mois de mai 1863 à ma clinique, pour être traité d'un écoulement de l'oreille gauche, qui s'était montré rebelle à plusieurs traitements employés. Ce qui frappe tout d'abord, c'est une hémiplégie faciale du côté gauche. D'après ce que le malade nous raconte, cette déformation s'est montrée le lendemain même du jour où un chirurgien a appliqué dans son oreille un morceau de pâte blanche, qu'on a laissé vingt-quatre heures en place..

Renseignements pris, c'était un morceau de pâte de Canquoin. Le fongus, qui n'avait probablement été détruit qu'en partie par cette application, faite il y a trois semaines, a repullulé depuis lors, car aujourd'hui nous le voyons remplir toute la partie profonde du conduit auditif. L'écoulement est aussi très-abondant et fétide, strié de sang.

Un traitement antistrumeux est prescrit : huile de foie de morue ; iodures ; bains salés ; trois cautères sont appliqués à l'apophyse mastoïde.

Comme traitement local, je recommande de bien laver l'oreille plusieurs fois par jour, avec des injections de décoction de feuilles de noyer.

A la fin de juin, deux nouveaux cautères sont appliqués.

Après deux mois de ce traitement, la suppuration de l'oreille était un peu moins abondante, moins fétide. L'excroissance charnue n'avait ni augmenté ni diminué.

Je commençai, le 10 juillet, les cautérisations avec le chlorure de zinc liquide, en laissant huit jours d'intervalle entre chaque cautérisation.

Cinq furent nécessaires pour arriver à la destruction radicale du fongus. Il était bien manifestement implanté dans la caisse. La membrane du tympan était détruite, les osselets tombés. La montre était entendue seulement à 4 et 5 centimètres de l'oreille.

Mais l'hémiplégie faciale n'a subi aucun changement.

J'ai revu ce malade en 1865, au mois de juin, et je l'ai trouvé dans le même état.

Ce fait nous montre les dangers des applications de caustiques laissés à demeure dans l'oreille, pendant un temps plus ou moins long (ici la pâte de Canquoin avait été laissée près de vingt-quatre heures), et il est impossible de rattacher à une autre cause qu'à l'action désorganisatrice de ce caustique la paralysie faciale, se montrant pendant le séjour du caustique dans l'oreille. — Il est certain que la pâte, en se ramollissant au fond de l'oreille, aura permis au chlorure de zinc d'agir aveuglément sur des tissus autres que le fongus, et entre autres sur le nerf facial.

J'ai souvent observé chez les sourds qui ne présentaient aucune trace d'otorrhée, la déviation d'un des angles de la bouche, quand ils sont vivement émus et qu'ils veulent répondre à leur interlocuteur. On voit aussi, dans les mêmes circonstances, une certaine inégalité de développement dans le sillon naso-labial du côté affecté. Cette difformité dans les traits et l'expression du visage est réellement très-fréquente chez les sujets atteints de maladie d'oreille, et chez lesquels l'ouïe présente une différence des deux côtés, facile à constater par une exploration convenablement faite.

Ces observations, que l'on peut répéter souvent, ne permettent pas de douter que le nerf facial participe bien certainement, dans un grand nombre de cas, aux affections de la caisse du tympan. — J'ajouterai encore qu'un certain nombre de paralysies dites rhumatismales de la face, quand on les étudie attentivement, paraissent être bien manifestement liées à une affection de l'oreille correspondante.

C'est à la démonstration de cette proposition que l'observation suivante est destinée.

Obs. CXXXVIII. — *Otite catarrhale chronique de l'oreille moyenne gauche chez un malade de cinquante ans. — Absence complète d'otorrhée. — Hémiplégie faciale gauche. — Traitement opportun. — Guérison.* — Le 2 mars 1863, un homme d'une cinquantaine d'années vint à ma clinique demander des soins pour une surdité prononcée de l'oreille gauche ; cette surdité remontait déjà à une époque très-éloignée, quinze à vingt ans.

Le côté gauche de la face est paralysé depuis quinze jours.

C'est un petit vieillard, aux cheveux presque blancs, encore bien portant, n'ayant jamais eu de maladies graves, mais extrêmement sujet aux rhumes de cerveau. L'ouïe du côté gauche a diminué peu à peu, sans douleur, presque sans bruits, sans écoulements purulents surtout : la montre n'est entendue qu'au contact du pavillon.

En examinant l'oreille, on ne trouve aucune trace de phlegmasie extérieure des membranes; point de cire dans le conduit auditif; mais la membrane du tympan, qui a conservé sa concavité centrale, a perdu complétement sa transparence; plus de triangle lumineux; c'est à peine si l'on distingue la pénombre du manche du marteau.

Le limbe ou la circonférence de la membrane est tout à fait blanchâtre, opaque, et l'opacité avec épaississement va en diminuant un peu en approchant du centre de la membrane du tympan.

Maintenant, si l'on engage le malade à faire une forte expiration, le nez et la bouche fermés, on voit la membrane se tendre.

Le même mouvement de tension a lieu quand on insuffle la caisse à l'aide du cathéter et du soufflet; mais aucun point brillant n'apparaît à sa surface.

En répétant la même insufflation, l'oreille appliquée contre celle du patient, on entend l'air arriver dans la caisse, en faisant entendre une crépitation sèche.

Une remarque curieuse nous a frappé pendant ces diverses manœuvres, c'est la difficulté et même l'impossibilité presque complète pour le malade de souffler avec une certaine force, en fermant la bouche. Toute la commissure labiale gauche reste à moitié béante et déviée à droite, et le malade est obligé d'en fermer l'hiatus avec son mouchoir pour exécuter ce qu'on lui demande.

En même temps l'œil gauche reste à découvert, et quelque effort que fasse le malade pour rapprocher et fermer les paupières.

Il y a donc une hémiplégie faciale bien caractérisée, et qui est le résultat de l'affection catarrhale de la caisse de l'oreille gauche. Le malade n'est point sujet au rhumatisme; n'a point été exposé aux courants d'air, en un mot, ce n'est point une paralysie rhumatismale.

C'est l'otite catarrhale chronique qui, en favorisant l'épaississement de la membrane muqueuse de la caisse, a déterminé une altération du nerf facial, sous-jacent et même presque sous-muqueux, chez certains sujets, comme on l'a vu plus haut.

Traitement. — 1° Fumigations des trois résines, myrrhe, benjoin, tolu, et portées dans l'oreille moyenne.

2° Un cautère volant à l'apophyse mastoïde.

3° De faibles doses d'iodure potassique, 50 centigrammes par jour, dans une tasse d'infusion de lichen.

4° Enfin, vers le quinzième jour, je commençai les fumigations substitutives avec une solution très-faible de chlorhydrate d'ammonium, portées dans la caisse tous les jours.

Dans l'espace de trois semaines, la guérison était complète; plus de paralysie; membrane du tympan devenue presque transparente comme à l'état sain. Montre entendue à 20 centimètres. Je conseillai, nonobstant, au malade de continuer le traitement; mais comme il se trouvait bien, je ne l'ai pas revu.

Ainsi, voilà une observation parfaitement démonstrative de paralysie faciale née sous l'influence d'une phlegmasie catarrhale chronique de la membrane muqueuse de l'oreille moyenne, et guérie avec la surdité concomitante par un traitement convenable et approprié.

Obs. CXXXIX. — *Otalgie violente du côté gauche. — Dent de sagesse en souffrance. — Hémiplégie faciale. — Extraction de la dent de sagesse. — Guérison.* — Un officier de cavalerie, âgé de trente-cinq ans, vint me consulter, au mois de mars 1864, pour une hémiplégie faciale gauche très-prononcée, et survenue presque en même temps qu'une vive douleur dans l'oreille du même côté, il y a quinze jours, disait-il.

En examinant l'oreille gauche, on ne trouve aucune trace d'inflammation; les membranes ont leur aspect physiologique. L'air pénètre dans la caisse facilement et sans bruit anormal; mais la montre est entendue de ce côté à une distance moitié moindre que de l'oreille droite. Ainsi :

A droite, la montre est entendue à 1 mètre.

A gauche, à 50 centimètres seulement.

L'inspection des dents permet de s'assurer qu'elles sont en bon état, à l'exception de la dent de sagesse de la mâchoire inférieure gauche, qui est sortie incomplétement de son alvéole en déchirant la gencive, dont les festons sont déchiquetés et ulcérés. En touchant cette gencive avec un stylet mousse, le malade accuse à l'instant une violente douleur dans l'oreille gauche, et des larmes s'écoulent le long de la joue.

En conséquence, j'engageai le malade à faire extraire cette dent de sagesse, bien convaincu qu'elle était la cause d'une irritation qui, en s'étendant au nerf facial, causait l'hémiplégie de la figure.

Mon conseil fut suivi; de plus, des fumigations adoucissantes ayant été dirigées dans l'oreille pendant une quinzaine de jours, et l'alvéole étant cicatrisée, toute trace de la paralysie disparut.

Comment expliquer cette singulière paralysie de la face? Évidemment il n'y a qu'une seule explication à en donner, c'est celle qui ressort des connexions anatomiques des nerfs dentaire inférieur, auriculo-temporal, lingual, de la corde du tympan et du nerf facial.

CHAPITRE XXII.

I

SUR LES EFFETS D'UN BOUT DE CIGARE OUBLIÉ PENDANT DEUX ANS DANS L'OREILLE DROITE.

Dans la première partie de ces *Leçons* imprimée en 1863, j'ai démontré les effets pernicieux du tabac en général sur l'organe de l'ouïe, et décrit les symptômes de la surdité grave qui en est la suite si fréquente.

Depuis cette époque, d'autres observations sont venues corroborer les premières, et s'il y avait encore à cette époque quelques points de doute, au sujet de certains symptômes énumérés dans ma description, le temps et de nouveaux faits démonstratifs sont venus les dissiper complétement.

Non-seulement le tabac exerce une action délétère sur l'économie tout entière par suite de la nicotine que nous absorbons avec la fumée du tabac, et surtout avec la salive qui en est imprégnée; mais encore le tabac est un irritant topique; de plus, il narcotise les membranes avec lesquelles il demeure en contact pendant un certain temps, et les prive de leurs fonctions par la stupeur qu'il occasionne.

Aujourd'hui, je veux rapporter seulement l'histoire d'un bout de cigare qui avait séjourné pendant près de deux ans au fond de l'oreille droite.

Obs. CXL. — *Bout de cigare oublié dans l'oreille. — Surdité.* — Au mois de novembre 1864, un jeune homme âgé de trente ans, tailleur d'habits, vint à ma clinique pour me consulter au sujet d'une surdité singulière qui avait commencé il y a deux ans, le lendemain d'une partie de plaisir faite avec plusieurs camarades de son atelier. . . . .

Mais ce qui le tourmentait le plus, c'était moins la surdité de cette oreille que l'espèce de stupeur, avec un sentiment d'engourdissement douloureux dans tout le côté de la tête correspondant. Il éprouvait en outre une titubation bien manifeste en marchant, et avait la plus grande peine à se tenir en équilibre dans la station verticale.

D'ailleurs point de bruits ni de bourdonnements dans l'oreille droite malade; ma première impression en voyant ce jeune homme chanceler, en se levant de son siége, en marchant, lui fut peu favorable, je l'avoue, et je présumai qu'il était adonné à la mauvaise habitude des liqueurs fortes : mais toutes les questions dirigées dans ce sens restèrent sans résultat, et il soutint énergiquement qu'il n'avait pas le défaut de boire habituellement.

Il fallut bien céder en présence de déclarations aussi positives et réitérées, et chercher une autre cause à cette titubation.

Le défaut d'équilibre, ou plutôt la difficulté d'équilibration étant un symptôme fréquent de vieilles surdités causées par une phlegmasie du labyrinthe, nous l'interrogeâmes de ce côté, et nous ne fûmes guère plus satisfait. — La dureté d'oreille était venue dans une nuit, autant qu'il pouvait se rappeler, à la suite d'un bon dîner et d'une soirée joyeuse. Dès le lendemain l'engourdissement commençait à se faire sentir, mais les autres symptômes ne sont apparus que beaucoup plus tard.

S'il eût été fumeur habituel de profession, tout s'expliquait à merveille. Mais il ne fumait que par occasion et à de rares intervalles; il y avait donc là quelque chose d'obscur que l'examen local seul pouvait élucider.

Examen de l'oreille droite. — Pavillon bien conformé, sans rougeur, ni gonflement, ni trace aucune de phlegmasie des membranes extérieures de l'oreille, point de douleur à la pression.

Le conduit auditif ayant été mis en évidence à l'aide du spéculum et du réflecteur, nous apercevons un peu de cérumen à l'entrée du méat. Mais vers les parties profondes et avoisinant la membrane du tympan, on distingue très-nettement une masse concrète, noirâtre, qui paraît assez dure et remplissant entièrement le conduit.

Tout d'abord on prit cette masse noire pour du cérumen durci, et l'exploration avec le stylet sembla confirmer cette opinion; car l'extrémité du stylet mousse, retirée du conduit, était imprégnée de parcelles de cérumen durci. Ayant ramolli cette matière à la faveur d'une fumigation émolliente tiède et suffisamment prolongée, je résolus de la délayer le plus tôt possible, par le moyen d'injections aqueuses chaudes et convenablement pratiquées.

Les premières injections n'amenèrent au dehors que quelques débris de cérumen noirâtre et un peu durci. Une nouvelle exploration ayant été faite, on pouvait encore voir le corps noirâtre qui obstruait toujours le fond du conduit : une pince recourbée et à mors plats et très-effilés ayant été introduite avec la plus grande précaution, le spéculum *auris* et le réflecteur restant toujours en place, il me fut possible de saisir ce que je croyais être un tampon de cire dure et solidifiée.

Malheureusement, dès les premières tentatives d'extraction le fragment saisi fut brisé entre les mors plats de l'instrument. Cet échec eut son bon côté, puisqu'il nous permit de constater de la manière la plus positive que la lamelle papyracée noirâtre saisie par la pince n'était autre qu'un petite portion de feuille de tabac roulée. Nous avions donc affaire à un bout de cigare oublié dans l'oreille, et la date des accidents indiquait suffisamment qu'il devait y avoir été introduit, soit en jouant, soit pendant le sommeil, mais certainement à l'insu du malade, et le jour de cette fête d'amis, pendant laquelle on s'était peut-être livré à de trop copieuses libations.

Quoi qu'il en soit, je résolus d'en pratiquer l'extraction séance tenante.—En conséquence, le malade ayant été disposé convenablement la tête appuyée sur un siége à dos élevé et inclinée sur l'épaule gauche, de façon à bien exposer l'oreille droite aux regards et à l'action de la douche, je chargeai d'eau tiède la grande seringue que j'emploie habituellement pour chasser les corps étrangers de l'oreille, et dès le milieu de la première injection nous vîmes sortir un bout de cigare, long de 2 centimètres et de la forme de ceux que l'on trouve dans le commerce au prix de 5 centimes et connus sous le nom de petits bordeaux. Sa surface extérieure était encore un peu engluée de cérumen, de poils et d'épiderme, ce qui expliquait la difficulté que nous avions éprouvée à le retirer du conduit auditif.

Le malade, interrogé sur la présence de ce bout de cigare dans son oreille, ne put ou ne voulut rien nous apprendre ; il ne savait pas, répétait-il, comment il y avait été introduit. Il est certain que le bout de cigare n'était pas allé se loger tout seul dans l'oreille et qu'une main étrangère l'y avait certainement poussé, probablement pour s'amuser aux dépens du patient, qui peut-être était endormi.

Mais cet amusement devait être fort préjudiciable à l'oreille de ce jeune homme, car le corps étranger étant enlevé, nous fûmes surpris de ne pas l'entendre s'écrier, comme cela arrive d'habitude : J'entends! j'entends!

Le spéculum fut donc introduit de nouveau dans le conduit auditif, et le réflecteur projetant une lumière brillante dans l'intérieur de l'oreille ainsi exposé à la vue, nous pûmes constater, non sans une grande surprise, que la membrane du tympan, à la place de sa coloration gris-perle, irisée, translucide, était devenue complétement jaune et opaque, ratatinée et comme enfoncée dans l'intérieur de la caisse. La montre n'était pas entendue au contact, quand on l'appliquait sur l'oreille.

Des fumigations avec l'acide acétique furent instituées pendant une quinzaine de jours ; elles furent reçues d'abord dans le conduit auditif externe et ensuite dans l'oreille moyenne, au moyen de la sonde préalablement introduite dans la trompe d'Eustachi, mais les résultats furent complétement nuls.

J'injectai ensuite, sous forme de vapeur à 34, 35, 37, 40 degrés, le chlorhydrate d'ammoniaque pendant près d'un mois, sans succès aucun.

Puis les injections avec la solution faible de strychnine furent pratiquées tous les deux jours, à la dose de 4 gouttes chaque fois, enfin l'électricité elle-même, puis l'éther en vapeur, ne produisirent point d'amélioration.

La surdité de cette oreille restait toujours profonde, désespérante et même désespérée.

La pesanteur de tête, la titubation, les douleurs avaient complétement disparu pendant le traitement et dans les premiers jours qui avaient suivi l'extraction du bout de cigare ; mais le pauvre garçon était resté, malgré tous nos soins, tout à fait inhabile à entendre la montre appliquée sur l'oreille et aussi la parole et la voix articulée. — En criant très-haut, on éveillait parfois une sensation confuse, mais rien de distinct et quelque attention qu'il prêtât à son interlocuteur.

Convaincu que la paralysie et probablement aussi l'atrophie du nerf acoustique étaient complètes et sans ressources, j'eus le chagrin d'avouer franchement au malade l'insuffisance de nos moyens et le peu d'espoir que son affection laissait aux efforts de l'art.

Il me comprit ou feignit de me comprendre, car j'ai appris depuis qu'étant allé consulter ailleurs, on avait trouvé que l'épaississement de la membrane du tympan était la seule cause de la surdité, et qu'on lui avait proposé de perforer le tympan, dans l'espoir de lui rendre l'ouïe ; promesse, hélas ! bien illusoire et bien trompeuse ; car le malade ayant accepté cette dernière chance de salut, on lui creva le tympan sans aucun bénéfice, sous le rapport de l'amélioration de l'ouïe, mais non sans l'exposer à de nouveaux accidents ; car à la suite de l'opération il survint, paraît-il du moins, une violente inflammation de l'oreille, qui ne céda qu'à des moyens énergiques (ventouses, sangsues, purgatifs).

Ce fait restera gravé dans votre esprit, messieurs, et vous y trouverez la preuve frappante des dangers du tabac, de ses terribles effets. Surtout n'oubliez jamais que s'il est des cas malheureux, dans lesquels notre art ne peut être utile au malade, il faut bien se garder de l'avilir en le rendant nuisible.

II

DES ACCIDENTS PRODUITS PAR L'ÉTHER.

Malgré les dangers qui résultent de l'emploi de l'éther instillé dans les oreilles, malgré les accidents qui en sont la conséquence et dont nous avons parlé longuement dans la première partie de ces *Leçons* (1), les médecins et le public n'en ont pas moins continué l'usage dans le traitement des maladies des oreilles.

Les journaux eux-mêmes, renchérissant encore sur les vertus de cet agent réputé merveilleux, le recommandaient encore tout récemment au public, toujours si avide de remèdes nouveaux.

Par suite de cette nouvelle publicité donnée à l'éther, nous avons donc été consulté pour des accidents graves, survenus aux personnes qui avaient eu l'imprudence de s'en servir pour leurs oreilles.

Je citerai d'abord le texte d'un des articles qui ont paru en 1864 dans les journaux grands et petits ; c'est le *Petit Journal* qui parle :

« Voici un fait dont le *Siècle* garantit l'exactitude, et qui prouve que la surdité, même invétérée, peut céder à un traitement des plus simples :

« Madame H... était affectée, depuis huit ans, d'une surdité à peu près complète de l'oreille droite, survenue après un refroidissement, suivi d'une forte névralgie. La névralgie avait disparu au bout de quelques jours, mais la surdité était demeurée obstinément rebelle à toute médication, même à l'emploi prolongé de l'éther sulfurique. Cette dame avait fini par se résigner, lorsqu'il y a environ six semaines, un de nos plus habiles chimistes, M. A..., lui remit un flacon d'éther pur à 62 degrés, en conseillant de ten-

(1) *Leçons cliniques*, 1re partie, 1863.

ter un nouvel essai. Madame H... en imbiba un peu de coton, qu'elle se mit dans l'oreille.

» Le soir, c'est-à-dire une dizaine d'heures après, ayant retiré brusquemment le coton, elle ressentit une douleur vive, comme l'effet d'une excoriation ou de la rupture subite d'une pellicule intérieure, dont le coton ne portait cependant aucune trace. Mais du même coup l'ouïe était revenue avec une sensibilité extrême, et au premier moment presque intolérable. Quelques lotions d'huile d'olive eurent bientôt calmé la douleur, et le lendemain, à son réveil, madame H... avait complétement recouvré la plénitude d'une faculté dont elle était privée depuis si longtemps. Cette guérison inespérée s'est maintenue jusqu'à présent.

» L'éther dont on avait d'abord et inutilement fait usage ne possédait que 44 degrés. Nous conseillerons seulement aux personnes qui useraient de ce moyen de s'abstenir des applications d'éther, la nuit, dans l'immobilité du sommeil, à cause de l'odeur et des émanations de cette liqueur qui peuvent occasionner de violents maux de tête. »

Quelques semaines après la publication de cette pompeuse annonce, une dame, entre autres, arrivait de province, et m'apportait soigneusement conservée dans une petite boîte toute la peau de son conduit auditif, racornie et brûlée par l'éther. (Voyez fig. 7, p. 360.)

Étant dure d'oreille, cette trop crédule malade avait pensé pouvoir se servir sans danger de l'éther, le *Petit Journal* en ayant prôné la vertu ; elle avait donc instillé quelques gouttes d'éther dans l'intérieur de ses conduits auditifs.

Une horrible sensation de brûlure avait succédé à l'instillation de l'éther ; la douleur avait duré vingt-quatre heures, malgré des injections d'eau froide pratiquées immédiatement, et après deux ou trois jours, toute la peau du conduit auditif, littéralement rôtie, noire comme un charbon, s'était détachée et avait été retirée sans peine, pendant un pansement avec de l'huile d'amandes douces.

La surdité était devenue considérable, à ce point que la malade n'entendait plus rien.

Je vis la malade dans ces circonstances, deux semaines environ après l'accident : il me fut alors possible de constater une rougeur diffuse très-prononcée du conduit auditif et de la membrane du tympan, avec des épanchements plastiques interlamellaires disséminés.

Après un examen attentif et un traitement de quelques jours, je restai convaincu que le mal était irremédiable.

Ce fait, rapproché de ceux qui ont été analysés dans la première partie de ces *Leçons*, pages 204-205, ne peut laisser aucun doute sur les dangers de l'éther instillé dans les oreilles ; et messieurs de la presse, grande et petite, devraient bien se montrer plus circonspects et prudents quand il s'agit de vanter des remèdes aussi violents et terribles dans leurs effets.

CHAPITRE XXIII.

RÉSUMÉ STATISTIQUE DES DIFFÉRENTS CAS DE MALADIES DE L'OREILLE QUI ONT ÉTÉ TRAITÉS, DE 1860 A 1864, A LA CLINIQUE DE L'AUTEUR.

Dans cette période de quatre années, 895 malades ont été traités à la clinique des maladies de l'oreille ; le nombre des malades qui sont venus y demander quelques conseils est certainement plus considérable ; mais je n'ai pas voulu faire figurer dans ce résumé ceux qu'on ne voit qu'une ou deux fois et qui ne reviennent plus, aussitôt qu'ils ont obtenu une consultation ou une très-légère amélioration. Ce genre de malades, que j'appelle *voyageurs*, est très-commun dans nos dispensaires.

Le chiffre de 895 indique donc bien positivement le nombre des malades qui ont suivi un traitement régulier, assez long, jusqu'à ce que la guérison ou une notable amélioration ait été obtenue. Disons tout de suite que les affections de l'oreille étant le plus souvent des maladies chroniques, invétérées et diathésiques, le traitement en est toujours relativement long, même quand il est suivi avec persévérance. Les résultats, il le faut avouer, sont loin d'être toujours brillants, et je suis bien convaincu que c'est là un des motifs les plus sérieux qui éloignent les jeunes médecins de ces travaux pénibles et d'une étude souvent ingrate et sans compensation. Mais laissons de côté ces réflexions stériles et abordons notre sujet :

Sur ces 895 malades traités à notre clinique dans l'espace de quatre années, il y avait 562 hommes et 333 femmes ou jeunes filles ; 537 étaient âgés de 2 à 30 ans, et 368 de 30 à 60 ans et au delà.

Maladies du pavillon. — 5 tumeurs érectiles chez des enfants, 4 tumeurs fibreuses chez des adultes, 1 tumeur fibro-plastique chez un sujet de quarante-cinq ans ; 3 des tumeurs érectiles ont été traitées avec succès par la vaccination de la tumeur ; 2 par la cautérisation avec la pâte de Vienne, chez des enfants vaccinés ; les 4 tumeurs fibreuses ont été extirpées, mais nous avons respecté la tumeur fibro-plastique comme étant l'expression symptomatique d'un état diathésique prononcé ; le malade en avait 7 autres en divers points du corps (1), et n'en eût-il eu qu'une seule, nous ne l'eussions pas opérée, car le cancer n'est jamais une affection locale.

(1) Voyez *Leçons cliniques*, 1re partie, p. 190.

Otites. — 108 otites catarrhales : 70 sujets de 2 à 30 ans, 38 de 30 à 60 ans ; 80 hommes, 28 femmes ou jeunes filles. Dans 40 cas, le conduit auditif externe seul était malade (*otite externe*). Dans 68 cas, l'otite de nature catarrhale occupait la caisse. Dans 3 cas, il y eut une complication de phlegmon mastoïdien.

Le froid est noté dans toutes les observations comme étant la cause déterminante de l'otite. Les symptômes ont été très-évidents dans tous les cas et identiques à la description que j'en ai donnée ailleurs (1). Quant au traitement dans les cas de moyenne gravité, les fumigations à l'extérieur et le calomel à l'intérieur ont seuls été employés pour l'otite externe.

Pour les otites internes, le traitement a été plus compliqué : ainsi, dans 8 cas, la ponction de la membrane du tympan a été pratiquée avec succès pour donner issue à une collection muco-purulente de l'oreille moyenne. Dans trois cas, l'apophyse mastoïde a été ouverte afin d'évacuer le pus qui s'y était accumulé (2). Le cathétérisme des trompes d'Eustachi a été pratiqué dans chacun de ces 68 cas une ou plusieurs fois, selon les indications, comme moyen de diagnostic d'abord, et en second lieu, comme moyen de thérapeutique, pour injecter dans les caisses malades des vapeurs et liquides médicamenteux de diverse nature.

Ces 108 malades réunis nous donnent 90 guérisons et seulement 18 améliorations chez des sujets venus tardivement, dans la période chronique, après un, deux, trois mois de remèdes inutiles, et quand de graves altérations s'étaient déjà produites dans l'appareil de l'ouïe.

Sur ces 68 malades atteints d'otite interne, la trompe a

(1) *Leçons cliniques*, p. 23 et suiv.

(2) J'ai rapporté plusieurs de ces observations intéressantes dans la *Gazette des hôpitaux* du 27 octobre dernier, et ici même, p. 336 et suiv.

été trouvée rétrécie à des degrés variés 60 fois : 8 fois complétement oblitérée par la tuméfaction inflammatoire aiguë de la membrane muqueuse de l'oreille moyenne.

Dans ces 8 cas, une ponction fut pratiquée à la cloison tympanique pour en éviter la rupture, et dans les autres cas, l'introduction de la sonde à certains intervalles et avec une grande modération a suffi pour rendre à la trompe l'intégrité de son calibre et à l'oreille ses fonctions délicates.

Ajoutons à ces chiffres, pour être complet, 3 otites goutteuses, 7 otites syphilitiques, 23 otites chez des fumeurs, buveurs (1).

Myringite scrofuleuse. — 140 malades ; 112 de deux à trente ans ; 28 de trente à soixante ; 60 hommes ou jeunes garçons ; 80 femmes ou jeunes filles.

Sur ce chiffre de 140 malades, nous trouvons seulement 75 guérisons complètes et 65 améliorations ; sur ces 65 malades améliorés, nous trouvons 34 récidives après six mois, un an, trois ans de cessation de traitement régulier. Cela ne doit pas surprendre, si l'on songe à la diathèse presque indomptable qui est la cause de cette maladie du tympan.

Il faut encore noter que sur ces 140 cas il y a eu 53 fois perforation pathologique de la cloison tympanique par les phlyctènes qui envahissent la membrane dès le début de l'affection ; sur ces 53 perforations, il y en avait 29 petites (une graine de millet), 15 moyennes (une grosse tête d'épingle), 9 très-larges, ayant détruit un quart, un tiers, une moitié de la cloison. 41 siégeaient au-dessous du manche du marteau, dans le point d'élection ; 12 à la circonférence, et surtout aux extrémités du grand diamètre

(1) Voyez *Leçons cliniques*, 1re partie, p. 103.

transversal, sur le limbe même de la membrane, ayant détruit son insertion à l'os tympanal. A l'exception des larges perforations, qui sont restées rebelles et incurables pour la plupart, les autres, petites et moyennes, ont été guéries dans un espace de temps qui a varié entre trois semaines et trois mois, et par les moyens indiqués ailleurs (*Leçons cliniques*, p. 159 et 200).

Otorrhée chronique. — 95 cas chez des sujets éminemment scrofuleux : 55 de deux à trente ans; 40 de trente à soixante ; 60 hommes, 35 femmes.

Le traitement a été général et local, et a été exposé ailleurs avec tous les détails. Quant au résultat final, qui intéresse surtout le praticien, nous avons 70 guérisons, 15 améliorations notables, et 10 cas d'otorrhée chez des sujets atteints de scrofule maligne, chez lesquels tout a échoué.

Faisons remarquer que pour les 70 sujets guéris le traitement a été très-long : trois mois, six mois, dix-huit mois, et qu'il y a eu un assez grand nombre de récidives après un an et même deux ans de guérison apparente. En effet, nous savons tous que la scrofule est une maladie diathésique à longues périodes, et que ses manifestations nombreuses et variées s'éteignent, disparaissent, pour reparaître encore à des intervalles souvent très-éloignés, et quelquefois pendant toute la vie.

Concrétions cérumineuses et épidermiques. — 30 cas : 27 hommes, 3 femmes; 8 de deux à trente ans; 22 de trente à soixante ans; tous ont été guéris par des moyens appropriés : curette, injections. — Traitement général et local, pages 206-213.

Corps étrangers. — 20 chez des hommes : 18 de deux à trente ans, 2 de trente à soixante ans. Ces corps étrangers étaient : cailloux, bouts d'allumette, l'extrémité d'un porte-plume, un grain de chapelet, noyaux de cerise, grains de blé, d'avoine, haricots, un bout de pipe, une gousse d'ail, une tige d'oignon, des épingles, aiguilles, etc.

Les moyens d'extraction ont varié ; cependant, en général, j'ai donné la préférence aux grandes injections d'eau, qui m'ont parfaitement réussi. Il faut en excepter, bien entendu, les épingles et les aiguilles, qu'il a fallu retirer avec d... pinces, etc.

Perforations du tympan. — Indépendamment des 53 cas de perforation observés pendant le cours des otites scrofuleuses et comme complication de ces dernières, il y a eu 43 malades qui sont venus se faire traiter de perforations dont les causes sont restées inconnues (otites, fièvre grave probablement) : 17 hommes, 26 femmes ; 35 de deux à trente ans, 8 de trente à 60 ans.

Mais il m'est impossible de donner des chiffres même approximatifs sur la durée et les résultats du traitement, la plupart de ces malades ne l'ayant pas suivi exactement ou n'étant pas revenus après quelques pansements.

Nous devons noter ici 4 cas de perforation du tympan survenue chez des enfants pendant les quintes de toux de la coqueluche et guéris.

Polypes et granulations. — 63 cas. 30 hommes, 33 femmes. 62 de deux à trente ans ; 1 de trente à soixante ans. Dans ces 63 cas déjà rapportés en partie (1), l'écoulement précurseur ou prémonitoire a été noté 63 fois. Chacun de ces polypes avait sa racine, une fois bifide, sur la paroi interne de la caisse, et sortait de cette cavité à travers une grande déchirure de la membrane du tympan (2). Dans plusieurs cas la cloison fut même trouvée complétement détruite.

(1) *Gazette des hôpitaux*, 1860, et *Leçons cliniques*, 1re partie, p. 176 et suiv.

(2) *Ibid.* (voyez plusieurs dessins qui représentent cette disposition).

Le traitement a été conçu d'après les mêmes principe: pour tous les malades : quand la production charnue étai petite, les cautérisations avec le chlorure de zinc ont suffi quand elle était considérable, 1, 2, 3, 4 centimètres de lon gueur, l'arrachement a toujours précédé la cautérisation Sur ces 63 malades, 61 ont été traités et guéris par le moyens indiqués tout à l'heure; tous ont aussi suivi u: traitement général antistrumeux, à l'exception d'un seul chez lequel l'excroissance était de nature syphilitique e traitée comme telle : durée du traitement, trois mois.

Quant aux 2 autres, ils m'avaient été adressés à un période trop avancée et déjà atteints de complications céré brales mortelles, auxquelles nous avons eu le chagrin d: les voir succomber avant toute tentative de traitement di polype (1).

Chute des osselets. — 34 cas, 15 hommes, 19 femme: 30 de deux à trente ans; 4 de trois à soixante ans.

Ces 34 cas ont été observés sur des malades envoyés à notre clinique à une période de leur maladie d'oreille tro avancée pour qu'un traitement convenable pût être util, et nous n'avons pu enregistrer que quelques rares amélio rations dans les cas où, la chaîne des osselets n'ayant é rompue qu'en partie (le plus souvent par la suppuration, l'étrier est demeuré à sa place, enclavé dans la fenêtr ovale et s'opposant à l'issue du liquide labyrinthique, der nier vestige de la fonction.

Épaississement de la cloison. — 17 cas. 8 homme, 9 femmes. 7 de deux à trente ans; 10 de trente à soixan: ans.

C'est presque toujours à la suite de phlegmasies ml

(1) Voyez *Leçons cliniques*, 1re partie, p. 179, et *Gazette des hôpitau*, 1860.

éteintes de la cloison que ces épaississements ont été observés; des fumigations avec l'acide acétique pour les cas simples, avec le cinabre dans 7 cas d'otite syphilitique, ont procuré 11 guérisons et 6 améliorations chez des sujets âgés.

Ankylose des osselets. — 25 cas. 12 hommes et 13 femmes. 15 sujets de deux à trente ans; 10 de trente à soixante ans. 17 cas de soudure ou ankylose incomplète ; 8 de soudure complète des articulations des osselets.

14 fois la cause était une phlegmasie catarrhale chronique de l'oreille moyenne; 4 fois de nature catarrho-rhumatismale; 4 fois de nature syphilitique; 3 fois de nature goutteuse (1).

Éliminons de suite les 8 malades atteints de soudure complète, chez lesquels l'ouïe étant complétement abolie, par suite de l'atrophie consécutive du nerf acoustique, aucun traitement ne fut tenté.

Chez les 17 autres malades atteints d'ankylose incomplète, et qui entendaient, les uns, 10, la montre appliquée sur l'oreille, les 7 autres à 1, 2, 3 centimètres du pavillon, la guérison a eu lieu 13 fois, c'est-à-dire que ces 13 malades recouvrèrent l'ouïe entièrement; chez les 4 autres, il y eut une assez grande amélioration pour qu'ils pussent entendre la parole sur tous les tons de la conversation.

Le traitement a consisté en fumigations et injections appropriées dans l'oreille moyenne, répétées tous les jours ou tous les deux jours, et la durée moyenne du traitement a été de 31 jours, pour les malades guéris ou seulement améliorés (2).

Carie, nécrose de nature scrofuleuse. — 13 cas : 10 ont

(1) *Loc. cit.*, p. 80.

(2) Les formules de ces injections ont été données p. 163, *Leçons cliniques*, 1re partie.

été observés sur de jeunes enfants, à la suite d'otites scrofuleuses négligées ou mal traitées. Chez 6, le traitement a duré dix-huit mois et a été suivi de succès; chez les 4 autres, nous n'avons obtenu qu'une amélioration. Quant aux 3 autres cas, ils ont été observés sur des jeunes gens de 17 à 24 ans, et comme complication de polype ou de fongus de l'oreille. Ces observations seront bientôt publiées.

Paralysie faciale. — 5 cas : le premier chez une jeune femme de 28 ans, phthisique et atteinte d'otorrhée (1) ; le deuxième, chez un jeune homme de 24 ans, atteint de fongus scrofuleux de l'oreille et traité en ville par les applications de pâte de Canquoin. Les autres étaient affectés de lésions diverses de l'oreille, page 400.

La première malade a succombé à la phthisie ; le jeune homme, depuis deux ans, conserve sa paralysie faciale et son fongus, et n'a pas été guéri par l'application intempestive de la pâte de Canquoin.

Au-dessus du symptôme local (fongus), il y avait là une diathèse scrofuleuse très-prononcée chez ce pauvre garçon, et on eût certainement obtenu de meilleurs résultats en instituant d'abord et pendant longtemps un traitement général. Les trois derniers ont été guéris.

Obstruction des trompes d'Eustachi. — 19 cas : 19 hommes ou jeunes garçons. Il n'est point question ici des cas d'obstruction aiguë survenue dans le cours de l'otite, ainsi qu'on l'a vu plus haut, mais bien d'obstruction chronique, déterminée soit par du *mucus durci*, 3 cas ; par un gonflement chronique de la membrane muqueuse de la trompe, 14 cas ; par l'hypertrophie des amygdales, 2 cas.

Les principaux symptômes étaient un bourdonnement

(1) Voyez *Leçons cliniques*, 1re partie, p. 121.

continuel, sans dureté d'oreilles bien prononcée ; deux fois les amygdales ont été excisées ; dans trois cas des fumigations ont suffi à délayer le mucus durci qui obstruait la trompe ; et dans les 14 autres cas, le traitement a consisté dans l'emploi des vapeurs chaudes, dans la dilatation méthodique de la trompe rétrécie ou obstruée, au moyen de bougies-sondes en caoutchouc et de cordes à boyau. Dans aucun cas l'insufflation d'air n'a paru être utile comme moyen dilatant ou désobstruant ; et dans 5 cas réfractaires à la dilatation, j'ai dû pratiquer des cautérisations réitérées du pharynx avec le nitrate d'argent, concurremment avec l'emploi des moyens dilatants. Enfin, dans 2 de ces derniers cas réfractaires, une excision d'un lambeau triangulaire fut faite à la cloison tympanique, et le bourdonnement disparut.

Le résultat final a été satisfaisant, malgré la longueur du traitement, qui a varié de vingt-cinq jours à deux mois, trois mois, six mois. Ainsi, 13 malades ont été complétement délivrés de leurs *bruits d'oreilles* (bourdonnements, etc.); 4 autres ont éprouvé une amélioration considérable ; et chez 2 seulement les différents moyens mis en usage n'ont donné aucun résultat, quoique la trompe fût devenue suffisamment libre : il est probable que chez ces 2 malades il y avait complication d'une phlegmasie ancienne et profonde de l'oreille interne, ainsi que je l'ai démontré ailleurs (1) ; mais les malades n'ont pas eu assez de persévérance. Je n'oublierai jamais un malade qui ne fut radicalement guéri qu'après dix-huit mois de traitement.

Otalgie. — 2 cas : un homme et une femme. L'extraction de la dent malade a fait disparaître la douleur immédiatement.

(1) *Archives générales*, 1862, et *Leçons cliniques*, 1re partie.

Surdité nerveuse. — 50 cas : 28 femmes, 22 hommes ; 10 de 12 à 30 ans ; 40 de 30 à soixante. Les moyens de traitement ont été variés (fumigations et injections, ventouses, etc.) ; 30 guérisons ; 10 améliorations ; 10 incurables (enfants devenus sourds à la suite de convulsions, méningite, etc.).

Bourdonnements. — 215 cas : 55 femmes, 160 hommes ; 35 de cinq à trente ans et 135 de trente à soixante. Nous avons obtenu 185 guérisons, 20 améliorations ; 10 malades ont été trouvés incurables ; c'étaient pour la plupart des hommes dans la force de l'âge, mais qui ne voulaient pas rompre avec leurs funestes habitudes (tabac, alcooliques.)

Atrophie du nerf auditif. — 31 cas. 31 hommes, 2 jeunes enfants, 29 adultes et vieillards incurables (surdité complète, la montre et les différents diapasons promenés sur le crâne ou tenus entre les dents n'éveillaient pas la plus petite sensation acoustique).

Sourds-muets. — 8 petites filles âgées de quatre à sept ans. 5 avaient entendu et parlé dans leur première enfance et étaient devenues muettes à la suite d'une rougeole qui leur avait fait perdre l'ouïe. Ces 5 enfants ont été instruites par la méthode de J. R. Péreire (1), et elles ont appris à parler sans entendre. Les 3 autres n'ont fait aucun progrès, leur infirmité était congénitale.

Quant à l'hérédité, nous la trouvons notée 233 fois sur

(1) On sait que Jacob-Rodrigue Péreire, israélite portugais, venu à Paris vers 1745, est un des premiers instituteurs des sourds-muets qui aient réussi à faire parler ces infortunés. La méthode qui lui a réussi, et qui fut longtemps un secret, consistait à faire sentir aux muets les vibrations de son larynx, à mesure qu'il prononçait les lettres et syllabes de l'alphabet.

Les registres de l'Académie des sciences ont plusieurs fois constaté ses succès (1749-1751).

le chiffre de 895 malades. C'est, comme on le voit, un peu plus de 1 à 4. C'est donc, comme on peut s'en assurer, la même proportion qui figurait déjà en 1857 dans mon *Traité pratique*, p. 46.

En ce qui concerne le côté affecté, nous trouvons un tiers de plus pour l'oreille gauche.

— Tel est le bilan des malades traités à ma clinique dans l'espace des quatre dernières années. Si quelques points de ce tableau paraissent trop abrégés, le lecteur pourra les compléter en parcourant les ouvrages cités dans le cours de cette notice.

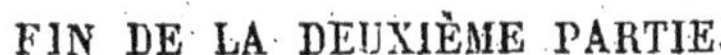

FIN DE LA DEUXIÈME PARTIE.

ERRATA.

Page 59, ligne 5, *au lieu de* carotide primitive, *lisez* carotide interne.

Page 78, ligne 24, *au lieu de* sublobaire, *lisez* sublobulaire.

Page 99, titre de la page, *au lieu de* de la vérole inoculée par les sondes, *lisez* nouvelle démonstration du cathétérisme.

Page 130, ligne 9, *au lieu de* Veltolini, *lisez* Voltolini.

Page 138, note 3, *au lieu de* flexu, *lisez* fluxû.

Page 176, ligne 19, *lisez* poudre à priser.

Page 243, ligne 5, *au lieu de* lançan, *lisez* lançant.

Page 296, ligne 17, *au lieu de* insertion, *lisez* assertion.

Page 303, ligne 16, *au lieu de* les ponctions, *lisez* la ponction.

Page 338, ligne 11, *au lieu de* parties, *lisez* partis.

TABLE DES MATIÈRES

Préface v

Chapitre premier. — Sur les accidents qui surviennent a la suite de la perforation que les joailliers font subir aux lobules des oreilles 1

Obs. I. Engelure grave de l'oreille causée par la perforation du lobule de l'oreille droite chez une petite fille de sept ans, très-lympathique 3
Prescription 4

Obs. II. Érysipèle de l'oreille et de la face, causé par la perforation du lobule de l'oreille gauche 4
Prescription 6

Obs. III. *Impetigo figurata* et *sparsa* du pavillon de l'oreille et de la joue, consécutif à la perforation du lobule de l'oreille droite 8
Prescription 6

Obs. IV. Eczéma de l'oreille, déterminé par la perforation du lobule de l'oreille gauche 8
Prescription 9

Chapitre II. — Des engelures a l'oreille 10

Définition 10
Causes 10
Symptômes 11
Diagnostic 14
Pronostic 15
Traitement 15
Prescriptions ..... 16 et 17

Chapitre III. — Des affections herpétiques de l'oreille 18

Définition 19
Causes 19

Symptômes anatomiques. 20
1° Rougeur, éruption. 20
2° Ecoulement. 21
3° Croûtes. 21
4° Ulcération. 22
5° Tuméfaction. 22
6° Epaississement. 22
Symptômes physiologiques. 22
Diagnostic. 23
Pronostic. 24
Complications. 25
Traitement. 25
Prescriptions. 25

Obs. V. Otite herpétique impétigineuse des deux oreilles. 27
Prescriptions. 28, 29, 30

Obs. VI. Otite herpétique, eczémateuse double, avec suppuration à droite. Phlegmasie chronique du tympan à gauche. Catarrhe et angine herpétiques. 30
Prescription. 31

Obs. VII. Eczéma impétigineux des deux oreilles, surdité très-prononcée. 32
Prescriptions. 33

Obs. VIII. Otite herpétique eczémateuse des deux oreilles, avec complication de phlegmasie du tympan droit. 34
Prescriptions. 34

Obs. IX. Pityriasis des deux oreilles avec phlegmasie des deux tympans. 35

Obs. X. Concrétions cérumineuses liées à un état herpétique de l'oreille. Pityriasis, concrétions cérumineuses. 35

Obs. XI. Eczéma du conduit auditif. Concrétions cérumineuses. . . 36

Chapitre IV. — Anatomie du conduit auditif externe. 37

Situation du conduit auditif. 37
Direction. 37
Deux portions. 37
Portion osseuse. 37
Portion fibro-cartilagineuse. 37
Longueur de chaque portion. 37
Incisures de Santorini. 37
Quatre parois, inférieure, supérieure, antérieure, postérieure. . 38
Les cellules osseuses de la paroi supérieure du conduit auditif communiquent avec la caisse et l'apophyse mastoïde. 38
Forme. 38
Longueur. 39
Structure. 40
Déductions pratiques. 40
Membrane du conduit auditif. 43
Glandes du conduit auditif. 44
Poils. 44
Vaisseaux et nerfs. 51

Chapitre V. — Anatomie de la membrane du tympan.... 45

1° Situation, rapports.... 45
2° Forme, moyens de fixité.... 46
3° Direction.... 46
4° Diamètres.... 46
5° Courbure.... 47
6° Couleur.... 47
7° Triangle lumineux.... 47
8° Epaisseur.... 48
9° Elasticité.... 49
10° Mouvements.... 49
11° Structure.... 50
12° Vaisseaux.... 51
13° Nerfs.... 52

Chapitre VI. — Anatomie de la caisse du tympan (oreille moyenne). Trompe d'Eustachi. — Apophyse mastoïde.... 53

1° Paroi externe.... 53
2° Paroi postérieure.... 54
3° Paroi supérieure.... 56
4° Paroi antérieure.... 58
Trompe d'Eustachi.... 60
5° Paroi inférieure.... 62
6° Paroi interne de la caisse.... 63
7° Parties contenues dans l'oreille moyenne.... 68
8° Rapports des différentes parties de la caisse de l'oreille avec la membrane du tympan.... 69
Apophyse mastoïde.... 74

Chapitre VII. — I. De l'exploration de l'oreille.... 77

A. Exploration du pavillon.... 79
B. Exploration du conduit auditif.... 80
C. Exploration de la membrane du tympan.... 86
D. Exploration de l'oreille moyenne et de la trompe d'Eustachi.. 90
E. Exploration de l'apophyse mastoïde.... 92
F. Exploration de l'oreille interne.... 93

II. Nouvelle démonstration du cathétérisme des trompes d'Eustachi.. 94

Chapitre VIII. — De la vérole inoculée par les sondes.... 100

Obs. XII. Malade atteint de syphilis à la suite du cathétérisme des trompes d'Eustachi.... 100
Obs. XIII. Syphilis transmise pendant le cathétérisme de la trompe d'Eustachi.... 109
Obs. XIV. Syphilis inoculée par une sonde, chez un enfant de onze ans.... 111
Obs. XV. Syphilis inoculée par une sonde.... 114
Moyens d'éviter ces accidents.... 113-115

Chapitre IX. — Des écoulements purulents des oreilles.... 117

Causes.. 119
Description.................................... 120
Symptômes...................................... 120
Diagnostic..................................... 123
Pronostic...................................... 124
Complications.................................. 125
Traitement..................................... 125
Prescriptions................................ 125

CHAPITRE X. — DES ÉCOULEMENTS DE SANG PAR L'OREILLE.............. 126

Causes... 126
A. Traumatiques accidentelles et chirurgicales............ 126
B. Pathologiques............................... 128
C. Otorrhagie substitutive ou supplémentaire............. 128
Description.................................... 128
Diagnostic..................................... 139
Pronostic...................................... 141
Traitement..................................... 142

Observations curieuses de lésions traumatiques accidentelles et pathologiques de l'oreille, avec hémorrhagie............... 142

OBS. XVI. Chute sur l'occiput. Fracture du rocher. Déchirure de la membrane du tympan. Hémorrhagie par l'oreille. Guérison.. 143

OBS. XVII. Chute sur le menton. Fracture du conduit auditif, avec esquilles. Hémorrhagie par l'oreille. Guérison............ 144

OBS. XVIII. Coup de poing sur le menton. Fracture du conduit auditif. Hémorrhagie par l'oreille. Guérison............... 145

OBS. XIX. Coup de ballon reçu sur l'oreille gauche. Rupture de la membrane du tympan. Ecoulement de sang par le conduit auditif. Guérison....................................... 146

OBS. XX. Plaie du conduit auditif, causée par un cure-oreille. Ecoulement de sang.. 146

OBS. XXI. Plaie de la membrane du conduit auditif, par une aiguille. Écoulement de sang. Guérison.................... 147

OBS. XXII. Épingle introduite dans l'oreille. Écoulement de sang. Douleur. Extraction. Guérison........................ 147

OBS. XXIII. Plaie du conduit auditif causée par le grattage pratiqué avec les ongles. Écoulement de sang. Guérison............ 147

OBS. XXIV. Fourmi introduite dans le conduit auditif. Écoulement de sang. Convulsions. Extraction de l'insecte. Guérison........ 148

OBS. XXV. Écoulement chronique de l'oreille droite. Séjour à la campagne. Un perce-oreille pénètre dans le conduit auditif. Douleur. Ecoulement de sang. Extraction de l'insecte. Guérison... 149

OBS. XXVI. Grillon dans l'oreille. Piqûre des membranes. Saignement. Extraction. Guérison........................... 150

OBS. XXVII. Puce égarée dans l'oreille. Démangeaison atroce. Suintement de sang. Extraction. Guérison.................. 150

OBS. XXVIII. Puce dans l'oreille. Douleur. Saignement. Extraction. Guérison...................................... 151

Obs. XXIX. Perce-oreille introduit dans l'oreille............... 151

Obs. XXX. Concrétions cérumineuses de l'oreille très-dures, Tentatives d'extration prématurée. Abondant écoulement de sang. Injections tièdes. Guérison................................ 151

Obs. XXXI. Abcès glandulaire du conduit auditif. Écoulement de sang et de pus. Guérison.................................. 152

Obs. XXXII. Granulations de l'oreille. Écoulement de sang. Traitement opportun. Guérison.................................. 153

Obs. XXXIII. Polype de l'oreille. Hémorrhagies abondantes. Arrachement et cautérisation. Guérison........................ 153

Obs. XXXIV. Otorrhée chez un phthisique. Ulcérations de la carotide interne dans le canal carotidien. Hémorrhagie mortelle par le conduit auditif. Mort................................ 154

Obs. XXXV. Otorrhagie remplaçant les règles. Traitement opportun. Guérison.. 155

Prescription.. 157

Obs. XXXVI. Rupture de la membrane du tympan chez un artilleur. Hémorrhagie par l'oreille. Traitement insuffisant. Surdité... 157

Obs. XXXVII. — Vomissements convulsifs de l'ivresse. Hémorrhagie par l'oreille gauche. Traitement insuffisant. Amélioration... 158

Chapitre XI. — Des perforations de la membrane du tympan....... 159

Définition.. 159
Division du sujet....................................... 160
Direction des perforations.............................. 160
Forme... 160
Largeur... 161
Siége... 162
Causes.. 164
1° Traumatiques accidentelles ou chirurgicales.......... 164
2° Pathologiques.. 165
Symptômes anatomiques et physiologiques................. 165
Symptômes anatomiques................................... 165
Travail de réparation................................... 167
Symptômes physiologiques................................ 169
Diagnostic.. 170
Pronostic... 171
Traitement local et général............................. 172

Obs. XXXVIII. Otite scrofuleuse. Perforation du tympan gauche. Cicatrisation. Leucome du tympan droit. Guérison........... 173

Obs. XXXIX. Otite strumeuse double avec perforation du tympan.. 174

Obs. XL. Phlegmasie chronique des deux tympans ; ancienne perforation cicatrisée.. 175

Prescription.. 176

Obs. XLI. Otite double strumeuse interne et externe, avec phlegmasie du tympan gauche. Perforation du tympan droit. Hypertrophie des deux amygdales................................ 176

Obs. XLII. Otite strumeuse, avec perforation du tympan........ 177

Obs. XLIII. Double otite strumeuse, avec perforation du tympan gauche et phlegmasie chronique du tympan droit............ 178

Obs. XLIV. Otites rubéoliques, de nature strumeuse, avec perforation du tympan droit.................................... 179

Obs. XLV. Otite catarrhale interne et externe, avec phlegmasie du conduit et ancienne perforation cicatrisée du tympan du côté gauche.. 181

Obs. XLVI. Otite chronique double avec vascularisation du tympan gauche... 182

Obs. XLVII. — Otite chronique double avec opacité des deux tympans. Ancienne perforation cicatrisée du tympan gauche....... 183

Obs. XLVIII. Double otite interne et externe, avec destruction des deux tympans. Amélioration............................. 184

Obs. XLIX. Otite typhoïde à droite, avec perforation du tympan du même côté... 185

Obs. L. Otite strumeuse avec destruction du tympan droit. Épaississement vasculaire du tympan gauche...................... 186

Obs. LI. Perforation traumatique du tympan gauche pendant un bain froid.. 187

Obs. LII. Otite strumeuse subaiguë, avec perforation du tympan droit. 188

Obs. LIII. Otite strumeuse chronique avec destruction du tympan gauche. Ancienne perforation cicatrisée et adhérences du tympan droit.. 189

Prescription.. 190

Obs. LIV. Double otite catarrhale interne et externe, avec phlegmasie et opacité des deux tympans. Ancienne perforation guérie à gauche.. 191

Obs. LV. Double otite strumeuse avec opacité et pannus des deux tympans. Cicatrices d'anciennes perforations. Surdité complète. Double traitement général et local. Amélioration remarquable.. 192

Prescription.. 193

Obs. LVI. Otite scrofuleuse chronique avec destruction du tympan droit. Phlegmasie chronique du tympan gauche.............. 193

Obs. LVII. Otite syphilitique. Phlegmasie chronique spécifique des deux tympans avec perforation........................... 194

Prescription.. 195

Obs. LVIII. Otite catarrhale interne chronique avec phlegmasie des deux tympans. Ancienne perforation guérie à gauche...... 195

Obs. LIX. Phlegmasie chronique du tympan droit et de la caisse correspondante de nature catarrho-strumeuse. Ancienne perforation cicatrisée. Guérison.................................. 196

Prescription.. 198

Obs. LX. Otite catarrhale externe gauche, avec otite interne et externe droite. Opacité du tympan et cicatrice d'une ancienne perforation.. 198

Obs. LXI. Otite typhoïde avec perforation du tympan droit. Guérison.. 200

CHAPITRE XII. — DE LA REPRODUCTION DE LA MEMBRANE DU TYMPAN.... 200

CHAPITRE XIII. — DES CONCRÉTIONS CÉRUMINEUSES DU CONDUIT AUDITIF.. 206

1° Concrétions locales ou idiopathiques.................... 206
2° Concrétions symptomatiques........................ 207
3° Concrétions critiques............................. 208

OBS. LXII. Concrétion cérumineuse de l'oreille gauche......... 210

OBS. LXIII. Concrétion cérumineuse dans l'oreille gauche....... 210

OBS. LXIV. Concrétions cérumineuses dans l'oreille droite........ 211
Prescriptions.................................... 211

OBS. LXV. Concrétions cérumineuses dans l'oreille droite....... 212

OBS. LXVI. Concrétions cérumineuses des deux oreilles avec phlegmasie chronique des deux tympans et catarrhe des deux caisses.. 212

CHAPITRE XIV. — DES CONCRÉTIONS ÉPIDERMIQUES DU CONDUIT AUDITIF EXTERNE, OU MAL PERFORANT DE L'OREILLE...................... 213

Description....................................... 214
Symptômes anatomiques............................. 217
Symptômes physiologiques........................... 218
Causes... 218
Nature de l'affection................................ 219
Fréquence.. 219
Diagnostic.. 219
Pronostic... 220
Marche... 221
Traitement.. 221
Prescriptions.................................... 222

OBS. LXVII. Tumeur sébacée développée à la partie postérieure et interne du conduit auditif. Destruction considérable du rocher. Abcès du cervelet.................................. 227

OBS. LXVIII. Tumeur sébacée du conduit auditif droit se prolongeant du côté du cerveau. Abcès dans la substance cérébrale... 228

OBS. LXIX. Tumeur sébacée du conduit auditif externe. Douleurs et surdité. Ablation. Guérison............................. 230

OBS. LXX. Otorrhée chronique de nature strumeuse. Concrétions épidermiques. Traitement. Guérison......................... 230

OBS. LXXI. Otorrhée chronique de nature strumeuse. Concrétions épidermiques. Traitement. Guérison......................... 231
Prescriptions.................................... 232

OBS. LXXII. Otorrhée strumeuse chronique. Concrétions épidermiques. Traitement pendant un an. Guérison.................. 232

CHAPITRE XV. — RÉSUMÉ DES MALADIES DU CONDUIT AUDITIF.......... 234

Maladies congénitales................................ 234
1° Absence du conduit auditif......................... 234
2° Imperforation du conduit auditif..................... 235
3° Etroitesse..................................... 236

4° Dilatation.... 236
5° Oblitération.... 237
6° Direction anormale.... 239

Maladies accidentelles ou acquises.... 240
1° Rétrécissement.... 240

Obs. LXXIII. Oblitération accidentelle du méat droit, suite d'écoulement purulent.... 240
2° Elargissement du conduit.... 241

Obs. LXXIV.... 242
3° Corps étrangers.... 242

Obs. LXXV. Caillou introduit dans l'oreille ayant causé la mort.... 244

Obs. LXXVI. Insecte dans le conduit auditif. Accidents convulsifs, épileptiformes. Hémiplégie.... 252

Obs. LXXVII.... 259

Obs. LXXVIII. Caillou introduit dans l'oreille. Tentatives malheureuses d'extraction. Hémorrhagie abondante. Douleur et inflammation. Temporisation. Le silex est entraîné au dehors par la suppuration.... 261

Obs. LXXIX. Grain de chapelet introduit dans l'oreille. Il y séjourne près de quinze ans. Surdité. Extraction. Guérison.... 262

Obs. LXXX. Fragment d'allumette laissé dans l'oreille. Calcul cérumineux. Extraction. Guérison.... 262

Obs. LXXXI.... 262
4° Plaies du conduit auditif.... 263
5° Fractures.... 264
6° Furoncles du conduit auditif.... 265
7° Otite glanduleuse.... 266

Obs. LXXXII. Otite externe glanduleuse.... 267
Prescription.... 268

Obs. LXXXIII. Otite externe glanduleuse. 268

Obs. LXXXIV. Abcès glandulaire du conduit auditif à droite.... 269

Obs. LXXXV. Abcès folliculaire du conduit auditif, avec phegmasie du fond du méat.... 269

Obs. LXXXVI. Otite glanduleuse externe à droite.... 269

Obs. LXXXVII. Abcès folliculaire du méat gauche.... 270

Obs. LXXXVIII. Otite glandulaire avec abcès furonculaire à l'entrée du méat gauche. Otorrhée chronique du même côté avec destruction de la membrane du tympan et chute des osselets.... 270
8° Otite catarrhale, phlegmoneuse, périostique, scrofuleuse, syphilitique et herpétique.... 271
9° Otorrhée.... 273
10° Hémorrhagie.... 273
11° et 12°. Concrétions cérumineuses et épidermiques.... 274
13° Granulations.... 275
14° Polypes, fongus.... 276

Obs. LXXXIX. Polype de l'oreille gauche cellulo-fibreux.... 277

Obs. XC. Fongus de l'oreille moyenne. Nécrose de la partie osseuse qui supportait le fongus. Guérison........ 278
15° Carie, nécrose........ 278
16° Tumeurs osseuses........ 280

Chapitre XVI. — Résumé des maladies de la membrane du tympan... 281

Maladies congénitales........ 282
1° Absence de la membrane du tympan........ 282
2° Perforation centrale de la membrane du tympan........ 284
3° Etroitesse de la surface de la membrane du tympan........ 286
4° Brièveté des diamètres........ 286
5° Diminution de courbure de la membrane du tympan........ 287

Maladies accidentelles........ 289
1° Blessures de la membrane du tympan........ 289
2° Relâchement et tension exagérés de la membrane tympan.. 290
3° Inflammation du tympan. Perforations........ 292
4° Opacité des lames de la cloison........ 295
5° Granulations, polypes, fongus........ 295
6° Ulcérations, usure du tympan........ 296
7° Chute des osselets........ 296
8° Fistules du tympan........ 296
9° Destruction........ 297
10° Adhérences........ 297

Chapitre XVII. — Résumé des maladies de la caisse de l'oreille.... 297

1° Otite catarrhale simple et spécifique........ 298
Causes........ 299
Symptômes anatomiques........ 300
Symptômes physiologiques........ 301
Diagnostic........ 302
Pronostic........ 303
Traitement........ 304
2° Otite purulente ou phlegmoneuse........ 304
Prescription........ 307
3° Stagnation du pus dans la caisse de l'oreille........ 308
4° Ankylose des osselets........ 310
5° Adhérences........ 311
6° Granulations........ 311
7° Ostéite, carie, nécrose........ 311
8° Hémorrhagie........ 312

Chapitre XVIII. — Résumé des maladies de la trompe d'Eustachi... 314

1° Obstruction par du mucus visqueux........ 315
2° Obstruction par du mucus durci........ 315
3° Rétrécissement inflammatoire aigu........ 315
4° Rétrécissement inflammatoire chronique........ 315
5° Oblitération complète........ 315
7° Granulations pharyngiennes et tympaniques........ 315
8° Polypes........ 315
Causes........ 315
Catarrhales, spécifiques, traumatiques........ 315

Symptômes anatomiques..... 315
Symptômes physiologiques..... 316
Description..... 316
Diagnostic..... 317
Pronostic..... 322
Traitement..... 325
Moyens locaux..... 326
Prescription..... 326
Moyens généraux..... 329
Prescriptions..... 330

CHAPITRE XIX. — DE L'OTITE INTERNE CATARRHALE ET PHLEGMONEUSE..... 330

Causes..... 332
Symptômes..... 333
Diagnostic..... 334
Pronostic..... 335
Traitement..... 336

OBS. LXXXIX. — Otite catarrhale interne aiguë. Douleurs violentes. Distension de la caisse par une collection muco-purulente. Ponction de la membrane du tympan. Guérison..... 336
Prescriptions..... 339

OBS. XC. Otite catarrhale interne aiguë. Distension de la caisse par une collection muco-purulente. Ponction de la cloison. Guérison..... 340
Prescriptions..... 342

OBS. XCI. Otite interne catarrhale et phlegmoneuse aiguë. Ponction de la membrane du tympan. Perforation de l'apophyse mastoïde. Guérison, avec conservation entière de l'ouïe..... 343

CHAPITRE XX. — DES GRANULATIONS DE L'OREILLE..... 347

Définition..... 347
Siége des granulations de l'oreille..... 348
Causes générales et locales..... 351

OBS. XCII..... 352
Symptômes anatomiques..... 352

OBS. XCIII..... 353
Symptômes physiologiques..... 354
Diagnostic..... 356

OBS. XCIII. Fongus de la dure-mère. Excroissance au fond du conduit auditif. Erreur de diagnostic..... 358
Nature des granulations. Examen microscopique..... 359
Pronostic..... 360
Traitement..... 362
Prescriptions..... 363

OBS. XCIV. Phlegmasie chronique de cause strumeuse du tympan droit avec granulations de cette membrane..... 364

OBS. XCV. Double otite strumeuse interne, avec phlegmasie des deux tympans et otite catarrhale externe à gauche, avec granulations 366

Obs. XCVI. Otite double strumeuse avec perforation des tympans et granulations des caisses 368

Obs. XCVII. Otite double strumeuse. Destruction des tympans. Granulations 568

Obs. XCVIII. Otite scrofuleuse chronique à droite. Granulation fongueuse. Kératite scrofuleuse du même côté 369

Obs. XCIX. Fongus scrofuleux de l'oreille droite, gros comme une cerise, granuleux et mûriforme, rouge, saignant très-facilement et très-abondamment 370

Obs. C. Granulations fongueuses de l'oreille droite implantées dans la caisse 370

Obs. CI. Otite strumeuse à droite. Grande perforation. Granulations 371

Obs. CII. Otite strumeuse droite chronique. Fistule mastoïdienne et fongus granuleux dans le conduit auditif sortant des cellules. Scrofule maligne 372

Obs. CIII. Otite strumeuse chronique gauche avec destruction du tympan. Chute des osselets. Granulations de la caisse 373

Obs. CIV. Ecoulement chronique de l'oreille gauche avec granulations de la caisse 375

Obs. CV. Otite double strumeuse avec destruction du tympan gauche. Granulations de la caisse et phlegmasie chronique du tympan droit 376

Obs. CVI. Otite strumeuse chronique droite avec destruction de la membrane du tympan. Chute des osselets. Suppuration fétide et abondante de la caisse. Saillie d'un mamelon de la muqueuse de la caisse agité de pulsations isochrones à celles du pouls. Bourdonnements comparés par la malade au carillon des cloches. Surdité très-prononcée. Guérison 377

Obs. CVII. Otite strumeuse chronique à droite avec destruction du tympan. Granulations de la grosseur d'un pois naissant de la caisse 378

Obs. CVIII. Otite catarrho-strumeuse à droite. Granulations du tympan 378

Obs. CIX. Otite strumeuse chronique à droite. Granulations de l'oreille droite. Extraction d'un séquestre gros comme un gros pois rond et venant de la caisse 379

Obs. CX. Granulations de la caisse de l'oreille gauche, de cause strumeuse 379

Obs. CXI. Otite strumeuse. Destruction du tympan gauche. Granulations de la caisse 380

Obs. CXII. Otite strumeuse double chronique. Granulations des deux caisses 380

Obs. CXIII. Otite strumeuse chronique double et destruction des deux tympans. Granulations des deux caisses 381

OBS. CXIV. Otite typhoïde droite. Tympan épaissi. Conduit auditif externe rougeâtre et granuleux.......... 38

OBS. CXV. Otite strumeuse chronique à gauche. Granulations de la caisse.......... 382

OBS. CXVI. Otite strumeuse chronique double avec destruction des deux tympans et granulations de la muqueuse des deux caisses.. 383

OBS. CXVII. Otite catarrho-strumeuse double, interne et externe, avec destruction du tympan gauche. Fongosité de la caisse et perforation du tympan droit.......... 383

OBS. CXVIII. Otite catarrhale interne gauche, avec perforation du tympan. Granulations de cette membrane.......... 385

OBS. CXIX. Otite strumeuse. Perforation et déchirure des deux tympans. Granulations fongueuses de la caisse des deux côtés... 385

Prescription.......... 386

OBS. CXX. Double otite strumeuse, avec perforation des deux tympans et granulations de la caisse.......... 386

OBS. CXXI. Otite strumeuse avec destruction du tympan gauche. Granulations de la caisse. Surdi-mutité.......... 387

OBS. CXXII. Double otite chronique. Strumeuse avec destruction du tympan et granulations du côté gauche.......... 388

OBS. CXXIII. Otorrhée chronique. Strumeuse avec destruction du tympan gauche et granulations de la caisse.......... 389

OBS. CXXIV. Otorrhée scrofuleuse. Granulations dans les deux caisses et destruction des deux tympans.......... 390

OBS. CXXV. Double otite chroniques trumeuse avec destruction du tympan droit. Granulations de la caisse.......... 392

OBS. CXXVI. Otite scrofuleuse double avec granulations des deux caisses.......... 392

OBS. CXXVII. Otite scrofuleuse droite, avec granulations de la caisse droite.......... 393

OBS. CXXVIII. Otite scrofuleuse. Granulations de l'oreille droite.. 394

OBS. CXXIX. Otite interne spécifique avec perforation du tympan droit. Chute des osselets. Granulations syphilitiques de la caisse. 394

Prescription.......... 395

OBS. CXXX. Otorrhée scrofuleuse. Perforation. Granulations de la caisse droite. Guérison.......... 396

OBS. CXXXI. Otorrhée strumeuse gauche. Granulations de la caisse. Guérison.......... 396

CHAPITRE XXI. — SUR TROIS CAUSES PRINCIPALES DE PARALYSIE FACIALE.. 398

1° Otorrhée, 2° dent de sagesse, 3° phlegmasie aiguë et chronique de la caisse.......... 398

OBS. CXXXII. Otorrhée chronique scrofuleuse. Paralysie faciale. Ostéite du rocher.......... 398

OBS. CXXXIII. Otorrhée chronique scrofuleuse. Paralysie faciale. Nécrose du rocher.......... 398

Obs. CXXXIV. Otorrhée chronique scrofuleuse. Paralysie faciale... 399

Obs. CXXXV. Otorrhée chronique scrofuleuse. Paralysie faciale... 400

Obs. CXXXVI. Otorrhée chronique scrofuleuse de l'oreille gauche. Fongus de la caisse. Paralysie faciale gauche. Traitement opportun. Amélioration de la paralysie........................... 400

Obs. CXXXVII. Otorrhée scrofuleuse chronique gauche. Fongus. Application intempestive de la pâte de Canquoin. Hémiplégie faciale. Traitement rationnel. Guérison du fongus................. 402

Obs. CXXXVIII. Otite catarrhale chronique de l'oreille moyenne gauche chez un malade de cinquante ans. Absence complète d'otorrhée. Hémiplégie faciale gauche. Traitement opportun. Guérison.. 404

Obs. CXXXIX. Otalgie violente du côté gauche. Dent de sagesse en souffrance. Hémiplégie faciale. Extraction de la dent de sagesse. Guérison.. 406

Chap. XXII. — I. Sur les effets d'un bout de cigare oublié pendant deux ans dans l'oreille droite........................... 407

Obs. CXL. Bout de cigare oublié dans l'oreille. Surdité irremédiable. 408

II. Des accidents produits par l'éther........................ 412

Chap. XXIII. — Résumé statistique des différents cas de maladie de l'oreille qui ont été traités de 1860 a 1864 a la clinique de l'auteur.. 415

FIN DE LA TABLE DES MATIÈRES DE LA DEUXIÈME PARTIE.

Paris. — Imprimerie de E. MARTINET, rue Mignon, 2.

www.ingramcontent.com/pod-product-compliance
Ingram Content Group UK Ltd.
Pitfield, Milton Keynes, MK11 3LW, UK
UKHW022323190726
13856UKWH00001B/171

9 782012 473621